高等职业教育公共服务类专业教材

贵州省职业教育"技能贵州"行动计划项目省级优质课程（精品课程）配套教材

# 老年人
# 健康管理实务

杨会兰　骆　林　岳文浩◎主编

U0397010

中国轻工业出版社

**图书在版编目（CIP）数据**

老年人健康管理实务 / 杨会兰, 骆林, 岳文浩主编.

北京：中国轻工业出版社, 2025. 1. -- ISBN 978-7
-5184-5126-5

Ⅰ. R161.7

中国国家版本馆CIP数据核字第2024X1C134号

责任编辑：负紫光　　责任终审：劳国强　　　　设计制作：锋尚设计
策划编辑：钟　雨　　责任校对：朱　慧　朱燕春　责任监印：张京华

出版发行：中国轻工业出版社（北京鲁谷东街5号，邮编：100040）

印　　刷：三河市国英印务有限公司

经　　销：各地新华书店

版　　次：2025年1月第1版第1次印刷

开　　本：787×1092　1/16　印张：15

字　　数：302千字

书　　号：ISBN 978-7-5184-5126-5　定价：45.00元

邮购电话：010-85119873

发行电话：010-85119832　010-85119912

网　　址：http://www.chlip.com.cn

Email：club@chlip.com.cn

## 本书编委会

**主　编**　杨会兰　骆　林　岳文浩

**副主编**　汪星星　何　冰　陈艳群　罗菲菲　覃齐峰

**参　编**　贺万荣　刘成敏　米　倩　张洁晶　叶昌兰　余佳俐

杨　欣　史丽梅　肖　平　曹　叶　刘　聘　徐　菁

余　满　宋菲菲　吴　婧　杨　霞　罗生高　罗小利

韦忠豪　石滔滔　李梦腾　张红伟　尹小兰　潘仙江

何绍锴　赵忠林　罗秀峰　刘万美　廖冬冬

# 前言

人口老龄化是社会发展的重要趋势，是人类文明进步的重要体现，也是我国今后较长一个时期的基本国情。习近平总书记指出："尊老爱老是中华民族的优良传统和美德。一个社会幸福不幸福，很重要的是看老年人幸福不幸福。"为了让老年人能够拥有一个幸福的晚年，必须把老年人的健康摆在突出位置。因为健康是保障老年人独立自主和参与社会的基础，健康状况是衡量老年人晚年生活是否幸福的重要指标。因此，树立积极老龄观、促进健康老龄化，是积极应对人口老龄化最核心的问题，也是积极应对人口老龄化的长久之计。

党的二十大报告提出："实施积极应对人口老龄化国家战略，发展养老事业和养老产业，优化孤寡老人服务，推动实现全体老年人享有基本养老服务。"新时代以来党中央、国务院高度重视老龄工作，在老有所养、老有所医、老有所为、老有所学、老有所教、老有所乐上不断取得新进展。习近平总书记强调："要积极看待老龄社会，积极看待老年人和老年生活"。"让老年人共享改革发展成果、安享幸福晚年"。

2021年11月发布的《中共中央　国务院关于加强新时代老龄工作的意见》明确指出："把积极老龄观、健康老龄化理念融入经济社会发展全过程"。2021年10月，工业和信息化部、民政部、国家卫生健康委员会共同制定的《智慧健康养老服务发展行动计划（2021—2025年）》，紧紧围绕加快推进智慧健康养老产业发展、不断提升老年人获得感、幸福感、安全感，提出了总体要求、主要目标和工作任务，旨在培养掌握养老专业技术技能和信息化技术技能、适应未来养老服务发展的复合型人才。

为此，在高校开设"老年人健康管理实务"课程，是贯彻落实中共中央、国务院及相关部委关于加快推进新时代老龄工作的重要举措。

教材是课程教学的重要载体和资源，对于提升高等职业教育人才培养质量有着举足轻重的作用。为了编写好本教材，编者认真学习和领会了中央及国家有关部委的文件精神，借鉴了学术界关于老年人健康管理实务的最新研究成果，并结合高等职业教育的特点和人才培养模式进行了教学实践，于2023年12月成功申报省级优质课程（精品课程）"老年人健康管理实务"，并获得省级立项。

在课程建设过程中，课程团队根据教学实践将"老年人健康管理实务"课程细分为主体课程、实操课程、拓展课程、特色课程和社会服务课程五个部分，并从知识传授、能力培养、价值塑造三个维度构建了课程体系。本书是为"老年人健康管理实务"主体课程和实操课程编写的配套教材。本教材具有以下四个特点：

第一，教材编写与课程思政紧密结合，育人目标具体化。本教材以习近平新时代中国特色社会主义思想为指导，将思政元素融入全书每个项目。如项目一就融入了思政元素"国家战略"，即实施积极应对人口老龄化国家战略，树立积极老龄观和健康老龄化理念，全面推进健康中国建设。

第二，教材编写与课程建设紧密结合，编写团队专业化。本教材编写团队成员通过行业学习提升，取得了老年健康管理的相关资质，并在教学第一线担任"老年人健康管理实务"相关课程理论教学和实训任务，团队成员非常专业，均为"双师型"教师。

第三，教材编写与在线课程紧密结合，学习资源数字化。目前，以本教材为载体的省级优质课程（精品课程）"老年人健康管理实务"已完成各项建设任务并投入使用，学习资源呈现数字化，可登录课程平台进行在线学习。

本教材添加了音频、视频、动画、在线微课等数字化资源，通过二维码将纸质图书与多媒体资源结合起来，让课程资源的获取变得更加便捷，同时使无声教材变成了有声的融媒体新形态教材。

第四，教材体例与技能培养紧密结合，实操演练情景化。根据高等职业教育人才培养的特点，本教材在编写时设置了学习目标，穿插了实操展示、典型案例、知识链接、思政引领、学习评价等内容，尤其是将实操展示融入情景教学之中，突出了学生职业能力的培养。

本教材由杨会兰、骆林、岳文浩担任主编，汪星星、何冰、陈艳群、罗菲菲、覃齐峰担任副主编。其中，杨会兰负责全书板块的设计，拟定编写提纲，构建全书的框架，并对编写内容进行筛选提炼，编写项目一；骆林负责全书各项目任务图表的设计、其他数字化资源的组稿、全书微课讲稿的修改和编排及项目七的编写；岳文浩负责全书数字化资源在线课程平台的建设和管理，编写项目四；刘成敏编写项目二；汪星星、陈艳群、米倩编写项目三；陈艳群编写项目五；汪星星编写项目六；覃齐峰、张洁晶编写项目八；何冰编写项目九；罗菲菲编写项目十。全书由杨会兰统纂定稿。

本教材有声部分，杨会兰主讲项目一，刘成敏、叶昌兰主讲项目二，汪星星、杨欣、米倩主讲项目三，岳文浩主讲项目四，陈艳群、史丽梅、余佳俐主讲项目五，汪星星、余佳俐主讲项目六，骆林、肖平主讲项目七，贺万荣、覃齐峰、张洁晶主讲项目八，何冰主讲项目九；罗菲菲主讲项目十。贺万荣负责全书课程思政元素的挖掘、融入和审核。本教材所有数字媒体资源摄制由赵忠林、罗秀峰、刘万美、廖冬冬完成。

本教材各项目实操展示部分，由杨会兰指导完成项目一，曹叶指导完成项目二，汪星星、杨欣、米倩编指导完成项目三，岳文浩指导完成项目四，史丽梅、余佳俐指导完成项目五，汪星星指导完成项目六，骆林指导完成项目七，贺万荣、覃齐峰指导完成项目八，何冰指导完成项目九，罗菲菲指导完成项目十。

本教材其他数字化资源主要由刘聘、徐菁、余满、宋菲菲、吴婧、杨霞、罗生高、罗小利、韦忠豪、石滔滔、李梦腾、张红伟、尹小兰、潘仙江、何绍锴等完成。

在本教材编写过程中，参阅了许多专家和学者关于老年人健康管理方面的专著、报刊文章以及网络资料，虽已列示参考文献但难免有遗漏之处，谨值本书出版之际，特向这些专家、学者表示由衷的谢意，感谢他们的辛勤劳动和研究成果为本教材编写提供了有力的帮助！

由于编者水平有限，编写时间仓促，可供参考的新资料不多，书中难免存在许多不完善之处，敬请教育界同仁、健康管理专家批评指正，也希望使用本教材的师生多提宝贵意见，以便今后改进和完善。

编者

2024年8月9日

# 目录

# 老年人
# 健康管理概论

项目一　内容简介

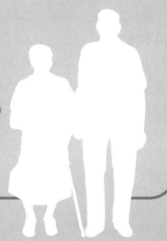

1. 素质目标

①实施积极应对人口老龄化国家战略，树立积极老龄观和健康老龄化理念，全面推进健康中国建设；②中医"治未病"思想是健康管理的源头，通过弘扬中华优秀传统中医药文化，不断增强文化自信。

2. 知识目标

①了解健康和健康管理的概念；②掌握老年人的划分标准；③理解人口老龄化的科学含义；④掌握健康管理的基本策略；⑤熟悉老年人健康管理的基本内容。

3. 能力目标

①主动参与老年人健康管理服务的实践能力；②依据国际标准划分老龄化社会的学习能力；③具有与老年人沟通交流的服务意识和社交能力。

**案例**

张爷爷今年78岁，退休后一直在家，平时不怎么爱活动，不喜欢与人交往，吃饭口味比较重，偏食，喜欢吃甜食和肥肉，喜欢抽烟、喝酒。社区卫生服务中心的健康管理人员给张爷爷做健康宣教，张爷爷不愿意配合，还说"我又没有病，这样不挺好的吗？"

问题：如果你是社区卫生服务中心的健康管理人员，应当怎样给张爷爷做好健康管理？

（资料来源：沈军. 老年人健康管理实务［M］. 北京：科学出版社，2023.）

进入21世纪，随着经济快速发展，人们生活水平不断提高，各级医疗保障落实到位，人类平均寿命日趋延长，人口老龄化已成为全社会发展的必然趋势。因此，研究老年人健康问题，学习老年人健康管理的知识和技能，不断满足老年人的健康养老需求，维护和增进老年人身心健康，提高他们的生活质量，逐步实现健康老龄化，是一项迫在眉睫的重要课题。

任务一

# 健康管理概述

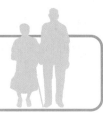

## 一、什么是健康

什么是健康？1948年世界卫生组织（World Health Organization，WHO）成立时，在宪章中是这样定义的："健康乃是一种生理、心理和社会适应都日臻完满的状态，而不仅仅是没有疾病和虚弱的状态。"1989年WHO又将健康的定义修改为："健康不仅仅是身体没有缺陷和疾病，而是身体上、精神上和社会适应上的完好状态。"

什么是健康

具体来说，健康主要包括三个层次。

一是身体健康。身体健康主要指躯体结构完好、功能正常，躯体和环境之间保持相对的平衡。

二是心理健康。心理健康又称精神健康，主要指人的心理处于完好的状态，包括正确认识自我、正确认识环境、及时适应环境等方面。

三是社会适应能力良好。社会适应能力主要指个人的能力在社会系统内得到充分发挥，个体能够有效地扮演与其身份相适应的角色，个人的行为与社会规范一致、和谐融合。

总之，健康就是指一个人的生理、心理与社会处于相互协调的和谐状态，其具体特征表现为：智力正常、情绪稳定愉快、行为协调统一、人际关系和谐、社会适应能力良好。

同时，WHO还从社会适应的角度提出了道德健康的概念，引导人们逐步认识到积极、多维的健康观是健康的最高目标，良好的健康是社会、经济和个人发展的重要资源。

## 二、健康管理的内涵

### （一）健康管理的兴起与发展

健康管理的内涵

健康管理最早出现在美国，最初由全科医师和健康保险业以及健康体检发展共同衍生而来，特别是由于健康保险的积极参与，从根本上解决了健康管理付费的问题，并使健康信息技术支持得以快速发展和壮大。随后英国、德国、法国和日本等发达国家也积极效仿和实施健康管理。进入21世纪后，健康管理开始在我国逐渐兴起与发展。

虽然健康管理在国际上已经出现数十年，但始终没有一个公认和统一的定义、概念及内涵表述。直到2009年，我国中华医学会健康管理学分会组织全国健康管理专家，共同编写颁布了《健康管理概念与学科体系的中国专家初步共识》（以下简称《共识》），才对健康管理的定义或概念的内涵作出科学表述。

（二）健康管理的概念

目前，国内外有关健康管理的定义或概念，由于不同专业视角的局限性，如从公共卫生角度来看，健康管理就是找出健康的危险因素，然后进行连续监测和有效控制；从疾病健康管理角度来看，健康管理说到底就是积极主动的疾病筛查与及时治疗等。因此，无论在定义的表述还是概念及内涵的界定上，均存在明显的不足或不完整性，没有一个定义、概念能被普遍接受。

我国健康管理专家共同编写的《共识》，对健康管理的概念科学表述为：健康管理是以现代健康概念（生理、心理和社会适应能力）和新的医学模式（生理–心理–社会）以及中医"治未病"思想为指导，通过采用现代医学和现代管理学的理论、技术、方法和手段，对个体或群体整体健康状况及其影响健康的危险因素，进行全面监测、评估、有效干预与连续跟踪服务的医学行为及过程。

健康管理不涉及疾病的诊断和治疗过程，其目的是调动个体和群体及整个社会的积极因素，用最优化的资源预防疾病发生、控制疾病发展、提高生命质量，即以最小投入获取最大的健康效益。

健康管理的重点是健康风险因素的干预和慢性非传染性疾病的管理。其大众理念是"病前主动防，病后科学管，跟踪服务不间断"，最终目标是防大病、管慢病、促健康。

（三）健康管理的特点

健康管理的特点主要有5个。

1. 标准化

全面、系统地收集健康信息对个体和群体的健康风险评估至关重要，这就要求必须标准化采集健康信息。没有健康信息的标准化，就不能保证健康管理的科学性和可靠性。

2. 个体化

健康状况存在个体差异，必须有针对性地进行健康风险评估并提供干预支持。没有健康管理的个体化，就没有干预措施的针对性；不能充分调动个体和群体的积极性，就无法获取最佳的健康效果。

3. 系统化

健康管理是对个体和群体的健康状况及健康危险因素进行全面检测、评估和干预的医学服务过程，强调多平台合作，提供系统化的服务，以达到促进和维护健康的目标。

4. 前瞻性

健康管理的目的在于对引起疾病的危险因素进行及时检测和准确干预，从而防止或延缓疾病的发生和发展，以提高人群的健康和生命质量，降低社会的医疗成本。这种预防为先的前瞻性是实现健康管理价值的关键。

5. 综合性

健康管理综合了基础医学、临床医学、预防医学、管理学等学科理论和技术，对疾病及其危险因素进行分析，并调动一切社会医疗资源，制订高效干预措施。这种综合性是实施健康管理的前提和基础。

## 三、健康管理的理论和实践溯源

理论和实践溯源

健康管理思想在中国早已有之，即祖国传统医学的"治未病"思想。"治未病"思想源自距今已有两千余年历史的中医学典籍《黄帝内经》（分为《素问》和《灵枢》两部分）。其中，《素问·四气调神大论》记载："是故圣人不治已病治未病，不治已乱治未乱，此之谓也。夫病已成而后药之，乱已成而后治之，譬犹渴而穿井，斗而铸锥，不亦晚乎？"意思是说，医术高明的医生能在病情潜伏之时掌握病情并在早期治疗，若病患已经发生才给予治疗，就如同口渴了才挖井取水，临到打仗才铸造兵器，为时已晚。这段文字是现有可考记载中对"治未病"思想的最早概括。

《黄帝内经》中的"治未病"思想是古人对健康管理最精辟和最朴素的概括，被认为是现代健康管理的理论与实践源头，并与今天的风险评估和风险控制思路不谋而合。中医"治未病"思想作为中华优秀传统中医药文化的重要组成部分一直传承到今天，它对于我国推进健康中国建设起着非常重要的引领作用。

**名医故事**

### 中医治未病与扁鹊三兄弟

战国时期名医扁鹊，医术高超，魏文王曾求教于扁鹊："你们家兄弟三人，都精于医术，谁是医术最好的呢？"扁鹊说："大哥最好，二哥差些，我是三人中最差的一个。大哥治病于病情发作之前（'上工治未病'），那时候患者自己还不觉得有病，大哥就下药铲除了病根；二哥治病于病情初起之时（'中工治欲病'），症状尚不十分明显，患者也没有觉得痛苦，二哥能药到病除；我治病于病情十分严重之时（'下工治已病'），患者痛苦万分，患者家属心急如焚。此时，他们看到我在经脉上穿刺，用针放血，或在患处敷以毒药以毒攻毒，或动大手术直指病灶，使重患者病情得到缓解或很快治愈，所以我名闻天下。"魏文王大悟。

西方古代医学也蕴含了健康管理的思想。如《罗马大百科全书》记载古代罗马的医学实践，包括生活方式治疗、药物治疗和手术治疗三部分。生活方式治疗就是在营养、运动、睡眠、身体护理等方面提供健康生活方式的处方和建议，与现代健康管理策略中的生活方式管理基本一致。

### 四、健康管理的科学基础

健康管理的科学基础建立在慢性疾病的两个特点之上。

首先，健康和疾病的动态平衡关系以及疾病的发生、发展过程及干预策略是健康管理的科学基础之一。

其次，在慢性疾病管理的危险因素中，很多都是可改变的因素。这为健康风险控制提供了重要的科学基础。

世界卫生组织指出，高血压、高血脂、超重、肥胖、缺乏身体活动、蔬菜和水果摄入不足、吸烟等都是引起慢性疾病的重要危险因素。慢性疾病一旦形成，往往很难治愈，但很多产生慢性疾病的危险因素是可以控制和预防的，因此，只要做到早发现、早评估、早干预，完全可以达到健康管理的目的。

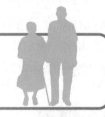

## 任务二
# 人口老龄化与老年人健康管理

### 一、人口老龄化的现状与趋势

人口老龄化的现状与趋势

#### （一）关于老年人的划分

根据世界卫生组织意见，亚太地区把60岁以上定为老年人；多数欧洲国家把65岁以上称为老年人。我国一般把60～69岁称为低龄老年人，70～79岁称为中龄老年人，80岁以上称为高龄老年人，100岁以上称为百岁老年人。

#### （二）人口老龄化的现状与趋势

人口老龄化，又称社会老龄化，是指人口生育率降低和人均寿命延长导致的总人口中因年轻人口数量减少、年长人口数量增加而形成的老年人口比例相应增长的动态。它包括两层含义：一是指老年人口相对增多，在总人口中所占比例不断上升的过程；二是指社会人口结构呈现老年状态，进入老龄化社会。按照国际标准划分，当一个国家或地区60岁以上老年人口占总人口的10%，或65岁以上老年人口占总人口的7%，即意味着这个国家或地区的人口处于老龄化社会；65岁以上人口比例达到14%，为深度老龄化社会，达到20%为超级老龄化社会。

发达国家比发展中国家在人口老龄化方面先行了两个世纪。在20世纪中叶，全世界老年人口一半以上生活在发达国家；而发展中国家老年人数后来居上，原因是发展中国家老年人口增长率在2%以上，大大快于发达国家。

据世界老龄人口发展趋势预测：发达国家现在已趋稳定，甚至有的国家出现人口负增长；发展中国家老年人口经过半个世纪人口激增，老年人口的增长正在持续上升。

在近20年时间里，我国人口各年龄段人群数量变化速度很快。据国家统计局公布，2023年末我国60周岁及以上人口为29697万人，占比21.1%，其中65周岁及以上人口为21676万人，占比15.4%。按照国际标准衡量，我国已经进入深度老龄化社会。

党的二十大报告提出要"实施积极应对人口老龄化国家战略"，为新时代我国养老服务事业发展提供了根本遵循。各级党委和政府要以"健康老龄化"为核心抓手，进一步释放"健康人口红利"，把积极老龄观、健康老龄化理念融入经济社会发展全过程。

## 二、衰老机制及其学说

### （一）关于衰老的定义

衰老又称老化，可分为两类：一是生理性衰老；二是病理性衰老。这里所指的是生理性衰老，即生物体自成熟期开始，随着年龄增加所发生的、渐进的、受遗传因素影响的，全身复杂的形态结构与生理功能不可逆的退行性变化，也称正常衰老。同时，由于疾病或异常因素的影响，可导致病理性衰老，使衰老现象提早出现，又称为早衰。

### （二）衰老的生物学理论

#### 1. 古代的衰老学说

（1）温热说　这种学说认为生命活动靠的是"温"和"热"在体内的流动，当"温"和"热"减少时，生命也就衰老了；还有人认为当机体的"温"和"热"逐渐减少时，体内的"湿"也随之逐渐减少，而"冷"和"干"则逐渐增加，从而引起衰老和死亡。

（2）"火"的学说　这种学说认为火是万物之源，生命的火是由呼吸产生的燃烧，当呼吸停止时就引起了死亡。

（3）"灯油耗竭说"　劳伦斯认为生命是油灯的火焰，当灯油减少终至耗尽，人也就衰老死亡了。

2. 衰老机制

衰老机制的研究至20世纪40年代才进入生理、生化及形成等方面的系统研究。从目前来看对衰老机制的认识各不相同，有人统计已有200种，有人则认为有多少老年学家就有多少学说，各执己见，但归纳起来，影响较为深远的学说有程序衰老说、体细胞突变说、免疫衰老说、遗传学说、自由基说、神经内分泌说、交联学说、错误成灾说、细胞凋亡说等多种。由于篇幅有限，此处主要介绍以下几种学说。

（1）程序衰老说　这种学说认为衰老同发育、生长及成熟相似，都是由某种遗传程序规定，按时表达出来的生命现象，好像有个"生物钟"支配着生命现象循序展开，实验证明这个"生物钟"在细胞核内，即细胞核内DNA控制着个体的衰老程序。也就是说，遗传基因作为生物信息的源泉，它像程序一样控制着一个人的生长、发育、成熟，包括衰老和死亡。但DNA如何控制人的衰老，目前还没有统一的认识。

（2）体细胞突变说　这种学说认为机体的体细胞可发生突变（即基因的损伤）。体细胞突变可能由于环境本底的辐射作用，或拟放射性媒质在体内的积累。支持该学说的实验是接受电离辐射可缩短寿命。本学说有待从现代分子遗传学角度进一步检验，但无法解释那些不受放射影响的人的寿命，体细胞突变不会遗传给后代。体细胞突变说由斯拉德于1959年提出。

（3）免疫衰老说　这种学说认为机体免疫系统随增龄功能下降，如T淋巴细胞功能下降，导致机体对疾病感染的抵抗力减弱，免疫系统的可靠性也下降，如老年人自身免疫疾病增多，逐渐走向衰老。

免疫衰老学说认为机体随年龄的增长，免疫系统功能下降，如T细胞功能及其产生的细胞因子水平下降，并且骨髓调控的B细胞功能及其产生的免疫球蛋白减少，从而对外源性抗原的应答反应减弱，对内源性抗原的分辨力降低，以致发生衰老。

（4）遗传学说　这种学说认为衰老过程可能与分化发育过程相似，是由早已安排好的遗传程序控制的。生物成年以后，基因组内"衰老"基因开放，其表达产物也许能特异地决定生物的寿命。如沃纳综合征是与遗传有关的衰老病，此病患者较正常人提前数十年出现衰老症状。研究者还从不同角度研究发现，衰老细胞会出现细胞生长停滞现象。

（5）自由基学说　自由基学说认为衰老过程源于自由基对细胞及组织的损害。当人体衰老时，产生更多的自由基，清除自由基的物质减少，清除能力减弱，过多的自由基在体内蓄积，当其对机体的损伤程度超过修复代偿能力时，组织器官的机能就会逐步发生紊乱，导致衰老。

（6）神经内分泌说　这种学说认为垂体、胸腺、甲状腺、肾上腺等内分泌腺退化的结果产生了老化的过程。脑是引起内分泌衰老的中枢。有人观察发现，人过40岁以后体内激素的水平逐渐降低，如妇女到更年期时，产生雌激素的量降低90%。

### （三）老化的心理学理论

积极的情绪和良好的心态是一个人健康长寿的重要因素之一，心理变化会对生理变化产生重要影响。然而，早期的老化理论大多只注重生物学观点的研究。直到20世纪初，才逐渐出现较完善的老化理论研究。老化的心理学理论主要解释老化过程对老年人的认知思考、智力行为和学习动机的影响。这一理论与老化的生物学理论和社会学理论密切相关，也涉及运用适应能力来进行行为控制或自我调节。老年工作者在关注人体生理功能的同时，也要关注心理因素对个体的影响，因而老化的心理学理论对老年工作者特别重要。其理论主要有人的需求层次理论、自我概念理论、人格发展理论和人格模式理论等。

老化的心理学理论提醒老年工作者不仅要关心老年人生理功能的退行性改变，而且要注意老年人的心理健康问题。同时，还可以运用这些理论对老年人的心理健康进行评估，理解老年人的特殊行为表现，及时处理老年人遇到的心理问题，鼓励老年人保持健康心态，提高自己的社会融入感和生活满意度，尽享晚年欢乐时光。

### （四）老化的社会学理论

这一理论主要研究了解及解释社会互动、社会期待、社会制度和社会价值对老化过程适应的影响。

老化社会学理论的研究分为两个阶段：一是20世纪60年代，老化社会学主要研究老年人在失去自己原来的角色和社会群体后，重新适应调整的过程，主要有隐退理论、活跃理论、持续理论、次文化理论和角色理论等。二是20世纪70年代，老化社会学理论研究范围逐渐扩大，主要研究社会和社会结构大环境对老化过程的影响，代表理论有年龄阶层理论。近年来，主要探索老年人与其生理、政治及社会经济环境之间的相互关系，以及个体的生命过程对老化的影响。

老化的社会学理论可以帮助老年工作者从"生活在社会环境中的人"这个角度看待一个完整的老年人，了解老年人生活的社会环境对他们的影响，帮助老年人适应社会，适应晚年的生活状态，协助老年人度过一个健康幸福的晚年生活。

## 三、人的寿命与老年期的年龄划分

寿命与年龄划分

### （一）人的寿命

寿命是指人类生命期的最大长度。衡量人类寿命的指标主要有两种：一是平均期望寿命；二是最大或最高寿命。

1. 平均期望寿命

平均期望寿命，又称平均寿命，是指通过回顾性死因统计和其他统计学方法，计算出一定年龄组的人群能生存的平均年数。它代表一个国家或地区人口的平均存活年龄，一般常用出生时人口的平均期望寿命作为衡量人口老龄化程度的重要指标。这里所说的平均期望寿命强调的是从出生时所存在的生存概率，并未考虑人的实际生活质量，因而平均期望寿命和健康期望寿命是有区别的。

2. 最大或最高寿命

最大或最高寿命是指在没有外因干扰的条件下，从遗传学角度推算出的人类可能存活的最大年龄。科学家们采用各种方法来推测人的最高寿命，如按生长期的5～7倍、性成熟期的8～10倍，按二倍体细胞的分裂次数的2倍、4倍等方法，推算出人的最高寿命为110～175岁。但是由于受到环境、疾病、医疗卫生条件等因素的影响，人的最高寿命与实际情况还存在一定的差距，必须客观看待这个问题。

（二）老年期的年龄划分

1. 世界卫生组织的划分标准

在欧美及发达国家，将65岁以上的人群定义为老年人，而在发展中国家（特别是亚太地区）则将60岁以上的人群定义为老年人。

1991年，世界卫生组织根据现代人生理、心理结构的变化，将人的年龄界限又作了新的划分：18～44岁为青年人；45～59岁为中年人；60～74岁为年轻老年人；75～89岁为老年人；90岁以上为非常老的老年人或长寿老年人。

2. 我国对老年期的年龄划分标准

在我国民间，常有"年过半百"的说法，并以此作为进入老年期的标志，同时还习惯以六十花甲、七十古稀、八十为耋、九十为耄，分别代表老年的不同时期。

1982年4月，中华医学会老年医学学会建议：将我国60岁以上的人群定义为老年人。老年分期标准为45～59岁为老年前期（中老年人）；60～89岁为老年期（老年人）；90岁以上为长寿期（长寿老人）。

# 四、人口老龄化与老年人健康管理

老龄化社会问题

（一）我国老龄化社会伴随的问题

人口老龄化对社会发展有着积极的一面，如在"健康人口红利"时期，经济呈现投资活跃、市场规模扩大、劳动生产率不断提高、经济持续高速发展的向好局面。这在一定程度上有利于增加人力资本的投入，提高劳动力素质；有利于老年市场的形成和老年产业的发展。但随着人口老龄化的不断加深，也带来了一系列问题。

1. 老年人数量迅速增长，人口老龄化问题日益突出

2021年5月，国家统计局第七次全国人口普查结果显示，60周岁及以上人口26402万人，占总人口的18.70%（其中，65岁及以上人口为19064万人，占总人口的13.50%）。

根据第七次全国人口普查和历次人口普查数据，老年人口增长速度明显加快。据预测，到2030年我国60岁及以上老年人口占比将达到25%左右（中国居民的人均预期寿命将从2020年的77.3岁提高至2030年的79岁），其中80岁及以上高龄老年人口总量将不断增加；到2050年60岁及以上老年人口占比将达到34.1%。

随着老年人口数量快速增长，高龄老人、空巢老人、慢性病老人及失能老人均明显增多，老年人作为一个特殊群体已经成为健康管理服务的重要人群。因此，老年人的健康管理不仅是家庭问题，更是一个日益突出的社会问题。

2. 慢性病老人人数增长，对健康的需求也日益增加

随着我国人口老龄化持续加剧，加上生态环境、生活方式的不断变化，高龄化、慢性病、失能老人的数量正在持续快速增长。慢性病患病人数的增长、疾病谱的变化、老龄人口数量的攀升，均会引发医疗模式由单纯病后治疗转向"预防、保健、治疗、康复"相结合，人们更加重视亚健康状态的调整和恢复。

据有关研究显示，老年人所患疾病中排名前五位的均为慢性病，并广泛存在一个人同时患有多种慢性病的情况。目前，我国超过1.8亿老年人患有慢性病，患有1种及以上慢性病的比例高达75%，由多种慢性病共存导致的失能、失智成为老年人健康最大的威胁，给社会和家庭带来了沉重的负担。因此，老年人作为整个健康管理服务的特殊群体和主体人群，其对健康的需求也日益强烈。

（二）老年人生理特点及健康风险

老年人是特殊群体，不仅肌体、器官功能逐渐衰退，还有疾病的困扰，老年人群罹患各种疾病的风险高。其具体情况如下。

1. 老年人身体成分改变，营养素含量降低

老年人细胞数量下降，突出表现为肌肉组织的质量减少并出现肌肉萎缩；老年人身体水分减少，其体内水分占体重比例由成年人的70%下降至60%以下，进入高龄后可降至55%以下；老年人也特别容易缺乏钾、镁、钙等矿物质成分，因骨钙流失增加，会出现骨密度降低。

2. 老年人代谢功能降低，易发生营养不良

老年人的基础代谢及合成代谢均随年龄增大而下降。与中年人相比，其基础代谢率降低15%～20%；老年人体内的去脂肪组织或代谢活性组织减少，脂肪组织相对增多；老年人合成代谢水平降低，分解代谢水平增高，二者失去平衡，引起细胞功能下降，易导致营养不良，尤其以蛋白质-能量营养不良常见，表现为体重下降、皮肤苍白而干燥、肌肉萎缩等。

3. 老年人器官功能衰退，容易发生慢性病

随着年龄的增长，老年人消化系统、泌尿系统、呼吸系统及心血管系统等各系统器官逐渐衰老，生理功能日渐衰退，抵抗力和免疫力明显下降，易发生各种急慢性疾病。

### 4. 老年人认知功能降低，思维活动变缓慢

老年人记忆力和理解力下降，接受新事物、适应新环境、学习和创造性思考能力减弱。

### 5. 老年人社会活动减少，性格与情绪改变

因社会活动变少，老年人心理上会产生老而无用的感受，表现为孤独、寂寞、烦恼、焦虑、抑郁，这种情绪体验的强度和持久性增加，导致老年人情绪越来越不稳定，进而表现为易兴奋和激怒、喜欢唠叨、与人争论、冲动难以平复等。

### 6. 老年人遭遇生活事件，会增加健康风险

重大生活事件的发生，如离退休、丧偶、丧子女、家庭不和睦等，对老年人的精神打击尤为沉重，不仅会留下心灵创伤，还会诱发一些躯体疾病，如冠心病、脑血管病等。若再遇精神创伤可加速老年人的衰老和死亡。

## （三）健康老年人标准的确定

20世纪中期，为适应医学模式的转变，逐渐形成了一些新的老年人健康观念。1946年，世界卫生组织（WHO）在提出健康概念的同时，也对健康老年人的标准提出了多维度评价，包括躯体健康、精神健康、日常生活能力、社会健康和经济状况等方面。1999年，WHO提出了积极老龄化的概念，强调老年人应维持自主和独立能力，保持社会参与的最佳状态，这有助于提高老年人的生活质量。近年来，WHO还提出，健康老年人最好的测量指标是身体功能，身体功能的适应能力可能比病理改变程度更能衡量老年人对于健康照护的需求程度。

2022年国家卫生健康委员会发布的《中国健康老年人标准》指出：健康老年人是指60周岁及以上生活自理或基本自理的老年人，躯体、心理、社会三方面都趋于相互协调与和谐状态。其重要脏器的增龄性改变未导致明显的功能异常，影响健康的危险因素控制在与其年龄相适应的范围内，营养状况良好；认知功能基本正常，乐观积极，自我满意，具有一定的健康素养，保持良好生活方式；积极参与家庭和社会活动，社会适应能力良好等。

## （四）老年人健康管理服务内容

根据《国家基本公共卫生服务规范》（第三版）要求，老年人健康管理服务的内容为：每年为辖区内65岁及以上常住居民提供一次健康管理服务，包括生活方式和健康状况评估、体格检查、辅助检查和健康指导。老年人健康管理的服务对象、服务内容、服务要求、服务流程和工作指标构成了老年人健康管理服务规范的主体内容，是基层医务人员通过培训应知应会的知识。具体内容包括以下几个方面。

### 1. 生活方式和健康状况评估

通过问诊及老年人健康状态自评，了解其基本健康状况、体育锻炼、饮食、吸烟、饮

酒、慢性疾病常见症状、既往所患疾病、治疗及目前用药和生活自理能力等情况。

2. 体格检查

体格检查包括体温、脉搏、呼吸、血压、身高、体重、腰围、皮肤、浅表淋巴结、心脏、肺部、腹部等常规体格检查，并对口腔、视力、听力和运动功能等进行粗测判断。

3. 辅助检查

辅助检查包括血常规、尿常规、肝功能（血清谷草转氨酶、血清谷丙转氨酶和总胆红素）、肾功能（血清肌酐和血尿素氮）、空腹血糖、血脂（总胆固醇、甘油三酯、低密度脂蛋白胆固醇、高密度脂蛋白胆固醇）、心电图和腹部B超（肝胆胰脾）检查等。

4. 健康指导

告知其健康体检结果并进行相应健康指导。主要包括：①对发现已确诊的原发性高血压和2型糖尿病等患者同时开展相应的慢性病健康管理；②对患有其他疾病的（非高血压或糖尿病）老年人，应及时治疗或转诊；③对发现有异常的老年人建议定期复查或向上级医疗机构转诊；④进行健康生活方式及疫苗接种、骨质疏松症预防、防跌倒措施、意外伤害预防和自救、认知和情感等健康指导；⑤告知或预约下一次健康管理服务时间。

（五）老年人健康管理分级标准

这是以不同健康状态下老年人的健康需要为导向，通过对其健康状况以及各种健康危险因素进行全面监测、分析评估及预测，从而向老年人提供有针对性的健康咨询和指导服务，并制订相应的健康管理计划，针对各种健康危险因素进行系统干预和管理的全过程。

目前，老年人健康管理主要有两种分级标准：一是以年龄层次进行划分；二是以健康状况进行划分。

1. 以年龄层次划分

以年龄层次为依据可以划分为三级标准和四级标准。

（1）三级标准　一级是60～69岁老年人；二级是70～79岁老年人；三级是80岁及以上的老年人。其中，当老年人患有一种或一种以上的慢性病时，则在原来以年龄分级的基础上自动跳到上一级别。

（2）四级标准　一级为60～69岁老年人；二级为70～79岁老年人；三级为80～89岁老年人；四级为90岁及以上的老年人。

2. 以健康状况划分

以健康状况为依据可以划分为三级标准。

一级为一般健康老年人。

二级分为两类：①较多危险因素的老年人和独居、丧偶的老年人；②患慢性病的老年人。

三级分为四类：①生活自理有一定困难的老年人；②生活完全不能自理的老年人；

③有特殊需要的老年人；④85岁以上的老年人。

将年龄与健康状况相结合的三级标准：一级是60～84岁的健康老年人；二级是60～84岁患有一种或一种以上慢性病的老年人及生活部分自理的老年人；三级是85岁及以上的或生活完全不能自理的老年人。

### （六）老年人健康管理服务模式

我国老年人健康管理服务发展迅速，许多创新思想被付诸实践，产生了多种服务模式。归纳起来，主要有以下几种模式。

（1）以医疗为主体的服务模式　如家庭医生签约服务模式、社区巡诊服务模式、公立医院健康管理中心服务模式、民营专业体检中心服务模式等。

（2）以养老为主体的服务模式　如养老机构护养结合模式、康复疗养机构康养服务模式等。

（3）以社会支持和家庭关爱为主的服务模式　如社会支持模式、参与社会活动模式、家庭关爱模式等。

（4）以信息技术为引领的服务模式　如"互联网+"健康管理模式等。

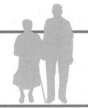

## 任务三

# 健康管理的基本策略

**案例**

李某，男，60岁，已退休，身高173cm，体重90kg（BMI 30.07）患有高血压，服药依从性差；生活较为不规律，饮食偏咸，经常抽烟、喝酒。某日晚上，李某大量饮酒后突然躺地不起，嘴角歪斜，后送医。医生诊断为急性脑出血，经医院救治后李某已无生命危险，但因偏瘫生活不能完全自理。由于无法承担高额的康复治疗费用，李某只能回老家进行后续治疗。长期以来，李某面临着较多的健康危险因素，但却未引起足够的重视，直至疾病的发生。

问题：从维护健康的角度，评估李某是否需要进行健康管理？李某面临哪些健康危险因素？

## 一、健康管理的基本步骤和流程

基本步骤和流程

### （一）基本步骤

健康管理是一个连续、动态的系统工程，按照健康管理的基本理论和实践要求，其基本步骤主要包括个人健康信息采集、健康风险评估和健康风险干预等三个步骤。

1. 健康信息采集

健康信息采集主要了解个人的健康状况，即收集服务对象的个人健康信息，具体包括个人基本信息、目前健康状况、疾病家庭史、职业特点、心理特征、生活行为习惯、体格检查等情况。

2. 健康风险评估

健康风险评估主要评估健康及疾病风险，即根据所收集的个人健康信息，利用相应数学模型，对个人的健康状况及未来患病或死亡的危险性进行量化评估。目的是帮助个人综合地认识健康风险，强化健康意识，鼓励和帮助人们纠正不健康的行为习惯，制订个性化的健康干预措施并对其效果进行评估。

3. 健康风险干预

开展健康风险干预和健康促进，即在前两步的基础上以多种形式帮助个人采取行动，纠正不良的生活方式和习惯，控制危险因素，制订和实施健康干预计划。

制订个人健康管理计划应遵循以下几个原则。

（1）导向性原则　制订健康管理计划应以新的健康观（即身体、心理、社会和道德四维健康观）为导向，进而实现健康的完好状态。

（2）个性化原则　制订健康管理计划应从个人健康的实际情况出发，充分考虑到个体的差异性。

（3）综合性原则　从健康的定义看，包括了身体、心理、社会和道德四个维度的健康观；从管理项目看，包括了综合体验方案、系统保健方案、健康教育处方、运动及饮食指导等内容，制订健康管理计划应遵循其综合性。

（4）动态性原则　个人的身体和健康状况处在不断变化之中，制订健康管理计划应是动态、可调整的，以便对个人健康进行有效管理。

（5）参与性原则　个人健康管理计划必须改变以往被动参与的健康服务模式，更强调个人参与健康管理的主动性和积极性。

### （二）基本流程

健康管理强调为个体提供一个长期连续、周而复始、螺旋上升的全人全程全方位健康服务过程。一般来讲，健康管理的常用服务流程由以下五个环节组成：健康调查与健康体检；健康评估；个人健康咨询；个人健康管理后续服务；专项健康及疾病管理服务。

健康管理的基本思想和实践及基本服务流程适用于老年人健康管理。根据《国家基本公共卫生服务规范》（第三版）中的"老年人健康管理服务规范"要求，老年人健康管理的基本流程包括以下几项内容。

①健康信息收集（询问生活方式和健康状况、进行体格检查、辅助检查）；②健康评估；③个人健康管理咨询（纳入相应疾病管理、进行有针对性健康教育和定期复查）；④个人健康管理后续服务（告知健康体检结果、进行健康指导、告知下次健康管理服务时间）；⑤专项健康及疾病管理服务（对纳入相应疾病管理的慢病进行疾病管理服务）等几项内容。

## 二、健康管理的基本策略

健康管理的基本策略包括行为生活方式管理、需求管理、疾病管理、灾难性病伤管理、残疾管理和综合的群体健康管理等内容。

基本策略

### （一）生活方式管理

从健康的影响因素可知，生活方式与人们的健康和疾病密切相关。国内外有关生活方式的大量研究结果表明，不良生活方式对健康有十分显著的影响，改变不良生活方式或习惯对改善健康效果明显。如大量研究证实，吸烟是恶性肿瘤、心脑血管疾病、慢性阻塞性肺疾病等多种疾病发生和死亡的重要危险因素。

（1）生活方式管理的主要目标　通过行为纠正和健康教育等健康促进技术来保护人们远离或改变不良行为或不良生活方式，以减少行为危险因素对健康的损害，预防疾病，改善健康。与危害的严重性相对应，膳食（营养摄入）、身体活动（体育锻炼）、吸烟、适度饮酒、精神压力、久坐等是目前对国人进行生活方式管理的重点。

（2）生活方式管理的特点　①以个体为中心，强调个体的健康责任和作用。个人有权利自由选择生活方式，但大量研究证实了吸烟、饮酒等不良生活方式对健康的重要影响，个人必须对自己的生活方式进行有效管理。②以预防为主，有效整合三级预防。一级预防，主要针对致病危险因素采取措施，避免造成疾病的发生。二级预防，主要为了防止或减缓疾病发展，做到早发现、早诊断、早治疗。三级预防，主要针对患病者做好残疾预防，提高生存质量，延长寿命，降低病死率。

（3）健康行为改变的技术　健康行为改变的技术主要包括教育（传递知识、确立态度、改变行为等）、激励（正向和负向激励、反馈促进、惩戒等）、训练（参与式训练和体验等）、营销（推广并倡导健康行为或生活方式等）。

## （二）需求管理

健康管理策略中所指的需求管理，实质上是通过帮助健康消费者选择和确定恰当的健康服务，进而控制医疗成本，合理利用健康服务，实现维护自身健康的目的。因此，健康管理服务需求管理的具体目标就是减少昂贵的、临床上非必需的医疗服务，在改善人群健康状况的基础上，实现成本效果和成本效益的最大化。

（1）需求管理常用的技术手段　主要有替代疗法（如手术治疗、药物治疗）、行为强化法（如帮助患者减少特定的危险因素并采纳健康的生活方式）、自我及时强化法（如鼓励自我保健和干预）等。无论采用何种技术手段，需求管理都在不同程度地强调人们在与自己有关的医疗保健决策中扮演着主要角色，发挥着积极作用。

（2）需求管理的影响因素　主要有患病率（反映人群中某种疾病的发生水平）、感知到的需要（个人感知到的健康服务需要）、消费选择偏好（消费者对不同服务和产品的喜好程度）、健康因素以外的动机（如健康服务的能力、疾病补助、残疾补贴）等影响因素。

（3）需求管理的常用工具和实施策略　常见的有24h电话就诊和健康咨询、转诊转介服务、基于互联网的卫生信息数据库、健康课堂、服务预约等方法。

## （三）疾病管理

美国疾病管理协会的对于"疾病管理"定义是："疾病管理是一个协调医疗保健干预和与患者沟通的系统，强调患者自我保健的重要性。疾病管理支撑医患关系和保健计划，强调运用循证医学和增强个人能力的策略来预防疾病的恶化，以持续性地改善个体或群体健康为基准来评估临床、人文和经济方面的效果。"疾病管理必须包含人群识别、循证医学的指导、医生与服务提供者协调运作、患者自我管理教育、过程与结果的预测和管理、定期的报告和反馈等。

疾病管理的主要特点：①目标人群是患有特定疾病的个体。如糖尿病管理项目的管理对象为已诊断1型或2型糖尿病患者。②不以单个病例或其单次就诊事件为中心，关注个体或群体连续性的健康状况与生活质量，这是疾病管理与传统单个病例管理的区别。③医疗卫生服务及干预措施的综合协调至关重要。

## （四）灾难性病伤管理

这是疾病管理的一个特殊类型。顾名思义，它关注的是"灾难性"的疾病或伤害。这里的"灾难性"指对健康的危害十分严重，也可指其造成的医疗卫生花费巨大，常见于肿瘤、肾衰竭、严重外伤等情形。

灾难性病伤具有的一些特点，如发生率低，需要长期复杂的医疗卫生服务，服务的可及性受家庭、经济、保险等各方面因素的影响，决定了灾难性病伤管理的复杂性和艰难性。

一般来说，优秀的灾难性病伤管理项目具有以下特征：①转诊及时；②综合考虑各方面因素，制订出适宜的医疗服务计划；③具备一支包含多种医学专科及综合业务能力的服务队伍，能够有效应对可能出现的多种医疗服务需要；④最大程度地帮助患者进行自我管理，尽可能使患者及其家人满意。

### （五）残疾管理

残疾管理的目的是减少工作地点发生残疾事故的频率和费用。从雇主的角度出发，根据伤残程度分别处理，希望尽量减少因残疾造成的劳动和生活能力下降。对于雇主来说，残疾的真正代价包括失去生产力所造成的损失。生产力损失的计算以全部替代职工的所有花费来估算，必须用这些职工替代那些由于残疾而缺勤的员工。

造成残疾时间长短不同的原因主要有以下两个因素。

一是医学因素：主要有疾病或损伤的严重程度；个人选择的治疗方案；康复过程；疾病或损伤的发现和治疗时期（早、中、晚）；接受有效治疗的容易程度；药物治疗还是手术治疗；年龄（影响治愈和康复所需要的时间，年龄越大所需要的时间越长）；并发症的存在（取决于疾病或损伤的性质）；药物效应，尤其是副作用等。

二是非医学因素：包括社会心理问题；职业因素；伤残者与同事、主管之间的关系；工作压力；工作任务的不满意程度；工作政策和程序；及时报告和管理受伤、事故、旷工和残疾的情况；诉讼；心理因素包括压抑和焦虑；信息通道流畅性等。

残疾管理的具体目标：包括防止残疾恶化、注重功能性能力的恢复、设定实际康复和返工的期望值、详细说明限制事项和可行事项、评估医学和社会心理学因素、与患者和雇主进行有效沟通、有需要时要考虑复职情况、实行循环管理等。

### （六）综合的群体健康管理

通过协调上述不同的健康管理策略为个体提供更为全面的健康管理。群体健康管理成功的关键在于系统收集健康状况、健康风险、疾病严重程度等方面的信息，并评估这些信息与临床以及经济结局之间的关联，以确定健康、伤残、疾病、并发症、返回工作岗位或恢复正常功能的可能性。

## 三、老年人健康管理的基本内容

基本内容

### （一）老年人心理健康管理

老年心理健康是指个体内部心理过程和谐一致，与外部环境适应良好的心理状态。具体表现在认知功能正常、情绪积极稳定、自我评价恰当、人际交往和谐、适应能力良好等五个方面。

中国科学院老年心理研究中心的研究显示，老年人心理健康与身体健康、居住环境、社会参与度、社会文化氛围和养老保障等因素密切相关，还与所在地区经济发展水平相关。同时还有研究表明，基层社区给予老年人一定的支持、护理和心理干预，可以有效地提高他们的心理健康水平。

老年人常见的心理健康问题主要有抑郁症、焦虑症、离退休综合征、空巢综合征、老年身体机能障碍、老年精神障碍、"失独"群体心理健康问题等方面。

老年期不仅是生理疾病的多发期，老年工作者要把对老年人的心理支持、人文关怀、精神关爱贯穿到老年人健康管理的全过程，渗透到老年人健康管理的各个环节，才能使老年人过上尊严体面、心情舒畅、充满幸福的晚年生活。

### （二）老年人生活方式管理

生活方式与人们的健康和疾病息息相关，良好的生活方式可以消除或减少健康危险因素，从而减少许多疾病的患病风险。

由北京中日友好医院李光伟教授等共同承担的"中国大庆糖尿病预防20年长期跟踪随访研究"项目研究发现，经过6年饮食和运动生活方式干预，糖尿病前期患者预防或推迟糖尿病发生长达14年。2024年11月12日，在优唐健康第18届联合国糖尿病日主题活动上，中国医学科学院阜外医院李光伟教授在大庆试验研究历时37年之后，再次公布最新研究成果：6年的生活方式干预可使30年新发糖尿病风险降低45%、心血管事件风险降低26%、微血管病变风险降低66%！因此，在老年人群中推行生活方式管理，能使老年人远离不良生活习惯，消除或减轻影响健康的危险因素，切实促进和维护老年人的身心健康。

老年人生活方式管理主要包括规律的生活起居、合理的饮食（如不吸烟、不饮酒、合理膳食等）、良好的卫生习惯、适当的运动与锻炼、充足的睡眠与休息、保持排泄通畅、重视现存和潜在的安全问题等方面。

### （三）建立老年人健康档案

健康档案是用来记录一个人从出生到死亡的所有生命体征变化，以及自身所从事过的与健康相关的一切行为与事件的档案资料。老年人健康档案主要包括个人生活习惯、过敏史、既往病史、诊断治疗情况、家庭病史以及历次体检结果等具体内容。

健康档案是一个动态、连续、全面的记录过程，通过其中详细完整的记录，为每个人提供全方位的健康管理服务。老年人记忆力衰退，其表达、认知能力也有不同程度的下降，详细的健康档案可以让医生更加仔细、全面、准确地了解老年人的身体情况，从而更加有效地诊断治疗或指导老年人自我保健康复。

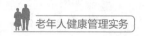 

### （四）建立老年人就医绿色通道

从社区卫生服务机构到医院，为老年人建立一个就医绿色通道，保证老年人能够方便及时地就医，保障老年人从入院开始就享有特殊照顾，防止老年人因无人陪同照顾而发生摔倒等意外情况。

医院应招募一批对老年人护理有专业知识和丰富经验的医护人员，组成一支专门的老年人就医照护小组，以便老年人在就医时能够提供细致、周到的护理服务。

同时，还要求社区和医院互通信息，以确保医护人员在老年人入院时能够快速、准确地了解到老年人的健康状况和既往病史，从而更加有效地对老年人的疾病作出诊治，让老年人病有"医"靠。

### （五）建立老年人健康管理信息平台

老年人健康管理服务必须依靠现代信息通信技术，没有现代通信技术作为其基本的运行支持平台，几乎就无法实现市场化、规模化的老年人健康管理。信息数据通信技术也直接影响着老年人健康管理的服务模式、服务质量、服务效率、服务成本及服务规模等。该信息平台可与互联网和手机联机，实现健康信息实时共享、随时查询。

老年人健康管理信息平台的功能包括：①网上健康体检预约登记；②网上查询健康档案；③网上生活习惯调查和评估；④网上查询保健计划；⑤网上随访干预指导；⑥网上咨询等。

### （六）老年人社区综合群体健康管理

老年人慢性病和多发病的管理包括预防、治疗和护理等全过程。社区卫生服务机构应建立专业的慢性病防治护理小组，并根据老年人常见慢性病管理规范，为老年患者提供服务。许多研究表明，社区卫生服务机构对于老年人慢性病的防治具有重要作用，如社区健康教育、社区家庭访视护理、社区医生随访监测等措施，都能有效降低老年人的慢性病患病率。

在对老年人进行生活方式管理和疾病管理的基础上，逐步开展疫苗接种、骨质疏松症预防、意外伤害预防和自救等健康管理，能够提高老年人的健康意识，增强老年人身体的免疫力，降低患病风险。

同时，加大对老年健康人群和亚健康人群的健康管理，利用老年人健康档案，开展疾病风险评估，及时消除和降低健康危险因素，能够有效遏制疾病的发生发展，节约医疗成本和人力资源，发挥健康管理的最佳功效，逐步实现健康老龄化，全面推进健康中国建设。

**思政引领**

"健康中国2030"规划纲要

2016年10月25日，中共中央、国务院印发了《"健康中国2030"规划纲要》。明确健康中国的战略目标是"到2020年，建立覆盖城乡居民的中国特色基本医疗卫生制度，健康素养水平持续提高，健康服务体系完善高效，人人享有基本医疗卫生服务和基本体育健身服务，基本形成内涵丰富、结构合理的健康产业体系，主要健康指标居于中高收入国家之列。到2030年，促进全民健康的制度体系更加完善，健康领域发展更加协调，健康生活方式得到普及，健康服务质量和健康保障水平不断提高，健康产业繁荣发展，基本实现健康公平，主要健康指标进入高收入国家行列。到2050年，建成与社会主义现代化国家相适应的健康国家。"

[学习思考]

1. 简述健康和健康管理的概念。
2. 谈谈老年人的划分标准。
3. 简述人口老龄化的科学含义。
4. 健康管理的基本策略有哪些？
5. 简述老年人健康管理的基本内容。

[实操展示]

名医故事《中医治未病与扁鹊三兄弟》

动画　中医治未病
与扁鹊三兄弟

[ **学习评价** ]

| | 评价内容 | 自评 | 师评 |
|---|---|---|---|
| 素质目标<br>（30%） | 1. 实施积极应对人口老龄化国家战略，树立积极老龄观和健康老龄化理念，全面推进健康中国建设。<br>2. 中医"治未病"思想是健康管理的源头，通过弘扬中华优秀传统中医药文化，不断增强文化自信。 | | |
| 知识目标<br>（40%） | 1. 了解健康和健康管理的概念。<br>2. 掌握老年人的划分标准。<br>3. 理解人口老龄化的科学含义。<br>4. 掌握健康管理的基本策略。<br>5. 熟悉老年人健康管理的基本内容。 | | |
| 能力目标<br>（30%） | 1. 主动参与老年人健康管理服务的实践能力。<br>2. 依据国际标准划分老龄化社会的学习能力。<br>3. 具有与老年人沟通交流的服务意识和社交能力。 | | |
| 学习反思 | | | |
| 综合评价 | | | |

姓名：＿＿＿＿＿＿　学号：＿＿＿＿＿＿　专业：＿＿＿＿＿＿　班级：＿＿＿＿＿＿

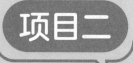

# 老年人
# 营养与膳食管理

项目二　内容简介

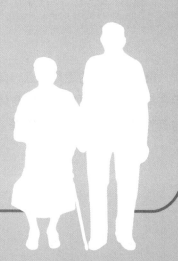

1. 素质目标

①认识老年人膳食营养管理的重要性；②培养营养健康意识，提升膳食营养素养，落实营养健康行为；③弘扬尊老敬老美德，帮助老年人提升膳食营养品质，促进健康老龄化。

2. 知识目标

①了解我国老年人的营养现状；②掌握老年人营养膳食健康知识；③掌握老年人的膳食要点及膳食指南；④熟悉不同老年人的膳食营养需求。

3. 能力目标

①提高膳食营养认知水平；②学会制定老年人营养处方；③熟练掌握老年人营养膳食烹饪技法技巧。

**案例**

李奶奶今年68岁，身高155cm，体重56kg，劳动强度为轻体力劳动，以下是李奶奶一日三餐的膳食情况。

早餐：鸡蛋灌饼1个（小麦粉75g、鸡蛋60g、大豆油5g），牛乳1袋（250mL），桃子1个（175g）。

中餐：米饭一碗（稻米100g）、油菜炒瘦肉1份（油菜100g、猪瘦肉15g、大豆油15g）、西瓜两片（625g）。

晚餐：米饭1碗（稻米100g），油菜炒瘦肉1份（油菜200g、猪瘦肉90g），芹菜1份（芹菜160g、大豆油20g），哈密瓜两片（250g）。

问题：根据上述情况，分析李奶奶每日的膳食营养是否合理？

根据老年人的生理特点、健康状况和营养需求提出适合老年人特点的膳食管理方案，旨在帮助老年人更好地适应身体功能的改变，努力做到合理营养、均衡膳食，减少和延缓与营养相关疾病的发生和发展，延长健康生命周期，积极促进健康老龄化。

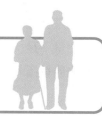

**任务一**

# 老年人营养现状与需求

## 一、老年人营养现状

老年人营养现状

随着经济的持续发展和居民收入的稳步增多，人们的膳食结构和饮食方式发生了极大变化，不健康的饮食方式也随之而来。因营养问题和不良生活方式导致的慢性疾病，已成为人们丧失劳动能力和死亡的重要原因。据卫生部门统计，我国每年300万人死于慢性疾病，占全部死亡人口的70%以上。老年人是慢性疾病的主要人群，其营养现状已成为社会关注的热点问题。

近年来，我国居民膳食结构不合理的现象越来越严重，谷类食物的消费持续降低，精制食物、高热量、高脂肪食物的摄入量增多，而蔬菜水果、五谷杂粮的摄入则严重不足，尤其是维生素A、维生素$B_2$、钙、锌等不能满足老年人的营养需求，我国老年人的营养健康状况不容乐观。主要表现有三点：一是营养不良与摄入过剩现象并存，老年人营养不良发生率平均为12.4%，贫血患病率高达19.6%，明显高于其他人群；二是与膳食相关的慢性病高发；三是退行性疾病发生率增加，并与营养失衡和抗氧化营养素摄入不足相关联。

目前，我国正处于预防营养相关疾病的最佳时期，我们应该充分认识到膳食营养对老年人健康长寿的保健功能，做到早发现、早认识、早干预，积极推进健康老龄化。

## 二、老年人营养需求

老年人营养需求

### （一）热能和体重

老年群体随着年龄增长，基础代谢率逐步降低、活动量日趋减少，体内脂肪组织比例增加，热能需求比中青年低。因此，老年人每日膳食总热量的摄入应适当降低，以免增加体脂引起肥胖。

热能的摄入量应随年龄增长而逐步减少，如40~49岁较青年时期减少5%，50~59岁减少10%，60~69岁减少20%，70岁以上减少30%（如果活动量未减少仍可保持原来的能量摄入）。通常情况下，每日热能摄入6.72~8.4MJ即可满足需要，体重55kg每日只需摄入5.88~7.65MJ即可。

由于老年人基础代谢率的降低和体力劳动的减少，热能的摄入量也应适当控制。其控制恰当与否，可看体重变化。一般情况下，将体重控制在标准体重的±10%为正常。如果能量过多，容易变成脂肪储存在体内，导致肥胖，进而加重心脏负担，引发老年性疾病，如高血压、冠心病、糖尿病等。根据老年人消化吸收能力弱的特点，膳食总量不宜过多。如果能量不足，又会使体重减轻、消瘦和免疫力下降，容易患呼吸道感染等疾病。因此，老年人能量摄入应当保持适中，处于平衡状态，才能有益于身体健康，延年益寿。

（二）蛋白质、脂肪和碳水化合物

1. 蛋白质

自古以来中国就有"药补不如食补"的说法。在人体抗衰老的过程中，生命所需营养元素都可以从食物中获取，含有大量动物蛋白质的食物能防止老年人身体、心理和社会功能的快速下降。为此，老年人应多吃富含优质蛋白质的食物，如牛乳、鱼、肉及豆制品等。这些动物性食品中的蛋白质和大豆类蛋白质均为优质蛋白质。

老年人对于蛋白质的摄入可按成年人供给标准，每日总量为60～70g，到70岁后可适当减少。一般认为，老年人膳食中优质蛋白质应占总蛋白质的1/3～1/2，其供给不能低于40g/d。蛋白质代谢后会产生一些有毒物质，因为老年人肝肾功能降低，过多的蛋白质又会增加肝肾的负担，使代谢后的有毒物质不能及时排出，反而会影响老年人的身体健康。因此，在老年人食物蛋白质供应方面，应做到量少而质优，以老年人蛋白质摄入量占饮食总热量的10%～15%为宜，大约每人每天60～70g。

2. 脂肪

脂肪是身体热量供应的重要食物来源。由于老年人胆汁、胰脂肪酶分泌减少，脂酶活力下降，对脂肪的消化吸收与合成能力降低，高脂膳食容易引起或加重老年性疾病，老年人摄入脂肪一定要注意量的控制。摄入过多，会引发一系列心脑血管疾病；摄入过少，又很难维持自身能量的需求。

在供给脂肪时，饱和脂肪酸与不饱和脂肪酸的比例应适当，后者可以相对多些，如适当吃一些植物油。如果不饱和脂肪酸过多容易发生脂肪氧化产生过氧化物进而出现老人斑，也称褐色素。老年色素是各种细胞膜中不饱和脂肪酸的氧化产物，老年斑是一种不能被清除的细胞废物，有碍细胞的正常功能。由于老年人脑细胞易于退化，必须供给充足的必需脂肪酸（来自植物油）。因此，老年人应适量补充抗氧化营养素，如维生素C、维生素E等。胆固醇应控制在<300mg/d以内，即每天吃一个鸡蛋的量。

一般来说，老年人每日膳食中的脂肪占总能量的20%～25%为宜，最好控制在下限值。在分类组成方面，由多不饱和脂肪酸、单不饱和脂肪酸、饱和脂肪酸提供的能量，分别占每日总能量的8%～10%、10%、6%～8%为宜。

3. 碳水化合物

由于老年人胰岛素分泌减少，耐糖量降低，对血糖的调节作用减弱，容易发生血糖增高甚至糖尿病、心脑血管疾病等。过多的糖会在体内转化为脂肪，进而促使血脂升高。因此，老年人要控制碳水化合物的摄入量，特别是含纯糖量高的食物，如蔗糖、葡萄糖等。

老年人日常饮食可适当增加蜂蜜和水果的食用量，其中富含较多果糖，容易被人体吸收利用，这是比较理想的健康食物。同时，应选择以富含淀粉的五谷、杂粮为主食。此外，便秘是老年人群的常见问题，多吃新鲜蔬菜和水果等富含膳食纤维的食物，可以促进胃肠蠕动，有效预防便秘。

老年人每日摄取的碳水化合物所产生的热能，以占总热能的60%～70%为宜。一次不宜摄入过多的碳水化合物，应分配到一日三餐中，每餐都应该有一定量的蛋白质和脂类，防止血糖过高。

### （三）矿物质和微量元素

矿物质不能为人体提供能量，但在机体内具有重要的营养作用和生理功能，是构成机体组织的重要成分，如钙、镁、磷就是骨骼和牙齿的主要成分等。由于老年人生理功能减弱，对矿物质的吸收能力变差，所以容易引起钙、铁、锌等元素缺乏或不足。

#### 1. 矿物质

（1）钙　钙是构成年人体骨骼和牙齿的重要成分，对维持骨健康起着至关重要的作用。由于老年人摄入的食物量减少，对钙的吸收能力逐渐降低，吸收率一般在20%以下，容易引起负钙平衡；身体机能的老化，老年人活动量减少，降低了钙在骨骼中的沉积；户外活动少，接受紫外线照射少等综合因素的影响，因而合成维生素D少，也容易引发骨质疏松症。特别是老年女性，由于更年期激素分泌减少、骨密度降低，到更年期后期钙的丢失更为严重，骨质疏松症的发生率很高，自发性腰、胸、股骨、颈骨骨折较多见，一般老年人都有腰腿痛、脊柱变形、身子变矮等情况出现，这说明骨质在发生变化。因此，老年人应多到户外活动，多晒太阳，并保证每日膳食中钙的足够供给，最好是每餐都有一点牛乳，因为牛乳不仅含钙高，还易于吸收。

钙的食物来源有：乳与乳制品、豆与豆制品、干果、荠菜、海带、紫菜、虾皮、苋菜等。中国营养学会推荐成年人膳食钙的供给量为每日800mg。

（2）铁　在人体器官组织中铁的含量，以肝、脾为最高。由于老年人胃肠功能减退，对铁的吸收变差；内脏动力不足导致循环系统功能减退，许多重要器官血流减少，细胞中血流速度和血流量都降低，造血功能衰退使血液中红细胞含量减少，因而容易出现缺铁性贫血。所以，老年人应多吃含钙高、易吸收的食物，以防止老年性贫血，强化血液循环系统功能。

铁虽好但不能摄入过多，铁过多会在肝、胰、淋巴结等处沉积，导致肝硬化和糖尿病；实验证明铁过多还可诱发癌症；乱用铁剂补血会带来危害。因此，如果不是因缺铁引起的贫血，要慎用铁剂。

铁的食物来源有：①动物性食物，如肝脏、动物全血、禽畜肉类、鱼类等；②植物性食物，如豆类、海带、发菜、干蘑菇、黑木耳、紫菜、芝麻等；③蔬菜类食物，如油菜、

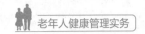 

芹菜等也含有丰富的铁。中国营养学会推荐老年人膳食铁的供给量为每日12mg。

（3）锌　在人体器官组织中锌的含量，以肝、肾、肌肉、视网膜、前列腺为最高。锌是一种抗氧化营养素，能增强免疫功能，可以保护自由基引起的损伤，因此可以延缓衰老。锌也是老年人容易缺乏的微量元素，如果老年人味觉差可能是因为缺锌。

锌的食物来源有：①高蛋白质的食物含锌量较高；②海产品（牡蛎、赤贝等）是良好的来源；③肉蛋乳次之；④豆类、谷类胚芽、燕麦、花生、调味品、全麦制品等也富含锌；⑤口蘑、香菇锌含量较高，其他蔬果锌含量不高。我国建议成年人锌的供给量为每日15mg。

### 2. 微量元素

（1）氟　氟对老年人保护牙齿健康，预防骨质疏松症具有一定的意义。老年人喝点淡茶，不仅对牙齿和骨骼有益，而且还具有抗氧化的作用。鱼肉、大虾、猪肉、苹果等食物含氟较多，可适量摄入。

（2）硒　硒对清除自由基、保护细胞膜、抗衰老、抗肿瘤等方面都有重要作用。海产品和动物内脏是硒元素的良好来源。

（3）铬　有维持血糖稳定、降低血脂的作用，可以改善胰岛素抵抗、稳定血糖，对防治糖尿病和动脉粥样硬化具有积极作用。含铬的食物有粗粮、新鲜蔬菜水果和肉类等。

### （四）维生素

维生素是维持人体正常生命与健康的重要营养素，在人体内含量极微，但绝不能缺少，否则可引起维生素缺乏症。由于老年人机体的衰落，对某些维生素有更多的需求。因此，老年人应多食用富含各种维生素的食物或维生素补充剂。

### 1. 维生素A

维生素A可以增强上皮细胞的抗御能力，抗自由基损伤。富含维生素A的食物有动物肝脏、乳类、果蔬类等。如葡萄、柚子、樱桃、胡萝卜、白菜、番茄等果蔬类食物就含有大量的维生素A。

### 2. 维生素D

维生素D可以帮助老年人维持骨骼健康，抗骨质疏松症，帮助钙吸收。富含维生素D的食物有动物肝脏、瘦肉类、蛋类、乳类、鱼类和谷类等。如玉米、糯米、大麦等谷类食物就含有大量的维生素D。

### 3. 维生素C

维生素C可以防治多种疾病，延缓血管硬化，抗自由基损伤。富含维生素C的食物主要有水果和蔬菜，如猕猴桃、刺梨、鲜枣、橙子、番茄、南瓜、大葱等。其中，刺梨被誉为"维C之王"，故民间有"刺梨上市，太医无事"的说法。

### 4. 维生素E

维生素E可以起到抗脂肪氧化的作用，具有遏制脂褐质过早出现、增强免疫力、抗衰老的作用。富含维生素E的食物有坚果类、谷类和水果类等。如核桃、杏仁、芝麻等坚果类食物，就含有大量的维生素E。

### 5. 维生素$B_{12}$

维生素$B_{12}$是一种水溶性维生素，它参与生成骨髓红细胞，促进其发育和成熟，缺乏维生素$B_{12}$会导致贫血。富含维生素$B_{12}$的食物有蛋类、乳类、海鲜、牛肝、羊肉、苹果、香蕉和梨等。

### 6. 维生素$B_6$

维生素$B_6$是人体的一种重要营养物质，当老年人缺乏维生素$B_6$时，可能导致贫血、皮肤不适等症状，甚至引起恶心、呕吐。富含维生素$B_6$的食物主要有肉类、豆类和蔬菜类，如鸭肉、大豆、韭菜等。

### 7. 叶酸

通过补充叶酸，可以有效降低高血压、脑卒中、心血管等意外疾病的发病率。多补充绿叶蔬菜是老年人补充叶酸的重要手段。

总之，对于老年人来说，维生素供给应充足，膳食中应有丰富的新鲜蔬菜和水果，以及适量的粗粮、豆类、鱼和瘦肉等。

## （五）水和电解质

### 1. 水

（1）水对老年人健康的作用

①维持身体功能和预防疾病：多喝水有助于维持老年人身体正常的代谢和生理功能；老年人往往会有药物治疗，多喝水有助于稀释药物，减轻副作用和不良反应。

②降低心血管疾病发生率：老年人肾功能下降，多喝水可以促进尿液产生和排泄，避免血液浓缩，减少心血管疾病的发生率。

③保持良好的皮肤健康：老年人皮肤往往容易变得干燥、粗糙，多喝水可以增加皮肤的含水量，保持皮肤的弹性和光泽度。

④改善消化系统功能：老年人肠道功能退化，多喝水可以促进肠蠕动，软化粪便，避免便秘的发生。同时，还有利于肾脏清除代谢废物，预防结石的形成。

⑤维持视力和消除疲劳：老年人眼睛的水晶体容易失去弹性，容易导致白内障，多喝水可以维持眼内液的清洁和通畅，预防白内障的发生。同时，由于老年人的代谢率比年轻人慢，容易感到疲劳和乏力，多喝水可以改善血液循环，消除疲劳。

（2）老年人正常饮水摄入量　为了给老年人适当补水，可增加汤羹类饮食，既易于消化又可补充水分。饮水量按30mL/kg体重，体重60kg的人为1800mL，一般饮水量可控制在2000mL左右。有些老年人习惯大量饮水，可适当减少，因为大量水分会增加心脏和肾脏的负担，对健康不利，也影响营养素的吸收利用，可改为少量多次饮水。

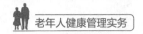

2. 电解质

电解质是人体内必不可缺的一种物质，它对人体通常有维持液体渗透压和水平衡、维持体液酸碱度平衡、维持神经应激性等好处。

钠是人体调节水、电解质平衡的重要物质，老年人在日常生活中必须严格控制食盐的量（NaCl），若$Na^+$过多会影响副肾皮质激素等内分泌激素的调节作用，从而增加血管的抵抗力，导致高血压。实际上每日供给NaCl 2～5g就可以满足需要，最多不超过6g。若在烹饪时使用了酱油等含盐的调味品，就要适当减少盐的用量。

---

任务二

# 老年人膳食要点

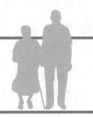

## 一、老年人膳食的原则与要求

老年人膳食以成年人的均衡饮食为基础，侧重于食物的种类与烹调方式，以配合老年人的生理状况、生活环境和营养需要。老年人的味觉、食欲和消化功能差，所以对膳食的要求较高、较讲究，摄入过多或过少都会产生相应的疾病。因此，要使老年人健康长寿，在食物营养方面必须遵循平衡膳食的原则。其具体要求如下。

根据老年人生理特点，应该采用低热能、充足的蛋白质、少量的脂肪、多种维生素和无机盐的平衡膳食。热能的供给应以维持标准体重为原则，体重偏轻则适当增加热能，超标者应控制进食量（主要是限制油脂和糖的食用）。

**知识链接**

#### 健康中国：平衡膳食八准则

"民以食为天"。吃，是维持生命的基本行为，能让健康状态更持久，但是怎么吃得科学、合理却有大讲究。《中国居民膳食指南》第一版于1989年发布，之后在1997年、2007年、2016年进行了3次修订和发布。时隔6年，第五版《中国居民膳食指南（2022）》在2022年4月26日正式发布，提炼出了"平衡膳食八准则"，让国民饮食有了新参考。

准则一：食物多样，合理搭配。

准则二：吃动平衡，健康体重。

准则三：多吃蔬果、奶类、全谷、大豆。

准则四：适量吃鱼、禽、蛋、瘦肉。

准则五：少盐少油，控糖限酒。

准则六：规律进餐，足量饮水。

准则七：会烹会选，会看标签。

准则八：公筷分餐，杜绝浪费。

## 二、老年人膳食的合理搭配

膳食的合理搭配

### （一）食物多种多样，主食粗细搭配

老年人每天的食物应包括谷薯、鱼禽蛋肉、豆乳制品、蔬菜水果和油脂等五大类。最好能吃12种以上的食物，并注意荤素搭配。每天主食摄入量200～300g，如果消化功能较好建议适当吃些全谷物食品或粗粮，切忌偏食。

### （二）常吃鱼禽蛋肉，供应优质蛋白质

动物食物是优质蛋白质的重要来源，优质蛋白质是维护正常免疫所必需的营养。建议老年人每天吃鱼类等水产食物40～75g，蛋类40～50g，禽畜肉40～75g，以保证优质蛋白质的供应。

### （三）适量摄入乳类、大豆及其制品

老年人每日应当喝250～300mL鲜牛乳或相当量的乳制品。对乳糖不耐受者，可尝试酸乳，摄入适量的豆制品，如豆浆、豆腐等。

### （四）摄入足量果蔬，选择新鲜品种

老年人每日应当摄入300～500g蔬菜，其中深色蔬菜占总量的一半以上；水果推荐量为200g左右，尽量选择新鲜和当季品种。

### （五）饮食清淡可口，少油限盐为宜

避免重油重盐，每日用盐一般不超过6g，少吃腌制食品，每日食用油以25～30g为宜，可选用多种植物油，少用煎炸烹调方式。

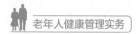 

（六）少食多餐细软，预防营养缺乏

老年人大多存在咀嚼、消化功能下降等问题，可将全天食物分配到4～5餐，并将食物加工得更加细软一些。这样，既可以保证获得充足的热量，又有利于营养成分的吸收，同时还要注意补充水分。

## 三、老年人膳食的烹饪特点

随着年龄的增长，老年人的身体机能逐步退化，牙齿松动脱落也不可避免。因此，食物烹饪要适合老年人的特点。

膳食的烹饪特点

（1）食物烹饪加工应软、烂、易嚼易咽、易消化　因老年人消化功能差，牙齿不全，咀嚼能力差，在烹饪方式上应多选用蒸煮炖，少采用煎炒或油炸方法，将食物加工得软、烂一些，方便老年人食用。

（2）做面食时最好不要加碱，煮米饭时多加些水　蔬菜应先洗后切，对牙齿不好的老年人，可将蔬菜切碎捣烂，制成蔬菜浆或蔬菜泥并蒸煮熟以后，再供老年人食用。

（3）老年人膳食烹饪应最大限度地保留食物营养　这对改进老年人营养状况非常重要，如粮食不宜过于精细，烹饪温度不宜过高，浸泡时间不宜过长等。

---

**知识链接**

### 老年人饮食应有节制有规律

老年人的饮食应定时定量、不过饥过饱、不过冷过热、不暴饮暴食；避免每日饮酒和睡前饮酒（切忌烈性酒），可偶尔喝点葡萄酒，食物不宜过咸、不宜饮浓茶、宜清淡、不过多摄取动物性脂肪和糖等。人们常说："老小老小越老越小"，人老了嘴也馋，往往喜欢油煎油炸和肥肉厚油食品，有的老年人爱吃甜食和糖，这对老年人的健康是不利的，尤需注意。如果老年人嗜好发生改变，如想吃甜的或咸的食物，这可能是糖尿病或肾病的征兆，要引起注意。

---

## 四、中国老年人膳食指南

《中国老年人膳食指南（2022）》适用于65岁及以上的老年人，分为一般老年人膳食指南（适用于65～79岁人群）和高龄老年人膳食指南（适用于80岁及以上人群）两部分。两个指南是在一般人群膳食指南基础上，针对老年人特点的补充建议。

膳食指南

（一）一般老年人膳食指南

（1）食物品种丰富，动物性食物充足，常吃大豆制品。

（2）鼓励共同进餐，保持良好食欲，享受食物美味。

（3）积极户外活动，延缓肌肉衰减，保持适宜体重。

（4）定期健康体检，测评营养状况，预防营养缺乏。

（二）高龄老年人膳食指南

（1）食物多样，鼓励多种方式进食。

（2）选择质地细软，能量和营养素密度高的食物。

（3）多吃鱼禽肉蛋奶和豆，适量蔬菜配水果。

（4）关注体重丢失，定期营养筛查评估，预防营养不良。

（5）适时合理补充营养，提高生活质量。

（6）坚持健身与益智活动，促进身心健康。

## 任务三

# 老年人膳食营养处方

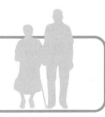

分类与原则

## 一、营养处方的分类与原则

（一）营养处方的分类

根据老年人的营养需求，可将营养处方分为健康营养处方和治疗营养处方两种。

1. 健康营养处方

健康营养处方，即根据个人年龄、性别、身高、体重和劳动强度等信息，对照每日营养素摄入量标准设计营养食谱，按食物名称查询营养素含量并与每日营养素对比，对照每天所摄入食物营养是否科学合理等因素来制定的营养处方。在制定营养处方前，老年人应充分了解自己的营养状况、健康情况及营养摄入的要求，按照当前身体的实际情况进行设计，并制定符合身体情况的营养处方。

2. 治疗营养处方

治疗营养处方，即根据老年人疾病类别、疾病名称、饮食原则、食物选择来制定的营养处方。在比较营养素摄入量时，必须考虑是否符合疾病的需求，是否有利于疾病的康复

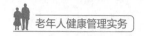 

等因素。

在制定营养处方时，还应该结合老年人的现病史、既往史、营养史、有无药物和食物过敏史等综合考虑。根据不同疾病的要求，营养处方必须符合治疗原则、饮食营养需要以及食品卫生的规定。如对于高血脂老年人，在设计营养膳食时，既要控制胆固醇含量高的动物性蛋白质和动物性脂肪的摄入，还必须补充一定量的豆类蛋白质和植物性脂肪，以满足老年人机体的需要。

### （二）营养处方制定的原则

老年人营养处方的制定必须遵循"全面、均衡、适量的营养"的基本原则。即摄取的营养素种类要齐全，均衡摄取五类食物，摄取的各种营养素的量要适合，与身体的需要保持平衡。

这里的均衡摄取五类食物：一是谷类及薯类；二是动物性食物；三是豆类和坚果；四是蔬菜、水果和菌藻类；五是纯能量食物，如动植物油、淀粉、食用糖等。

## 二、营养处方的特点与作用

营养处方制定好以后，机体通过摄取食物，经过体内消化、吸收和代谢，利用食物中对身体有益的物质作为构建机体组织器官、满足生理功能和身体活动的需要。营养处方的特点如下。

特点与作用

（1）营养处方应尽量发挥饮食的治疗作用　营养处方不仅要含有齐全的营养成分，配方应做到色、香、味俱全，满足老年人每日基本营养能量需求，促进食欲和身体健康。同时，还要根据不同老年人的疾病特点，制定不同的饮食配方，以达到辅助治疗、增强机体抵抗力、促进患者尽快恢复健康的目的。

（2）营养处方的制定应该因人、因病而异　营养处方即针对不同老人的身体条件和健康状况、疾病史准备不同膳食。如患有冠心病的老人，由于脂质代谢不正常，血液中的脂质沉着在原本光滑的动脉内膜上，堆积而成的白色斑块称为动脉粥样硬化，引起心肌缺血，可出现乏力、不稳定型心绞痛、虚脱、出汗、呼吸急促、心悸忧虑、头晕恶心等情况。其日常饮食应以营养心肌、放松动脉、清除脂质沉着为主。

（3）营养处方应有利于减轻脏器负荷和延缓疾病发展　如糖尿病患者因各种原因导致机体胰岛功能减退，引起多尿、多饮、多食、体重减少等"三多一少"典型症状。其营养处方应以调节胰岛素活性、降血糖和平稳血糖为主。

## 三、老年人膳食营养处方实践

### （一）营养处方的餐次设计

老年人营养膳食餐次设计，普通饮食每天宜3餐，早餐25%～30%，午餐40%，晚餐

30%～35%。如果是软食，每天宜4～5餐，半流质饮食宜每天5～6餐，流质饮食宜每天6～7餐。针对疾病老年人，营养膳食需计算总热量、氨基酸、维生素、葡萄糖、矿物质及微量元素等营养素的用量及比值。

（二）膳食营养处方实践

1. 冠心病患者的营养处方

（1）山药豆腐汤　绿茶粉30g，山药300g，豆腐1块，红薯粉60g，盐少许。

（2）做法　豆腐洗净以纱布包紧，挤去水分，加入绿茶粉；山药磨成泥，加入豆腐中拌匀，取一小撮揉成球，表面沾红薯粉，用热油炸至金黄色，捞起。锅里加水煮开，加入豆腐丸子，以中火煮开转小火煮5min，调味即可。

（3）功能效用　此汤清爽、易消化，有帮助冠心病患者清血脂、降血糖。

2. 糖尿病患者的营养处方

（1）荞麦蒸饺　荞麦面400g，西葫芦250g，鸡蛋2个，素肉80g，盐5g，味精3g，姜末5g，葱末6g。

（2）做法　荞麦面做成面皮。素肉剁碎；鸡蛋打散，炒熟；西葫芦洗净切丝，挤去水分；全部材料与盐、味精、姜、葱和成馅。取面皮包入馅做成饺子，入锅蒸8min即可。

（3）功能效用　荞麦中含有荞麦糖醇，能调节胰岛素活性，具有降糖作用。

3. 肥胖老年人的营养处方（1200kcal能量，1kcal=4.1855KJ）

（1）早餐（7:00～7:30）　1杯不加糖的脱脂牛乳（250mL），4片苏打饼干（或1片白面包，约35g），1个中等大小煮鸡蛋（约50g）。

（2）上午加餐（9:30）　1个中等大小的新鲜番茄（约200g）。

（3）中餐（12:00）　1两米饭，清炒茼蒿（茼蒿200g，植物油5g），烩鸡片银耳黄瓜（鸡片100g，适量辅料，油10g）。

（4）下午加餐（15:30）　无糖燕麦片25g冲服。

（5）晚餐（19:00）　紫米粥（紫米25g），醋熘茄丝（茄子100g，植物油10g），凉拌蔬菜（黄瓜50g，胡萝卜50g，生菜5g，洗净切丁切块，用醋、酱油、味精、花椒粉、胡椒粉和盐拌好）。

---

**思政引领**

### 神话故事：神农尝百草

传说中的炎帝是中华民族的始祖之一。他的样貌很奇特：脑袋上长着两只角、身子和五脏六腑都是透明的。他教人们制造农具耕作，种植五谷当作粮食，因此又被称为"神农"。汉代《神农本草经》记载:"神农尝百草,日遇七十二毒,得茶而解之"。这就是"神农尝百草"的传说故事。

"神农尝百草"的故事告诉我们:一个人的力量很微薄,能做的事情有限,但当一点一滴的贡献和善意汇集起来时,就会形成一股推动社会文明进步的强大力量。我们要像神农一样,多做为他人、为社会无私奉献的事情,努力使自己成为一个高尚的人,一个有益于人民的人。

[学习思考]

1. 老年人对于三大热能的营养需求是什么?
2. 《中国老年人膳食指南(2022)》有哪些?
3. 根据老年人营养需求,为普通老年人制定一份营养处方。

[实操展示]

中医科普《药食同源话中医》

实训 《药食同源话中医》

[学习评价]

| 姓名:_____ 学号:_____ 专业:_____ 班级:_____ |||||
|---|---|---|---|---|
| | 评价内容 || 自评 | 师评 |
| 知识目标（40%） | 1. 认识老年人膳食营养管理的重要性。<br>2. 培养营养健康意识,提升膳食营养素养,落实营养健康行为。<br>3. 弘扬尊老敬老美德,帮助老年人提升膳食营养品质,促进健康老龄化。 || | |
| 能力目标（30%） | 1. 了解我国老年人的营养现状。<br>2. 掌握老年人营养膳食健康知识。<br>3. 掌握老年人的膳食要点及膳食指南。<br>4. 熟悉不同老年人的膳食营养需求 || | |
| 思政目标（30%） | 1. 提高膳食营养认知水平。<br>2. 学会制定老年人营养处方。<br>3. 熟练掌握老年人营养膳食烹饪技法技巧。 || | |

续表

| 学习反思 |
|---|
|  |
| 综合评价 |
|  |

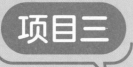

项目三

# 老年人
# 常见疾病管理

项目三　内容简介

## 学习目标

1. 素质目标

①培养学生尊重和关爱老年人的情感，弘扬中华民族尊老爱老的传统美德；②帮助学生树立正确的健康观念，深刻认识对老年人常见疾病实施健康管理的重要性。

2. 知识目标

①熟悉老年人常见疾病健康信息采集、高危人群健康监测、健康评估等知识；②掌握老年人常见疾病健康生活方式指导及健康管理策略。

3. 能力目标

①正确采集老年人常见疾病相关信息的能力；②能够为老人进行健康评估和健康干预的能力；③能够对老年人常见疾病实施健康管理的能力，并指导老年人进行自我管理。

## 案例

张爷爷，62岁，身高170cm，体重65kg，退休，既往慢性阻塞性肺疾病病史十年，吸烟三十余年。无糖尿病及心脏病史。每天吸烟5支。去年发生慢阻肺急性加重一次。目前有咳痰，咳白色痰，日常活动无呼吸困难，爬三层楼梯时，有喘不过气来的感觉。

问题：如何对张爷爷进行慢阻肺的健康信息采集及健康评估？怎样对张爷爷进行健康指导及自我管理？

（资料来源：朱霖. 老年人健康管理实务［M］. 人民卫生出版社，2022.）

目前，高血压、冠心病、脑血管病和恶性肿瘤排在我国老年人常见病的前四位。我国老年人死亡的主要原因依次是恶性肿瘤、心血管病、脑血管病以及呼吸系统疾病。老年病的诊断存在病因复杂、早期诊断困难、病史采集困难、病情重、症状轻、容易误诊漏诊等特点。因此，通过对老年人常见慢性病进行健康管理，可以降低健康危险因素造成的伤害，从而达到对老年人常见慢性病进行有效防治的目的。

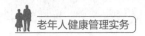 

# 慢性阻塞性肺疾病

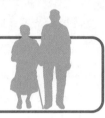

慢性阻塞性肺疾病（chronic obstructive pulmonary disease，COPD）简称慢阻肺，是以持续气流受限为特征的可以预防和治疗的疾病，其气流受限多呈进行性发展，与气道和肺组织对香烟烟雾等有害气体或有害颗粒的异常慢性炎症反应有关。

COPD是呼吸系统疾病中的常见病和多发病，患病率和病死率均居高不下。COPD的患病率占40岁以上人群的8.2%。由于COPD可引起肺功能进行性减退，会严重影响病人的劳动力和生活质量，从而造成巨大的社会和经济负担。

## 一、老年人COPD健康信息采集

健康信息采集

（一）老年人COPD疾病知识认知

1. 病因及发病机制

COPD发病因素包括个体易感因素以及环境因素两个方面，它们之间相互影响。现在认为比较明确的个体易感因素为α–抗胰蛋白酶缺乏，最主要的环境因素是吸烟。另外，还包括接触职业粉尘和化学物质（柴火、木炭等燃烧时产生的烟雾颗粒、过敏原、工业废气和室内被污染的空气等）。

（1）吸烟　吸烟为重要的发病因素，烟草中的焦油、尼古丁和氢氰酸等化学成分，可损伤气道上皮细胞，使巨噬细胞吞噬功能降低和纤毛运动减退；黏液分泌增加，使气道净化功能减弱；支气管黏膜充血水肿和黏液积聚，从而易引起感染。

（2）职业性粉尘和化学物质　职业性粉尘及化学物质，如烟雾、过敏原、工业废气及室内空气污染等，浓度过大或接触时间过长，损伤气道黏膜导致与吸烟无关的慢阻肺。

（3）空气污染　大气中的二氧化硫、二氧化氮、氯气等有害气体可损伤气道黏膜，并有细胞毒性作用，使纤毛清除功能下降，黏液分泌增多，为细菌感染创造条件。

（4）感染　长期、反复破坏气道正常的防御功能，损伤细支气管和肺泡的功能。病毒、细菌和支原体是本病急性加重的重要因素。

2. 临床表现

（1）症状

①慢性咳嗽：常表现为晨间咳嗽明显，夜间有阵咳或伴有排痰，随病程发展可致终身不愈。

②咳痰：一般为白色黏液或浆液性泡沫痰，偶可带血丝，清晨排痰较多。急性发作期痰量增多，可有脓性痰。

③气短或呼吸困难：早期在较剧烈活动时出现，逐渐加重，以致在日常活动甚至休息时也感到气短，是COPD的标志性症状。

④喘息和胸闷：部分病人特别是重度病人急性加重时可出现喘息。

⑤其他：晚期病人有体重下降、食欲减退等症状。

（2）体征 早期可无异常，随疾病进展视诊可见桶状胸，有些病人呼吸变浅、频率增快，严重者可有缩唇呼吸等。触诊语颤减弱。叩诊呈过清音，心浊音界缩小，肺下界和肝浊音界下降。听诊两肺呼吸音减弱、呼气期延长，部分病人可闻及湿啰音和（或）干啰音。

（3）分期 根据COPD的临床表现将其分为两期。

①急性加重期：呼吸道症状加重，超过日常变异水平，需要改变治疗方案。急性加重期表现为咳嗽、咳痰、气短或喘息加重，痰量增多，脓性或黏液性痰，可伴有发热等。

②稳定期：咳嗽、咳痰和气短等症状稳定或症状轻微，病情基本恢复到急性加重前状态。

### （二）老年人COPD的诊断标准

根据存在吸烟等高危因素、临床症状、体征及肺功能检查等，排除可以引起类似症状和肺功能改变的其他疾病，综合分析确定。持续气流受限是COPD诊断的必要条件。

## 二、老年人COPD高危人群健康监测

高危人群是COPD预防重点，早期诊断是早期治疗的前提。

老年人COPD高危
人群健康监测

### （一）COPD高危人群界定标准

具有下列一项及以上危险因素者，视为高危人群：长期吸烟者、职业暴露者、慢阻肺家族史，慢性咳嗽咳痰者、出生时低体重儿、儿童时期患有严重的呼吸道感染及其他呼吸系统疾病者、营养不良者、反复下呼吸道感染者。

### （二）高危人群的管理

#### 1. 健康教育

通过对COPD的相关知识进行普及，提高人们对COPD的了解，主要科普COPD的常识、提高对COPD疾病的认识，鼓励居民改变不良行为和生活方式，主动降低危险因素的暴露；建立COPD的防控理念，掌握防治COPD的基本技能，做好COPD三级预防的基础。

#### 2. 降低气道损害

大气污染及职业危害是COPD发生的重要因素。60岁以上的人群、重度吸烟者、长期从事接触粉尘或刺激气体的人员，不管有无症状，都应定期做肺功能检查。采取积极措施

改善环境，加强职业防护，改变吸烟等不良生活习惯，降低对呼吸道的损伤，从而降低高危人群COPD发生率。

长期、反复感染使气道的正常防御功能受到损害，损伤细支气管和肺泡。如有呼吸道感染，应尽早就医，积极控制感染，避免因治疗不及时导致慢性支气管炎、肺气肿等疾病的发生。

3. 加强营养支持、适量运动

营养不良会增加COPD发生概率，故应加强老年人的营养摄入。同时，高危人群特别是老年人要适量运动，注意运动方式、运动强度、运动时间和运动频率。

4. 定期筛查

建议每年进行一次筛查，筛查最可靠的指标是肺功能测试。通过肺功能测试能够及早发现是否患有COPD，并评估COPD的病情程度，以便及时治疗。

# 三、老年人COPD的健康评估

健康评估

## （一）一般资料收集

老年人COPD健康评估的资料主要包括年龄、性别、文化程度、经济收入、婚姻状况等信息。

## （二）疾病信息收集

疾病信息主要包括病史、发病年龄、起病特点、饮食与运动习惯、营养状况、体重变化、是否接受过慢性阻塞性肺疾病教育；以往治疗方案和治疗效果，目前治疗情况、是否存在并发症，发生频率严重程度和原因。

## （三）肺功能评估

应用气流受限的程度进行肺功能评估。以1s用力呼气容积（FEV1）占预计值的百分比（FEV1%预计值）为分级标准，将慢性阻塞性肺疾病患者的气流受限程度分为4级（表3-1）。

表3-1　COPD患者肺功能分级

| 肺功能分级 | 气流受限程度 | FEV1占预计值的百分比（FEV1%预计值） |
|---|---|---|
| Ⅰ级 | 轻度 | ≥80% |
| Ⅱ级 | 中度 | 50%≤FEV1<80% |
| Ⅲ级 | 重度 | 30%≤FEV1<50% |
| Ⅳ级 | 极重度 | FEV1<30% |

（四）呼吸困难严重程度评估

可采用改良版英国医学研究委员会呼吸困难问卷（mMRC问卷，表3-2）评估。

表3-2 mMRC问卷

| mMRC问卷 | 呼吸困难症状 |
|---|---|
| 0级 | 剧烈运动时出现呼吸困难 |
| 1级 | 平地快步行走或上缓坡时出现呼吸困难 |
| 2级 | 由于呼吸困难，平地行走比同龄人步行慢或需停下来休息 |
| 3级 | 平地行走100m左右或数分钟后即需要停下来喘气 |
| 4级 | 因严重呼吸困难而不能离开家或者在穿脱衣服即出现呼吸困难 |

（五）急性加重风险评估

上一年发生2次或以上急性加重或FEV1<50%预计值，均提示今后急性加重的风险增加。

## 四、老年人COPD健康生活方式指导及健康管理

健康生活方式指导

（一）健康生活方式指导

1. 控制职业危害、空气污染，改变不良生活方式

大气污染及职业危害是COPD发生的重要因素。60岁以上的人群、重度吸烟者、长期从事接触粉尘或刺激气体的人员，不管有无临床症状，都应定期做肺功能检查。改善工作区域的环境、保证空气的流通、安装厨房排气装置等，远离空气污染的人群密集场所并加强职业防护，有助于降低对呼吸道的损伤，降低COPD发生率。

2. 加强营养支持

营养不良会增加COPD的发生概率，因此对患有COPD老年人应制订足够热量和蛋白质的饮食计划。正餐进食量不足时，应安排少量多餐，避免在餐前和进餐时过多饮水。腹胀的患者可进软食，避免进食产气食物，如汽水、啤酒、豆类、马铃薯和胡萝卜等；避免食用易引起便秘的食物，如油煎食物、干果、坚果等。

3. 合理运动

适宜的运动训练可增加老年COPD患者的气体交换能力、改善心肺功能、提高运动耐量和最大摄氧量，从而改善呼吸困难，提高健康生存质量。

COPD患者可进行地面行走锻炼，匀速行走，速度80~120步/min，每次至少45min，使心率达到靶心率范围，并且持续10min以上，使行走的肌肉处于良好的状态，提高心肺

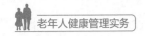

的适应性。

同时，也可进行适量抗阻训练，如依次完成5个动作的抗阻训练，包括坐位扩胸、坐位前推、坐位上举、屈膝、伸膝，每个动作重复6~8次，每次至少持续3s，循环4次。

### 4. 用药管理

COPD患者在疾病稳定期，应遵医嘱服用药物，注意正确的使用方法和注意事项。老年COPD患者因呼吸道感染其症状会进一步加重，因此预防呼吸道感染至关重要。

### 5. 长期家庭氧疗

长期家庭氧疗在延缓COPD病情进展中有重要作用，尤其对具有慢性呼吸衰竭的老年患者可提高生存率，对血流动力学、血液学特征、运动能力、肺生理和精神状态都会产生有益的影响。长期家庭氧疗指征：①动脉血氧分压≤55mmHg或氧饱和度≤88%；②动脉血氧分压55~70mmHg或氧饱和度<89%，并有肺动脉高压、心力衰竭或红细胞增多症。使用时，适宜采用鼻导管吸氧，氧流量为1~2L/min，吸氧时间>15h。目的是使老人在静息状态下，达到动脉血氧分压≥60mmHg和（或）使氧饱和度升至90%，以保证人体重要脏器的氧气供应。

### 6. 呼吸功能锻炼

腹式呼吸训练是强调膈肌运动为主的训练方法，可以改善异常呼吸模式，有效地减少辅助呼吸肌的参与，从而达到提高呼吸效率，降低呼吸能耗的目的。

腹式呼吸训练时，让老人采取仰卧位或坐位（前倾倚靠位），全身放松，一只手放于腹部，另一只手放于胸部，吸气时腹部慢慢鼓起，要深长而缓慢地吸气，使放在腹壁上的手感到腹部在运动，而放在胸上的手使胸廓运动保持最小。缩唇将气缓慢吹出，手下压腹腔，最大限度地向内收缩腹部，胸部保持不动，通过经口缩唇缓慢呼出气体。吸气与呼气的时间比约为1∶2，在刚开始练习时，一次练习1~2min，之后逐渐增加至每次10~15min，每日锻炼2次，持续6~8周。

### 7. 健康教育

通过健康教育提高老年COPD患者的自我疾病管理能力，从而改善治疗依从性和预后。老年人对COPD疾病的知晓率较低，应格外重视健康教育。

### 8. 保持良好心态

引导老年人适应慢性病并以积极的心态对待疾病，培养生活兴趣，如听音乐、养花种草等爱好，以分散注意力，减少孤独感，缓解焦虑、紧张的精神状态。

### （二）老年COPD患者稳定期管理

### 1. 稳定期管理目标

短期目标：减轻当前症状，包括缓解症状、改善运动耐力和健康状况。

长期目标：降低未来风险，包括预防疾病进展、预防和治疗急性加重，减少病死率，防治并发症。

2. 稳定期非药物治疗

（1）减少危险因素暴露 吸烟是引起慢性阻塞性肺疾病的主要危险因素，因此应重视吸烟的危害性，所有慢性阻塞性肺疾病患者均有必要戒烟。戒烟是延缓肺功能下降与COPD进展的重要干预措施。

室内烹饪时使用的生物燃料（如柴草、木柴、木炭、庄稼秆等）暴露易导致COPD。因此，对于肺功能减退的老年患者，通过减少生物燃料接触也可以减少COPD的发生。

（2）疫苗接种 规律接种流感疫苗可降低COPD急性加重和严重并发症及病死率，推荐所有COPD老年患者接种流感疫苗，尤其是65岁以上老年人。

可在每年秋季接种一次流感疫苗，每5~6年接种一次肺炎球菌疫苗，13价肺炎球菌疫苗（PCV13）及23价肺炎球菌多糖疫苗（PPSV23）可有效地预防肺炎球菌肺炎，降低COPD急性加重风险，推荐65岁以上的老年COPD患者使用PCV13和PPSV23。

（3）氧疗 符合氧疗指征的稳定期老年COPD患者应给予长期氧疗。长期氧疗能改善机体缺氧状态，改善患者生活质量，提高生存率。

（4）营养支持 营养状态直接影响老年COPD患者的健康状况、疾病预后。老年COPD患者经常发生营养不良，同时伴有免疫功能低下，更容易引起肺部感染。营养不良、免疫功能低下和感染三者互为因果并形成恶性循环。老年COPD患者应当积极预防营养不良。慢性阻塞性肺疾病稳定期老人的静息热量消耗较正常人增加15%~20%，因此，饮食结构中可多摄入高蛋白质、低碳水化合物食物，并适度摄入脂肪。

（5）肺康复训练 肺康复训练包括呼吸训练、排痰训练和运动训练等方面，其中运动训练是肺康复的基石。

（6）稳定期用药管理

①支气管扩张剂：是缓解COPD症状的主要治疗措施。吸入剂比口服药物的不良反应小，首选吸入治疗。$\beta_2$受体激动剂类药物较多，可分为短效（维持时间4~6h）、长效（维持时间10~12h）以及超长效（维持时间24h），$\beta_2$受体激动剂长效制剂又可分为快速起效的长效$\beta_2$受体激动剂（LABA）（如福莫特罗、维兰特罗及奥达特罗等）和缓慢起效的LABA（如沙美特罗）。长效抗胆碱药物（LAMA）的代表药为噻托溴铵、乌美溴铵、格隆溴铵等。噻托溴铵具有一定的支气管舒张作用，但较$\beta_2$受体激动剂弱，起效也较慢。抗胆碱药物可通过气雾剂、干粉剂和雾化溶液给药，与$\beta_2$受体激动剂联合应用具有互补作用。

②糖皮质激素（ICS）：长期规律地吸入激素适用于FEV1占预计值%<50%且有临床症状及反复加重的COPD患者。吸入激素和$\beta_2$受体激动剂联合应用较分别单用的效果好。FEV1占预计值%<60%的患者规律吸入激素和长效$\beta_2$受体激动剂联合制剂，能改善症状和肺功能，提高生命质量，减少急性加重频率。不推荐对COPD患者采用长期口服

激素及单一吸入激素治疗，长期吸入有导致肺炎、糖尿病、骨质疏松症、高血压等不良反应的风险。

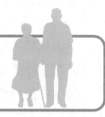

## 任务二

# 原发性高血压

高血压是以动脉血压持续升高为主要表现的临床综合征。高血压是常见的慢性病之一，也是多种心脑血管疾病的重要病因和危险因素，可导致脑卒中、心力衰竭及慢性肾脏病等并发症。

在血压升高的老年人中，95%无明确病因，称为原发性高血压；约5%是由明确而独立的疾病引起的，称为继发性高血压。

## 一、老年人高血压健康信息采集

老年人高血压
健康信息采集

（一）老年人高血压基础知识认知

1. 病因

原发性高血压是在一定的遗传背景下由多种环境因素的交互作用，使正常血压调节机制失代偿所致。因此，高血压是多因素、多环节、多阶段和个体差异性较大的疾病。

（1）遗传因素　原发性高血压有明显家族聚集性，双亲均有高血压的子女，以后发生高血压的概率高达46%，约60%高血压老年患者有高血压家族史。

（2）环境因素　老年人高血压的环境因素主要指各种不良的生活方式及生活环境，具体包括饮食与精神应激。

①饮食：流行病学和临床观察均显示食盐摄入量与高血压的发生和血压水平呈正相关；

②精神应激：脑力劳动者高血压患病率超过体力劳动者，从事精神紧张度高的职业和长期噪声环境中的人患高血压较多。

（3）其他因素　体重增加是血压升高的重要危险因素，腹型肥胖者容易发生高血压。50%的睡眠呼吸暂停综合征病人患有高血压，且血压升高程度与疾病病程和严重程度有关。此外，口服避孕药、麻黄碱、肾上腺皮质激素等也可使血压增高。

2. 临床表现

（1）症状　原发性高血压通常起病缓慢，早期常无症状，可偶于体检时发现血压升高，少数患者在发生心、脑、肾等并发症后才被发现。如血压持续高水平，则可能出现头晕、头痛、疲劳、心悸、耳鸣等症状，但并不一定与血压水平成正比，也可出现视力模糊、鼻出血等较重症状。

（2）体征　一般较少，部分患者心脏听诊可闻及主动脉瓣区第二心音亢进、主动脉瓣区收缩期杂音或收缩早期喀喇音。

（3）并发症

①脑血管病：包括脑出血、脑血栓形成、腔隙性脑梗死和短暂性脑缺血发作；②心力衰竭和冠心病；③慢性肾衰竭；④主动脉夹层。

### （二）老年人高血压的诊断标准

高血压是指在未使用降压药的情况下，非同日3次测量，收缩压≥140mmHg和（或）舒张压≥90mmHg；既往有高血压史，现正在服降压药，虽血压＜140/90mmHg，仍可诊断为高血压。

### （三）老年人高血压的危险因素

原发性高血压的危险因素包括遗传因素、精神因素、高钠低钾膳食、肥胖超重、吸烟饮酒等。老年人高血压多为原发性高血压，故其危险因素主要从以下可控因素进行收集。

1. 高钠、低钾膳食

我国居民的钠盐（氯化钠）摄入量与血压水平及高血压患病率成正相关，而钾盐摄入量与血压水平成负相关。我国大部分地区，人均每日盐摄入量在12g以上，尤其老年人味觉阈值提高，食物中食盐量更高。因此，高钠、低钾膳食成为我国大多数老年人高血压发病最主要的危险因素。

2. 超重和肥胖

体重指数与血压水平呈正相关。BMI≥28kg/m²的肥胖者中90%以上患有高血压或有危险因素聚集。男性腰围≥85cm、女性≥80cm者患高血压的危险是腰围低于此界线者的3~5倍，其中有两项及两项以上危险因素聚集者的高血压患病危险为正常体重者的4倍以上。

3. 吸烟

吸烟可引起血压增高。烟草中的尼古丁损害血管内皮，加重动脉硬化，致使血管张力增加，故而血压升高；吸烟可引起血管痉挛，痉挛可加重血压升高；吸烟还刺激机体释放一些神经递质，如多巴胺、多巴酚丁胺等，递质释放增加后，会增加心肌收缩力，增加心肌耗氧，引起血压升高。

4. 饮酒

每日平均饮酒＞3个标准杯（1个标准杯相当于12g乙醇，约合360g啤酒，或100g葡萄酒，或30g白酒），收缩压与舒张压分别平均升高3.5mmHg与2.1mmHg，且血压上升幅度随着饮酒量增加而增大。持续饮酒者比不饮酒者，4年内高血压发生危险增加40%。

### 5. 其他危险因素

高血压的其他危险因素还有遗传、性别、年龄、工作压力、心理因素、高脂血症等。大量的临床资料证明高血压与遗传因素有关。如父母均患高血压，其子女的高血压发生率可达46%；父母中一人患高血压，其子女高血压发生率为28%；父母血压正常，子女高血压发生率仅为3%。

女性在更年期以前患高血压的比例较男性略低，但更年期后则与男性患病率无明显差别，甚至高于男性。

## 二、老年人高血压高危人群健康监测

### （一）高血压高危人群界定标准

年龄在60岁及以上，具有以下1项及以上的危险因素，即可视为老年人高血压高危人群。

（1）收缩压在120～139mmHg和（或）舒张压在80～89mmHg。

（2）超重或肥胖（BMI≥24kg/m²）。

（3）高血压家族史（一、二级亲属）。

（4）长期过量饮酒（每日饮白酒≥30g且每周饮酒在4次以上）。

（5）长期高盐膳食。

### （二）高危人群的管理

#### 1. 健康教育

通过健康教育，使高危人群了解高血压的发病原因、临床表现、病程进展、并发症、高危因素防治必要性等，提高防病意识和主动接受管理的意识。通过相关人员健康管理和自我管理降低个体危险因素的暴露程度，从而降低高血压病发病率。

#### 2. 戒烟、限酒

吸烟可使动脉粥样硬化的危险性增高，高血压病高危人群更应强调戒烟。同时，大量饮酒可诱发心脑血管事件发生，因此提倡高血压病高危人群限酒。

#### 3. 控制体重、适量运动

体重控制的目标为BMI＜24kg/m²，男性腰围＜85cm、女性腰围＜80cm。

合理的体育运动可以使血压下降，并改善心肺功能、提高机体抵抗力和对外界环境的应激能力。老年人运动应注意量力而行，循序渐进。气候寒冷时，高血压患者应该在下午4～5时运动为宜，不主张清晨锻炼。冷水有可能引起血压骤升，故高血压患者不宜进行冬泳。

4. 减少高盐、高脂肪食物摄入

我国膳食中约80%的钠来自烹调或含盐高的腌制品，因此高血压高危人群应尽可能减少钠盐的摄入量，建议食盐摄入3～5g/d（酱油15～25mL/d），少食或不食咸菜、火腿、香肠等加工食品。

限制动物性脂肪的摄入，增加不饱和脂肪酸比例。脂肪供能限制在30%以内，增加新鲜蔬菜每日400～500g，少吃糖类和甜食。动物蛋白质占总蛋白质20%，适量食用鲜乳、鱼类、禽类、瘦肉等动物性食品，胆固醇摄入在300mg/d以下；多吃豆类或豆制品。

5. 减轻精神压力

长期精神压力和心情抑郁是引起高血压病的重要原因之一，可明显增加高血压病的发病率。对有精神压力和情绪失衡的人，应积极倡导正确对待自己、他人和社会，多参加社会和集体活动。

## 三、老年人高血压的健康评估

高血压的健康评估

### （一）生活方式评估

健康管理人员应评估老年人和高血压或高危老年人的生活方式，了解其行为、知识和态度，确定高血压或高危老年人最主要的危险因素，具体包括以下内容。

1. 一般情况

高血压患者的血压、急性并发症和慢性并发症等病情。

2. 行为状况

（1）饮食情况 摄入盐、酒和脂肪等情况。

（2）体力活动 运动项目、运动形式、运动频率、持续时间、运动量等。

（3）体重控制 BMI、腰围，采取控制体重的方法等。

（4）吸烟情况 吸烟量、吸烟种类、吸烟习惯、对戒烟的态度。

（5）精神因素 精神压力、紧张性职业的状况等。

3. 其他相关疾病

高血压老年人是否患有其他疾病，如糖尿病性肾病、糖尿病视网膜病变等。

4. 支持环境的状况

高血压老年人的家庭、所在社区等其他社会环境。

### （二）老年人高血压健康评估

为老年人高血压进行健康评估，重点在于对高血压分级和心血管病危险评估。

1. 高血压分级

根据血压升高水平，进一步将高血压分为1～3级（表3-3）：

表3-3 高血压分级

| 分类 | 收缩压/mmHg | 舒张压/mmHg |
|---|---|---|
| 正常血压 | <120和 | <80 |
| 正常高值 | 120～139和（或） | 80～89 |
| 高血压 | ≥140和（或） | ≥90 |
| 1级高血压（轻度） | 140～159和（或） | 90～99 |
| 2级高血压（中度） | 160～179和（或） | 100～109 |
| 3级高血压（重度） | ≥180和（或） | ≥110 |
| 单纯收缩期高血压 | ≥140和 | <90 |

2. 高血压患者心血管危险分层

高血压的预后不仅与血压升高水平有关，而且与其他心血管危险因素存在以及靶器官损害程度有关（表3-4）。根据患者血压水平、靶器官损害情况和伴随的临床症状将高血压患者分为低危、中危、高危和很高危（表3-5）。

表3-4 影响高血压病人心血管预后的因素

| 心血管危险因素 | 靶器官损害 | 伴随临床症状 |
|---|---|---|
| ①高血压病<br>②男≥55岁<br>③女≥65岁<br>④吸烟<br>⑤血脂异常<br>⑥糖耐量受损<br>⑦早发心血管病家族史（一级亲属）<br>⑧肥胖<br>⑨缺乏身体活动<br>⑩同型半胱氨酸升高 | ①左心室肥厚<br>②颈动脉内膜增厚或斑块<br>③踝臂血压指数<0.9<br>④肾小球滤过率（eGFR）降低［eGFR 30～60mL/（min·1.73m$^2$）］或血肌酐轻度升高<br>　男：115～133μmol/L<br>　女：107～124μmol/L<br>⑤尿蛋白30～300mg/24h<br>⑥清蛋白/肌酐≥30mg/g | ①脑血管病（短暂性脑缺血发作、脑血栓形成、脑出血）<br>②心脏疾病（心绞痛、心肌梗死、心力衰竭、冠状动脉再通治疗）<br>③肾脏疾病（糖尿病肾病、肾功能受损：血肌酐男>133μmol/L，女>124μmol/L）<br>④尿蛋白>300mg/24h<br>⑤外周血管疾病<br>⑥视网膜病变（出血、渗出或视盘水肿）<br>⑦糖尿病 |

表3-5 高血压病人心血管危险分层标准

| 其他危险因素和病史 | 血压 | | |
|---|---|---|---|
| | 1级高血压 | 2级高血压 | 3级高血压 |
| 无 | 低危 | 中危 | 高危 |
| 1～2个其他危险因素 | 中危 | 中危 | 很高危 |

续表

| 其他危险因素和病史 | 血压 | | |
|---|---|---|---|
| | 1级高血压 | 2级高血压 | 3级高血压 |
| ≥3个其他危险因素,或靶器官损害 | 高危 | 高危 | 很高危 |
| 临床并发症或合并糖尿病 | 很高危 | 很高危 | 很高危 |

健康生活方式指导

## 四、老年人高血压健康生活方式指导及健康管理

**案例**

李奶奶,今年86岁,近一年来出现头晕、头痛的症状,家人为李奶奶测量血压为160/110mmHg,李奶奶觉得自己情况不严重,不想进一步进行诊断。社区护士上门为李奶奶测量血压,并进行相关健康宣教,李奶奶最终听从了社区护士的建议,愿意到社区健康管理中心体检。

问题:如何为李奶奶进行高血压风险评估和健康生活方式指导?对老年人高血压怎样进行分类管理?

### (一)健康生活方式指导

高血压老年人的生活方式管理需要健康指导、积极干预。生活方式管理是在综合调查、收集健康信息、进行健康风险评估的基础上开展。生活方式管理包括健康饮食、限制饮酒、戒烟、适当运动、控制体重、健康教育、保持良好心态等多项内容。

1. 健康饮食

在平衡膳食的基础上提倡健康饮食,高血压老年人的饮食要限制钠盐摄入量,增加蔬果和膳食纤维的摄入量,减少膳食脂肪特别是饱和脂肪的摄入量。

WHO建议每人每日的钠盐摄入量应低于6g,高血压老年人应尽可能达到5g以下的限制标准。在保证人体日常基本钠离子需要的基础上越低越好。而钾离子可以对抗钠离子的升压作用。钾离子主要来源于蔬菜水果,故高血压老年人应增摄新鲜蔬菜和瓜果。在限制钠盐的同时,适量增加钾离子、镁离子,能促进肾脏排钠,减少钠离子和水分在体内的潴留,起到降压的作用,对心脏也有保护作用。

(1)减少钠盐摄入

①纠正过咸口味,可以使用醋、柠檬汁、香料、姜、蒜、香菇粉、五香粉、十三香等

调味品，提高菜肴鲜味。减少味精鸡精、酱油等含钠盐的调味品用量。

②采取总量控制原则，鼓励家庭使用限盐勺，按量放入菜肴。

③使用低钠盐、低钠酱油或限盐酱油，少放味精鸡精。

④减少食用含钠较高的加工食品，如咸菜、火腿等。

⑤肾功能良好者可使用含钾的烹调用盐，但高钾血症者特别注意食用盐要不含钾或低钾。

（2）减少膳食脂肪摄入　将膳食中的脂肪控制在总能量的25%以下，饱和脂肪酸的供能比维持在10%以下，持续40d可使男性收缩压和舒张压下降12%，女性下降5%。

（3）补充适量优质蛋白质

①改善动物性食物占多数的膳食结构，以含蛋白质较高而脂肪较少的禽类和鱼虾类替代含脂肪高的红肉。优质蛋白质包括乳制品、蛋类、水产品（鱼、虾等）、禽类（鸡、鸭、鹅等）、红肉（猪、牛、羊肉等）、大豆制品等。

②使用限油壶，控制油脂摄入，多蒸煮，少煎炒。

2. 限制饮酒

大量饮酒可诱发心脑血管事件发生。高血压老年人更应该限制饮酒。当饮酒量超过40mL/d（或30g/d）时，会导致血压升高。此外，大量饮酒会减弱降压药物的降压作用，因此不提倡饮酒，最好不饮酒或少饮酒。如饮酒，则应少量，白酒、葡萄酒或米酒、啤酒的量分别少于50mL、100mL、300mL。习惯性大量饮酒者，在戒酒大约2周即可有明显的降压效果。

3. 戒烟

吸烟是心血管疾病和癌症的主要危险因素之一。被动吸烟也会显著增加心血管病的危险。吸烟可导致血管内皮功能损害，显著增加高血压老年人发生动脉粥样硬化性疾病的风险。戒烟的益处十分肯定，而且任何年龄戒烟均能获益。应根据老年人吸烟的具体情况，指导病人戒烟，必要时可进行药物干预。

4. 适当运动

身体活动不足或者静坐时间过长是高血压发生、发展的主要危险因素。因此可以在医生的引导下，对老年患者进行系统的运动风险、体能等方面的筛选和评价，制定出适合老年患者的个性化运动方案及运动处方。

高血压老年人的有氧运动建议每周3~5次，每次30min，根据老年人具体身体状况，可以累加运动时长，分次完成运动量。每次时间可从10min逐渐增加到30min。运动强度以中低强度为主（感觉有体力付出或微微出汗、运动后休息10min内锻炼引起的呼吸心率明显缓解、运动中心率=170-年龄）。具体运动以大肌肉群参与的、动作较为舒缓的为主，如气功、太极拳、步行、健身跑、有氧舞蹈、游冰、娱乐性球类运动等。抗阻运动每周2~3次，强度中低水平，避免用力憋气。柔韧练习、平衡练习等功能锻炼宜每周2~3次。

除此之外，日常生活中注意适度活动，减少久坐。高血压老年人的运动量、运动强度、运动时间等应循序渐进，安静时血压未能很好控制或血压达180/110mmHg的老年人禁止进行中度及以上的运动。

5. 控制体重

超重和肥胖是已经确认的引起高血压的重要危险因素。减轻体重可以改善降压药物的效果及降低心血管事件的风险。目前，普遍采用体重指数（BMI）与腰围作为衡量超重与肥胖的方法。高血压老年人应将体重控制在正常范围（$18.5kg/m^2 \leqslant BMI < 24kg/m^2$）。男性腰围应控制在90cm之内，女性应在85cm之内。如果高血压老年人体重超出正常范围，应积极管理体重。

6. 健康教育

通过健康教育提高居民对高血压病的预防意识，增强高血压老年人对高血压病的管理意识和能力。

7. 保持良好心态

心理状态和情绪与血压水平密切相关，长期紧张、焦虑、烦恼、生活无规律，均会导致高血压。高血压老年人若情绪长期不稳定，不仅影响降压药物的治疗效果，还可引发脑卒中或心肌梗死等并发症。因此，稳定情绪和心理平衡，对于高血压的防治具有非常重要的意义。有高血压倾向的老年人应修身养性，陶冶心情，保持良好的心理状态和情绪，养成良好的生活习惯，丰富自己的退休生活。

（二）老年人高血压分类管理

1. 分类管理的主要内容

（1）血压动态情况　定时进行血压检测及记录或由内科医生对其血压进行记录、分析及评估。

（2）不健康行为改变　对现有不健康行为、生活方式和危险因素记录，针对不健康生活方式和危险因素制订个体化改善计划。

（3）药物治疗情况　了解老人药物使用情况、评价药物治疗的效果，在医师的指导下按时服药，如有异常及时到医院进行治疗。

（4）督促定期检查　督促老年人定期去医院做心、脑、肾、眼底等靶器官检查。出现可疑靶器官损害时，及时督促老年人就医。

2. 高血压分级管理

（1）风险一级

①管理对象：高血压1级，血压水平为140～159/90～99mmHg，且男性年龄<55岁、女性年龄<65岁，无其他心血管疾病危险因素，没有靶器官损害，没有相关临床症状，属于低危的高血压老年人。

②管理要求：至少每3个月随访1次，了解血压控制情况，针对老年人存在的危险因素采取非药物治疗为主的健康教育处方。当单纯非药物治疗6~12个月效果不佳时，增加药物治疗。

（2）风险二级

①管理对象：高血压2级，血压水平为140~159/90~99mmHg，同时有1~2个心血管疾病危险因素，或血压水平为160~179/100~109mmHg，但没有其他情况，属于中危的高血压老年人。

②管理要求：至少每2个月随访1次，了解血压控制情况，针对老年人存在的危险因素采取非药物治疗为主的健康教育处方，改变不良生活方式。当单纯非药物治疗3~6个月效果不佳时，增加药物治疗，并评价药物治疗效果。

（3）风险三级

①管理对象：高血压3级，血压水平≥180/110mmHg；或血压水平为140~179/90~109mmHg，合并3个以上心血管疾病危险因素；或血压水平≥140/90mmHg，合并靶器官损害或有相关临床症状；按照危险分层属于高危和很高危的高血压老年人。

②管理要求：一是至少每个月随访1次。及时发现高血压危象，了解血压控制水平，加强规范降压治疗；二是强调按时服药。密切注意老年人的病情发展和药物治疗可能出现的副作用，发现异常情况及时向老年人提出靶器官损害的预警与评价，督促老年人到医院进一步治疗。

（三）老年人高血压的用药管理

1. 降压治疗的目的

（1）通过降低血压，有效预防或延迟高血压老年人脑卒中、心肌梗死、心力衰竭、心功能不全等心脑血管并发症的发生。

（2）有效控制高血压的疾病进程，预防高血压急症、亚急症等重症高血压发生。

2. 降压药物治疗的时机

（1）高危或3级高血压老年人，应立即开始降压药物治疗。

（2）2级高血老年人应考虑开始药物治疗。

（3）1级高血压老年人，单纯生活方式干预3个月后，若血压仍≥140/90mmHg时，可开始降压药物治疗。

3. 降压药物应用的基本原则

降压治疗药物应用遵循以下4项原则，即小剂量开始、优先选择长效制剂、联合用药和个体化用药。

（1）小剂量开始　初始治疗应采用较小的有效治疗剂量，并根据需要逐步增加剂量。因降压药物需要长期或终身服用，因此需重视药物安全性和老年人耐受性。

（2）优先选择长效制剂　尽可能选择每日1次且有持续降压作用的长效药物，能有效控制夜间血压与晨峰血压，更有效预防心脑血管并发症的发生。

（3）联合用药　在低剂量单药治疗效果不满意时，可采用两种或多种降压药物联合治疗，以增加降压效果而不增加不良反应为主。2级以上高血压为达到目标血压常需联合治疗。对血压≥160/100mmHg或中危及以上老年人，起始即可采用两种药物小剂量联合治疗，或用小剂量固定复方制剂。

（4）个体化用药　根据老年人的具体情况、耐受性、个人意愿、长期承受能力选择适合老年人的降压药物。

4. 降压目标

（1）一般老年人将血压降低到目标水平（140/90mmHg）以下。

（2）高风险老年人降至130/80mmHg。

应及时将血压降低到上述目标水平，但并非越快越好。多数高血压老年人应根据病情在数周至数月内将血压逐渐降至目标水平。年轻、病程较短的高血压老年人降压速度可稍快，但年龄较大、病程较长、已有靶器官损害或并发症的老年人，降压速度则应放缓。

## 任务三

# 冠心病

冠状动脉粥样硬化性心脏病简称冠心病，是动脉粥样硬化导致器官病变的最常见的类型，也是严重危害人类健康的常见病。本病出现致残、致死后果，多发生在40岁以后，男性发病早于女性。

冠状动脉粥样硬化性心脏病指冠状动脉粥样硬化使血管狭窄或阻塞，和（或）因冠状动脉功能性改变（痉挛）导致心肌缺血、缺氧或坏死而引起的心脏病，统称冠状动脉性心脏病，简称冠心病，又称缺血性心脏病。

## 一、老年人冠心病健康信息采集

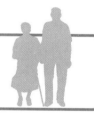

### （一）老年人冠心病的疾病知识认知

冠心病认知

1979年，世界卫生组织将冠心病分为5种类型（无症状型冠心病、心绞痛型冠心病、心肌梗死型冠心病、缺血性心肌病、猝死型冠心病），每种类型的临床表现也不同。目前，仍然采用这种分法。此处介绍前三种类型。

1. 无症状型冠心病

主要是指确有心肌缺血的客观证据（心电活动、左室功能、心肌血流灌注及心肌代谢异常），但缺乏胸痛或与心肌缺血相关的主观症状。客观指征包括心电图ST段的改变、室壁运动异常或冠状动脉狭窄等。

2. 心绞痛型冠心病

（1）胸痛　老年患者胸部疼痛的特点如下。

①疼痛部位不典型：疼痛部位可位于上颌部和上腹部之间的任何部位，或仅出现胸骨后的压迫感、窒息感。

②疼痛性质不典型：因老年人痛觉减退，疼痛程度较轻，30%～40%的老年患者无典型心绞痛发作，有恶心、呕吐、腹泻等消化道症状。

③诱因：多由体力劳动、情绪激动（愤怒、过度兴奋）、饱餐、用力排便、寒冷刺激、吸烟、心动过速、休克等因素诱发胸痛，其中体力劳动和情绪激动是心绞痛发作的常见诱因。

④持续时间：短则数分钟，长则10min以上，且会出现无症状心肌缺血。

⑤缓解方式：一般在停止诱发症状的活动后即可缓解；舌下含服硝酸甘油3～5min内迅速缓解。

（2）体征　一般无异常体征。心绞痛发作时部分患者可出现焦虑、面色苍白、出冷汗、心率增快、血压升高。心尖部听诊可出现奔马律。

（3）严重并发症　心律失常，表现为室性心动过速、快速心房颤动、心室颤动、心动过缓。

3. 心肌梗死型冠心病

（1）症状　老年患者心肌梗死的临床症状不典型，有些以上腹不适、恶心、呕吐、食欲差等消化道症状为突出表现，有些严重者甚至以意识丧失、休克为首发症状。

①前驱症状：半数以上老年患者发病前一天出现乏力、胸痛不适，活动时心悸、气急、烦躁、心绞痛等症状。

②疼痛：老年患者初发症状以心前区疼痛为主，典型的胸痛性质，与心绞痛相似，但程度更剧烈，时间更长；休息或服用硝酸甘油后不能缓解，伴有濒死感，持续时间可达数小时或数天。部分患者疼痛可因向下颌、颈部、背部等部位放射而误诊为其他疾病。

③胃肠道症状：突出表现为上腹不适或上腹痛、恶心、食欲减退、呕吐；少数患者出现肠麻痹、消化道出血，甚至出现上腹部饥饿样疼痛感，容易误诊为急腹症。

④急性左心衰竭：急性心肌梗死可引起急性左心衰竭。在最初几天内发生或在疼痛、休克好转阶段出现。

⑤呼吸困难：反复出现端坐呼吸或夜间阵发性呼吸困难，有可能是急性心肌梗死的唯

一表现。

⑥休克：心肌梗死发作之后数小时或一周之内，见于约20%的患者，主要为心肌广泛坏死（＞40%），心排血量急剧下降所致。

（2）体征

①心脏体征：心脏浊音界正常或呈轻度至中度增大；患者心率多会增快，少数情况下也可能减慢；听诊心尖区第一心音减弱，可闻及第四心音奔马律，少数情况下也可能出现第三心音奔马律；10%～20%患者在起病第2～3天后可能出现心包摩擦音；心尖区可能出现粗糙的收缩期杂音或伴收缩中、晚期喀喇音。此外，患者可能会出现各种心律失常。

②血压：除极早期血压可能升高外，绝大多数患者都出现血压降低的现象。

③其他体征：有可能与心肌梗死有关，如患者可能出现心律失常、休克、心力衰竭等相关体征，如面色苍白、四肢湿冷、呼吸急促等。

（3）并发症　老年人急性心肌梗死的并发症随年龄增高而增加。常见并发症有严重的心律失常、室壁瘤，甚至心脏破裂等。

### （二）冠心病诊断标准

缺血性心肌病检查时发现心脏增大、心力衰竭、心律失常，有时发生急性肺水肿，因长期心肌缺血或坏死导致心肌纤维化而引起。

原发性心脏骤停较多见于急性心肌梗死或不稳定型心绞痛，偶尔会以本病为首发症状出现。临床主要表现为突发的意识丧失、大动脉搏动消失、呼吸立即停止或经数秒强力呼吸后停止、瞳孔散大、对光反射消失等，以前两项最重要，只要满足前两项表现，即可确诊。

## 二、老年人冠心病高危人群健康监测

《中国心血管病报告（2023）》指出，我国有2.9亿心血管病人，其中高血压2.7亿人、冠心病1100万人、肺源性心脏病500万人、心力衰竭450万人、风湿性心脏病250万人、先天性心脏病200万人。2023年心血管死亡率仍居首位，每5例死亡中有2例死于心血管病。

冠心病高危人群

### （一）冠心病高危人群界定标准

对于已存在冠心病危险因素的人群，可视为高危人群。冠心病的危险因素主要包括遗传因素和个体因素。

1. 遗传因素

遗传因素是不可改变的危险因素，冠心病、糖尿病、高血压、高脂血症皆属于多基因遗传疾病。有家族病史的近亲发生冠心病的机会比没有家族病史的高出5倍。

2. 个体因素

（1）年龄和性别　年龄的增长与冠心病发病率呈正相关，40岁以后冠心病发病率明显升高。女性绝经期前发病率低于男性，绝经期后女性患病率会大大提高。这是由于雌激素对血脂的影响，抑制了动脉粥样硬化的过程，从而减少了年轻女性冠心病的发生。

针对女性所有的危险因素还包括口服避孕药、绝经等。口服避孕药会增加动脉硬化和静脉血栓的风险。女性绝经期后雌激素水平下降会导致对心血管的保护下降，机体内环境的变化还可能导致血脂异常，胰岛素抵抗，增加冠心病的患病风险。

（2）肥胖和高脂血症　肥胖与冠心病之间互为因果关系，肥胖可增高冠心病的发病率。

脂质代谢紊乱是冠心病最重要的预测因素。BMI与总胆固醇（TC）、甘油三酯（TG）增高、高密度脂蛋白胆固醇（HDL-C）下降呈正相关。TC和低密度脂蛋白胆固醇（LDL-C）水平与冠心病事件的危险性之间存在着密切的关系。LDL-C水平每升高1%，则患冠心病的危险性增加2%~3%。TG是冠心病的独立预测因子，往往伴有低HDL-C和糖耐量异常，后两者也是冠心病的危险因素。

（3）高血压　高血压与冠状动脉粥样硬化的形成和发展关系密切。收缩期血压比舒张期血压更能预测冠心病事件。140~149mmHg的收缩期血压比90~94mmHg的舒张期血压更能增加冠心病死亡的风险。

（4）吸烟　吸烟是冠心病的重要危险因素，是唯一最可避免的导致死亡的原因。对我国10组人群前瞻性研究表明，在血压、体重指数、血清胆固醇等危险因素控制后，吸烟者发生冠心病的危险性是非吸烟者的3倍。冠心病患者戒烟后，心绞痛发生次数明显减少。因此，戒烟对防治冠心病有着积极作用。

（5）糖尿病　糖尿病与糖脂代谢相关，糖尿病患者多伴有高甘油三酯血症或高胆固醇血症，增加了动脉粥样硬化的发病率，约2/3的糖尿病患者合并冠心病。糖尿病患者中冠心病的发病率是非糖尿病患者的2倍，且冠心病是未成年糖尿病患者首要的死因。研究数据显示，冠心病占糖尿病病人所有死亡原因和住院率的近80%。

（6）不良生活方式　长期进食过量的碳水化合物、饱和性脂肪酸和胆固醇、高油的煎炸食品会增加患冠心病的风险。轻、中度饮酒对心血管系统无明显损害；大量饮酒会增加心血管病的发病率和死亡的风险；饮酒与心血管疾病发病的关系呈U型或J型曲线。

有氧运动可降低冠心病风险。研究显示调整年龄、吸烟、饮酒等变量后，60min/d、30min/d有氧运动者与15min/d者相比，心血管病死亡相对危险度分别为0.75与0.70。中等量有氧运动（能量消耗7kcal/min，相当于以7.5km/h的速度慢跑）保护心血管的作用最强。

（二）高危人群的管理

对高危人群的干预是冠心病预防的重点。通过定期体检、随访等方式，及时发现诱发冠心病的危险因素，以及对危险因素的了解程度。对高危人群每年进行1次定期筛查，早期发现冠心病患者，予以早期治疗。

### 1. 健康教育

通过集中讲座、冠心病义诊等方式，聘请心血管内科医护人员、社区全科医生讲解冠心病的病因机制、典型症状、病程进展、疾病负担、高危因素防治的必要性等，提高居民的防病意识和主动接受管理的意识。同时，指导高危个体接受定期筛查，早诊断、早治疗。

### 2. 控制饮食

通过合理膳食，实现对体重、血糖及血压的有效控制。患有冠心病老年人的饮食以低脂、高膳食纤维为主，必要时选择降脂药物治疗。①对冠心病高危人群应控制总能量摄入，有减重需求的人群开始可减少10%的总热量，逐渐递减。②碳水化合物占总能量比例的50%～60%为宜，提倡多吃各种粗粮、杂粮以及水果、蔬菜，以增加膳食纤维的摄入。③脂肪提供的能量占总能量的比例小于25%，其中动物性脂肪不超过10%；限制饱和脂肪酸，减少胆固醇的摄入（膳食胆固醇摄入小于300mg/d）；增加不饱和脂肪酸如大豆油、菜籽油、玉米油摄入。④摄入食盐≤6g/d，合并高血压者<5g/d。⑤蛋白质供给能量的比例以占总能量的15%为宜。在膳食安排中，可考虑用部分大豆蛋白质替代动物性蛋白质。

### 3. 控制血糖

对于糖尿病患者通过饮食控制、运动及药物使空腹血糖<7mmol/L，餐后2h血糖<11mmol/L，糖化血红蛋白小于7.0%，可以大大降低冠心病的发病率。糖耐量异常的人群要尽早控制饮食、加强运动，以减轻体重，使其血糖降到正常范围，防止发展为糖尿病。

### 4. 控制高血压

高血压患者要坚持服用降压药，同时要配合非药物治疗，包括减轻精神压力、控制食盐的摄入量（<5g/d）、适量运动、戒烟、限酒等，使血压控制在130/80mmHg以下，降低冠心病风险。

### 5. 减轻体重、适度运动

减轻体重主要通过控制饮食、锻炼等措施，应逐步减重，避免体重减轻过快引发免疫力低下、胆石症等其他问题。在6个月内减少体重的10%，并长期保持已减轻的体重，可以减少冠心病危险因素。

通过合理的运动，可以降低血脂、血糖、血压，降低体重，增加心肺功能，减轻精神压力，从而降低冠心病的发病率。①运动种类：步行、慢跑、骑自行车、游泳、跳舞、太极拳、武术等有氧运动。②运动强度：从低强度、小运动量开始，循序渐进。50岁以上的人群运动最大心率在120～130次/min，并定期做体能测验。③运动频率一般要求每周运动3～5次，每次30～60min，连续4～6周。应注意量力而行，循序渐进。

### 6. 戒烟、限酒

吸烟者戒烟一年内冠心病的死亡率迅速下降，坚持戒烟10～15年后，危险性会接近于不吸烟者的水平。因此，冠心病高危人群更应强调戒烟。

冠心病的健康
评估

### 三、老年人冠心病的健康评估

通过信息采集及心血管评估工具，评估老年冠心病患者是否存在急危重症，是否合并并发症或者其他系统严重疾病并进行危险分级。

#### （一）一般资料收集

冠心病健康评估的资料主要包括年龄、性别、文化程度、经济收入、婚姻状况等信息。

#### （二）疾病信息收集

冠心病健康评估的信息收集主要包括病史，发病年龄、起病特点、饮食与运动习惯、营养状况、体重变化，是否接受过冠心病教育；以往治疗方案和治疗效果，目前的治疗情况、是否存在并发症，发生频率、严重程度和原因。

#### （三）心绞痛严重程度分级

根据加拿大心血管病学会（CCS）的分级，可将劳累性心绞痛分为以下4级（表3-6）。

表3-6　劳累性心绞痛分级

| 分级 | 分级标准 |
| --- | --- |
| Ⅰ级 | 一般体力活动（如步行和登楼）不受限，仅在高强度、快速活动或持续用力时发生心绞痛 |
| Ⅱ级 | 一般体力活动轻度受限。快步、饭后、寒冷、精神应激后数小时内发作心绞痛；一般情况下平地步行200m以上或登楼一层以上受限 |
| Ⅲ级 | 一般体力活动明显受限。一般情况下平地步行200m或登楼一层引起心绞痛 |
| Ⅳ级 | 轻微活动或休息时也可以发生心绞痛 |

健康生活方式指导

### 四、老年人冠心病健康生活方式指导及健康管理

**案例**

刘某，女，68岁，因"间歇性胸痛9年，加重伴气短12天"就诊。患者自诉9年前无明显诱因出现心前区针刺样疼痛，持续5～6min，无颈部、肩背部及左上肢放射痛，无黑朦、晕厥，无胸闷、气短等不适，可自行缓解。患者及照护者未予重

视。患者于入院前12天无明显诱因自觉胸痛较前严重，表现为程度加重、发作频繁，胸部隐痛，位于心前区，持续3~4min，气短明显，活动后加重，休息后可自行缓解，伴颈部、肩背部反射痛及胸闷，阵发心悸不适，自服药物（具体不详）治疗后上述症状稍有缓解。于1天前患者就诊于当地医院，行心电图示：窦性心律，室性早搏，T波改变顺钟向转位，建议前往上级医院进一步就诊治疗。现患者及照护者来我院就诊，门诊以"心绞痛"收住入院。入院查体：T36.4℃，P70次/分，R18次/分，BP130/87mmHg，W74kg。自发病以来，患者神清、精神可、饮食睡眠尚可、二便如常、近期体重无明显增减。否认高血压病、糖尿病等其他病史。自主体位，查体合作，问答切题。入院后积极完善各项检查。暂给予冠心病二级预防、改善循环、保护胃黏膜等对症治疗。

问题：该患者胸部疼痛的特点是什么？如何对其进行生活指导？

（资料来源：侯晓霞. 老年常见病的预防与照护［M］. 北京大学出版社，2006.）

### （一）健康生活方式指导

#### 1. 饮食指导

适宜选择清淡饮食，进食低热量、低脂肪、低胆固醇、低盐饮食，多摄入新鲜蔬菜、水果等粗纤维食物，以保持大便通畅。避免暴饮暴食，应少量多餐；避免进食过饱。戒烟限酒，饮酒量<50g/d。

#### 2. 休息与活动

心绞痛发作时老人应立即停止活动，就地休息。缓解期一般不需要卧床休息，不稳定型心绞痛患者应卧床休息。根据老年冠心病患者的活动能力制订合理的活动计划，鼓励其参加适当的体力劳动和锻炼，最大活动量以不发生心绞痛症状为宜，避免重体力劳动、竞赛活动和屏气用力等动作。活动中患者出现呼吸困难、胸痛、脉搏过快伴出冷汗等反应，应立即停止活动，舌下含服硝酸甘油。

#### 3. 心理照护

由于病情反复，容易导致老年患者出现焦虑、紧张、恐惧等情绪。因此，应理解老年患者的感受，鼓励其表达内心的情感，了解其心理状态，给予老年患者安慰，介绍疾病相关知识，纠正其错误的认知和理解，解除紧张情绪，以减少心肌耗氧量。

### （二）病情稳定的冠心病患者的健康管理

稳定期管理重点在于预防梗死与死亡危险，以及康复治疗。对于不稳定型心绞痛和急性心肌梗死发病期，需积极抢救并入院治疗。冠心病患者康复期需在医生的指导下，使用药物控制其危险因素；恢复后采取二级管理措施，包括健康教育、非药物治疗（合理饮食、适当锻炼、戒烟、限酒、心理疏导）及药物治疗等。

1. 疾病知识指导

告知老年患者及照护者有关冠心病的发病原因、诱发因素、治疗方法，关心和帮助患者，给予精神支持。如疼痛缓解后，与老年患者和照护者一起分析引起心绞痛发作的诱因等。告知其注意事项：避免过度劳累，保持情绪稳定；保持排便通畅，切忌用力排便；避免饱餐，戒烟限酒；避免寒冷刺激等。

2. 康复指导

对稳定型心绞痛患者在评估病情的基础上，结合其运动习惯，选择适宜的运动方式、运动强度和时间。运动过程需循序渐进，一般遵循仰卧位→坐位→站位→下地活动的步骤进行，如活动时未出现不适，可逐渐过渡到患者可耐受的水平。

3. 用药指导

（1）降血脂药物　服用降血脂药物时需定期监测肝功能。

（2）β受体阻滞剂　β受体阻滞剂与钙通道阻滞剂联合使用有抑制心脏的危险，应密切观察脉搏，发生心动过缓则需暂停用药、及时就诊。

（3）硝酸甘油制剂　外出时需随身携带硝酸甘油；硝酸甘油放置于易取放的地方，便于及时找到；硝酸甘油见光易分解，应放在棕色瓶内，存放于干燥处，以免潮解失效；药瓶开封后每6个月更换一次，以确保疗效。

4. 病情观察指导

指导老年患者及照护者能够识别并避免诱发因素；识别心绞痛发作时疼痛的时间、性质、部位、缓解方式。无症状患者可能突然转为心绞痛或心肌梗死，也可能逐渐演变为心肌纤维化，从而出现心脏增大，发生心力衰竭或心律失常，个别患者可能出现猝死，因此，叮嘱患者外出时需有人陪同并随身携带硝酸甘油，一旦胸痛发作，立即停止原有的活动并舌下含服硝酸甘油。若连续舌下含服硝酸甘油症状仍未缓解，或疼痛发作次数频繁、程度加重、时间延长，需警惕发生心肌梗死，应立即就诊。不典型心绞痛疼痛的表现可能是牙痛、上腹痛等，为防止误诊，可先按心绞痛发作处理并及时就医，定期复查心电图、血压、血糖、血脂、肝功能等。

5. 追踪随访

对冠心病及冠心病高危人群实施干预后，应及时进行随访评估，了解干预措施的落实和危险因素降低的程度。

随访评估内容包括①生活方式改变情况：吸烟、饮酒、运动、摄盐情况、心理状态；②每年进行一次糖尿病、高血压筛查，检查一次血脂、心电图；③症状缓解状况，有无出现新症状；④药物是否按时服用，冠心病患者对急救药物如阿司匹林、硝酸酯类制剂等是否随身携带，是否掌握使用方法；⑤评估冠心病患者病情，及时发现可能存在的紧急情况并转诊就医。

# 脑血管病

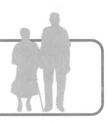

脑血管病是指因脑血管破裂出血或血栓形成，引起的以脑部出血性或缺血性损伤症状为主要临床表现的一组疾病，又称脑血管意外或脑卒中，俗称为脑中风（以下统称脑卒中）。该病是中老年人的常见病、多发病，严重者可发生意识障碍和肢体瘫痪，是造成患者死亡和残疾的主要疾病。

## 一、脑卒中患者健康信息采集

脑卒中疾病

### （一）老年人脑卒中疾病知识认知

脑卒中按其性质可分为两大类：一类是缺血性脑卒中，包括短暂性脑缺血发作、脑血栓形成、脑栓塞等，占全部脑卒中病人的70%～80%，临床上较多见；另一类是出血性脑卒中，主要有脑出血和蛛网膜下腔出血，多发生在先天性脑血管畸形、长期高血压等基础上，由于脑血管破裂、血液溢出，压迫损伤脑组织，病人常表现为颅脑压增高、神志不清、肢体瘫痪等症状。这类病人占脑卒中的20%～30%。

1. 短暂性脑缺血发作

发病突然，出现局灶性脑或视网膜功能障碍的症状；持续时间一般不超15min，个别可达24h；恢复完全，不遗留神经功能缺损体征；可多有反复发作的病史；短暂性脑缺血发作的症状是多种多样的，取决于受累血管的分布。

2. 脑血栓形成

常见于患有动脉粥样硬化、高血压的老年人。常于安静时或睡眠中发病，部分患者有短暂性脑缺血发作或肢体麻木等前驱症状。发病时患者一般神志清楚，以偏瘫、失语、感觉障碍等局灶症状为主，部分患者可伴有呕吐、头痛、意识障碍等症状。病情常在1～2天达到高峰。阻塞不同的动脉时临床表现不同，大脑中动脉阻塞时可表现为典型的"三偏"症状，即对侧偏瘫、偏身感觉障碍以及同侧偏盲。

3. 脑栓塞

当各类栓子随血液进入到脑动脉系统可导致血管腔急性闭塞。脑栓塞在任何年龄均可发病，青壮年以风湿性心脏病所致多见，中老年以冠心病及大动脉粥样硬化所致多见。

发病时常无明显诱因及前驱症状，往往在活动时突然发病，也可在安静时发病。起病急骤，数秒或数分钟内即可出现明显症状，主要为局灶定位症状，如偏瘫、偏盲、抽搐、失语、意识障碍和癫痫等。部分患者并发有导致栓塞的原发病和同时并发脑外栓塞的表现，如心房颤动、心脏杂音、胸痛、咯血、腰痛、血尿等症状。

4. 脑出血

（1）运动和语言障碍　运动障碍以偏瘫为多见，壳核出血常表现为三偏综合征（对侧偏瘫、偏身感觉障碍、同向性偏盲），脑桥出血可表现为交叉性瘫痪、四肢瘫，小脑出血可表现为共济失调、站立和步态不稳。言语障碍以失语和口齿不清多见。

（2）意识障碍　意识障碍发生的程度与出血部位、出血量和出血速度有关，可表现为嗜睡、昏睡或昏迷等状态。

（3）其他症状　脑出血患者常有严重且突然发作的头痛。脑干、小脑、脑室出血时患者常有呕吐；脑干、小脑出血时患者双侧瞳孔呈针尖样，伴有头晕，且小脑出血时患者还可出现眼球震颤；脑疝患者常表现为瞳孔不等大；丘脑出血时患者可出现眼球运动障碍，眼球不能向上凝视或凝视鼻尖，眼球会聚障碍。

5. 蛛网膜下腔出血

蛛网膜下腔出血临床表现主要取决于出血量、积血部位、脑脊液循环受损程度等。主要表现为：突发的剧烈头痛，持续不能缓解或进行性加重，多伴有恶心、呕吐；可有短暂的意识障碍及烦躁、谵妄等精神症状，少数出现癫痫发作；脑膜刺激征明显，眼底可见玻璃膜下出血，少数可有局灶性神经功能缺损的征象，如轻偏瘫、失语、动眼神经麻痹等，多在情绪激动或用力等情况下急骤发病。

（二）流行病学现状

我国脑卒中主要流行特点：①发病率呈上升趋势；②脑卒中发病主要集中在40岁以上的人群，随年龄增加而升高，60～75年龄段人群脑卒中发病率增长的幅度较大；③男性发病明显高于女性，男女发病之比为1.8∶1；④我国脑卒中地理分布上呈现"北高南低"现象；⑤城市发病率高于农村。

（三）脑卒中的危险因素

脑卒中的危险因素包括遗传、年龄、不良生活方式、疾病等相关因素。在这些危险因素中，最主要的危险因素包括高血压、糖尿病、心脏病、吸烟、酗酒、血脂异常、颈动脉狭窄等。

1. 遗传因素

研究表明脑卒中为多基因遗传，具有家族史的个体，不仅患脑卒中的风险增加，危险因素暴露的水平也升高，如高血压、脂代谢紊乱等相关危险因素的易感性增加。

2. 年龄和性别

脑卒中的发病率随着年龄的增长而升高，尤其是55～75岁年龄组中，发病率增高更为明显。目前研究认为，男性发病率高于女性，并且几乎每个年龄段男性脑卒中的发病率都高于女性。因此性别是脑卒中不可干预的危险因素。

### 3. 季节因素

临床统计表明70%的脑卒中发生在秋末冬初气候骤变的时候。可能原因为寒冷刺激可使体表血管的弹性降低，还可使交感神经兴奋、肾上腺皮质激素分泌增多、小动脉痉挛收缩，从而增加了外周阻力，血压升高，进而引起脑血管阻塞或破裂出血；寒冷还可使血液中的纤维蛋白原含量增加、血液浓度增高，促使血液中栓子的形成而导致发病。

### 4. 吸烟、饮酒过量和不良饮食习惯

吸烟可使血清高密度脂蛋白下降、纤维蛋白原增高、血小板骤集，并降低血液携氧能力，从而增加脑卒中风险。过量饮酒是脑卒中发生的危险因素，酒精可能通过升高血压、导致高凝状态、降低脑血流量等多种机制导致脑卒中的发生。不良饮食导致脂肪和胆固醇的过多摄入，可加速动脉硬化的形成，继而影响脑血管的正常功能，易导致脑卒中。

### 5. 精神压力过大

经常出现精神紧张、睡眠不足等情况，易增加高血压、糖尿病等疾病的发生机会，同时也提高了脑卒中发生的概率。

### 6. 缺乏运动

适度的运动或规律的体育锻炼对降低脑卒中发病率大有益处。研究证明，适当的运动可以增加脑血流量、改善微循环，还可提高高密度脂蛋白的水平，并可使血浆纤维蛋白原和血小板活动度降低，从而降低脑卒中发生的风险。另外，规律适度的运动对脑卒中常见的疾病因素如高血压、糖尿病、高血脂等有明显的改善作用。

### 7. 高血压

高血压是最重要的、独立的脑血管病危险因素。脑卒中的发病率和死亡率与高血压有着密切关系。无论收缩压或舒张压增高，均可增加发生脑出血和脑梗死的危险性。早期治疗高血压，可明显降低脑血管病的发病率。

### 8. 糖尿病和肥胖症

糖尿病是脑卒中重要的危险因素之一。流行病学研究表明在糖尿病高发的欧美国家，2型糖尿病患者发生脑卒中的概率增加2倍。并且脑卒中的病情轻重及预后与糖尿病患者的血糖水平以及病情控制程度有关。肥胖症是脑卒中独立危险因素之一。脑卒中的危险性与肥胖程度密切相关，尤其是女性，随着体脂指数的升高脑卒中的发病率逐渐增加。

### 9. 心脏病

各种类型的心脏病都与脑卒中的发生密切相关。美国明尼苏达州的一项前瞻性研究结果表明，无论在何种血压水平，有心脏病的人发生脑卒中的危险比无心脏病者平均高

2倍以上，心房纤颤是其中最主要危险因素之一。研究表明，20%的脑卒中是心房纤颤引起的，房颤患者脑卒中发病率比普通人群高5倍。

10. 血脂异常

大量研究证实，血脂异常是脑卒中的重要危险因素。血清胆固醇、甘油三酯、低密度脂蛋白的增多能促使胆固醇在动脉壁沉积，形成动脉粥样硬化，从而增加脑卒中发病的危险性。

## 二、老年人脑卒中高危人群健康监测

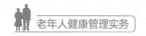

高危人群健康监测

### （一）脑卒中高危人群界定标准

脑卒中高危人群一般包括：①三代以内直系亲属中有过脑卒中或冠心病史者；②患有高血压、糖尿病、高脂血症、心房纤颤、颈动脉狭窄或有其他的心脏疾病者；③吸烟者；④长期大量饮酒者；⑤缺乏体育运动者；⑥肥胖者；⑦年龄超过50岁者；⑧膳食中含饱和脂肪酸或胆固醇过多者；⑨男性；⑩有脑缺血性病史者。

### （二）高危人群的管理

对于高危人群，应定期筛查患者既往心脑血管病史、血生化检查、神经系统检查、颈动脉超声检查及经颅多普勒检查（TCD）等。对已经出现上述脑卒中的表现者，应及时行颅脑CT、脑血管造影等检查以明确诊断。

## 三、老年人脑卒中的健康评估

### （一）生活方式评估

健康管理人员应评估脑卒中老年人和高危老年人的生活方式，了解其行为、知识和态度，确定其最主要的危险因素。

1. 一般情况

老年人脑卒中健康评估主要了解脑卒中患者的年龄、性别等信息。

2. 行为状况

（1）饮食情况　了解有无长期高盐、高脂饮食和烟酒嗜好等情况。

（2）体力活动　了解是否进行体育锻炼、运动项目、运动形式、运动频率、持续时间、运动量。

（3）体重控制　BMI、腰围，采取控制体重的方法等。

（4）吸烟情况　吸烟量、吸烟种类、吸烟习惯、对戒烟的态度。

（5）精神因素　精神压力、生活突发事件的状况等。

（二）病情程度评估

1. 病史

了解患者有无颈动脉狭窄、高血压、糖尿病、高脂血症、脑缺血病史，有无脑血管疾病的家族史，详细询问短暂性脑缺血发作的频率与表现形式，是否进行过正规、系统的治疗，是否遵医嘱正确服用降压、降糖、降脂、抗凝及抗血小板聚集的药物，治疗效果及目前用药情况等。

2. 起病情况和临床表现

了解患者发病的时间、急缓及发病时所处的状态，有无头痛、肢体麻木等前驱症状。是否存在肢体瘫痪、失语、感觉和吞咽障碍等局灶定位症状和体征，有无剧烈头痛、喷射性呕吐、意识障碍等全脑症状和体征及其严重程度。

3. 身体评估

评估患者生命体征、意识状态、双侧瞳孔大小、是否等大及对光反射是否正常；视野有无缺损；有无眼球震颤、运动受限及眼睑闭合障碍；有无面部表情异常、口角歪斜和鼻唇沟变浅；有无听力下降或耳鸣；有无饮水呛咳、吞咽困难或咀嚼无力；有无失语及其类型；颈动脉搏动强度、有无杂音；有无肢体运动和感觉障碍等。

## 四、老年人脑卒中健康生活方式指导及健康管理

健康生活方式指导

### 案例

马某，男，68岁，于入院前3天无明显诱因，自感全身潮热，并逐渐出现视物模糊，步态不稳。入院前2天患者于坐位时突发意识不清，伴肢体抽搐、口吐白沫、口角歪斜及眼睑上翻、吐词不清，间断抽搐，最高体温38℃，无恶心、呕吐，无二便失禁，以"大面积脑梗死"收住入院。既往史：患者于入院前1月携妻子前往拉萨，期间间断出现头痛、呼吸困难和嗜睡症状。否认糖尿病及高血压等慢性病史。

入院查体：T36.5℃，P122次/分，R31次/分，BP116/72mmHg，W71kg；听诊双肺散在湿啰音。神经系统查体：记忆力减退，嗜睡，感觉性失语，瞳孔等大等圆，光反应灵敏，右眼失明，角膜反射存在，面部针刺觉对称存在，咀嚼肌对称有力，额纹对称，口角轻度左偏，左侧软腭抬举无力，咽反射弱，耸肩转颈有力，左侧肢体肌力正常，右下肢肌力3级，右上肢肌力4级，肌张力正常，腱反射存在，右侧巴宾斯基征阳性，左侧可疑，颈抵抗。头颅磁共振成像示：左侧顶、枕、颞叶及左侧丘脑新发大面积脑梗死，脑萎缩，颅内磁共振血管成像未见异常。给予降颅压、抗感染、抗病毒、抑酸保肝等治疗。

问题：患者良肢位的摆放方法有哪些？如何对患者进行疾病的预防指导？

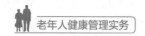 

（一）健康生活方式指导

1. 控制血压

控制血压是降低脑卒中的有效措施之一。研究发现舒张压每下降5mmHg和收缩压每下降10mmHg，脑卒中风险就会降低30%～40%。对血压处于正常高值和已确诊为高血压者，主张采取改变生活方式的方法为基础治疗，如控制体重、戒烟限酒、低盐低脂饮食、适当摄入水果蔬菜等，并根据患者的个体情况选择药物，长期平稳地控制血压。

2. 控制血糖

即定期监测血糖，必要时测定糖化血红蛋白。糖尿病患者应学会自己监测血糖，掌握降糖药的用法及不良反应，掌握饮食量及运动量，平稳控制血糖。

3. 降低血脂

高脂血症作为脑卒中的危险因素已被肯定。血脂异常，尤其是合并有高血压、糖尿病、吸烟等其他危险因素者，应首先改变不健康的生活方式，并定期复查血脂。若改变生活方式无效，应采用药物治疗。

4. 高半胱氨酸血症的干预

大剂量联合应用叶酸、维生素$B_6$和维生素$B_{12}$，能够有效地降低血浆半胱氨酸水平，降低脑卒中风险。

5. 适度的有氧运动

运动可以减轻体重、降低血压、调血脂、促进血管舒张、提高糖耐量和促进脑血管健康。效果最好的运动是大群肌肉的有氧运动，在整个有氧运动过程中人体吸入的氧气与需求大致相当。这种运动可以明显增加心排出量，同时改善脑供血。有氧运动的方式很多，如步行、慢跑步、骑自行车、游泳、跳舞、太极拳、武术等。

6. 戒烟、适量饮酒

劝吸烟者戒烟（动员吸烟者亲属参与劝说，提供有效的戒烟方法）；动员全社会参与，在社区人群中采用综合性控烟措施对吸烟者进行干预；适量饮酒对预防脑卒中有一定益处。红酒在一定程度上可以升高血中高密度脂蛋白水平，减轻动脉粥样硬化。但饮酒者一定要适度，男性每日饮酒的酒精含量不应超过20～30g，女性不应超过15～20g。但目前世界卫生组织不提倡不饮酒者用少量饮酒来预防脑血管病。

7. 控制体重

超重、肥胖者可通过采取健康的生活方式，如增加运动以减轻体重，降低卒中发病的危险。成年人的BMI应控制在<24kg/m²，体重波动范围在10%以内。

（二）老年人脑卒中的管理

1. 用药管理

严格遵照医嘱控制药物剂量、给药速度和给药途径，不可随意增减或停止用药；注意有无过敏、发热、胸闷、呼吸困难、寒战等情况。

同时还需注意①溶栓或抗凝药物：密切观察有无皮疹、皮下出血、牙龈出血、黑便等出血现象；②利尿剂：观察患者尿量及性状。

2. 并发症的预防

（1）肺部感染　观察咳嗽、咳痰情况，查看痰液的量、颜色、性质；加强体温监测，做好拍背、雾化吸入、排痰、吸痰等工作。

（2）便秘　增加水和膳食纤维的摄入，若无禁忌证，饮水量维持在2000～3000mL/d，进食新鲜蔬菜、水果等高纤维素食物；可给小剂量缓泻药，如用番泻叶泡水饮、开塞露等进行简易通便。

（3）尿潴留或尿失禁　注意保护会阴部位皮肤，及时更换尿垫，每日用温水擦洗会阴，保持会阴清洁干燥，必要时进行留置导尿。若出现尿液混浊或絮状物时遵医嘱进行膀胱冲洗，每日应更换引流袋并进行会阴照护，以防泌尿系统感染。

3. 康复指导

良肢位又称抗痉挛体位，是为了保持肢体的良好功能，防止和对抗痉挛的出现，保护肩关节及早期诱发分离运动而从治疗与照护角度出发设计的一种临时性体位。（如图3-1、图3-2、图3-3所示，阴影部分为患侧）

（1）仰卧位　头固定于低枕或合适的枕头上，避免过伸、过屈和侧屈，头稍转向患侧；患侧肩关节下方垫一个小枕头，上肢肩关节伸展，置于枕头上，腕关节背伸，手指伸展；臀部、大腿下方放置一软枕，使骨盆向前，防止髋关节外展、外旋，下肢中立位，膝

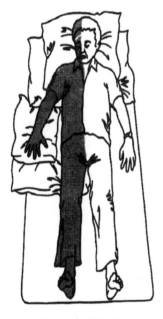

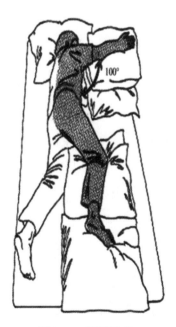

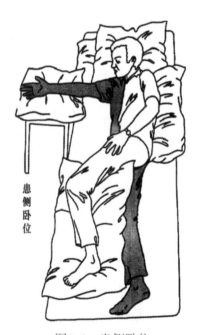

图3-1　仰卧位　　　　图3-2　健侧卧位　　　　图3-3　患侧卧位

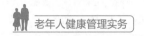

关节轻度屈曲，足尖向上，足底不接触任何东西。

（2）健侧卧位　患侧在上，身前垫软枕，患侧肩关节屈曲，上肢自然伸展，手心向下；患侧下肢髋、膝关节屈曲，置于枕上；健侧下肢自然伸髋屈膝。

（3）患侧卧位　患侧在下，患侧肩和肩胛带向前伸，肩关节屈曲，肘关节伸展，腕关节背伸，手掌向上，手指伸展；患侧下肢伸展，膝关节轻度屈曲；健侧下肢髋、膝关节屈曲，在其下方垫一个枕头；背部挤放一个枕头，躯干可倚靠其上，取放松体位。

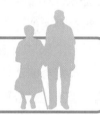

## 任务五

# 糖尿病

糖尿病是一种由多病因引起的以慢性高血糖为特征的代谢性疾病，因胰岛素分泌和（或）作用缺陷所导致。长期碳水化合物、脂肪及蛋白质代谢紊乱可引起多系统损害，导致眼、肾、神经、心脏、血管等组织器官慢性进行性病变、功能减退及衰竭。病情严重或应激时可发生急性严重代谢紊乱，如糖尿病酮症酸中毒、高渗高血糖综合征。

## 一、老年人糖尿病健康信息采集

（一）老年人糖尿病基础知识认知

1. 病因及发病机制

糖尿病分为1型糖尿病、2型糖尿病、特殊类型糖尿病、妊娠糖尿病。老年人群是糖尿病高发群体，患病率随年龄增加而增加，70岁后趋于平缓，患病率呈城市高于农村、女性高于男性。老年糖尿病中95%以上是2型糖尿病，少数为1型糖尿病和特殊类型糖尿病。

（1）1型糖尿病　俗称胰岛素依赖型糖尿病，是由于胰岛$\beta$细胞破坏，导致胰岛素绝对缺乏。发病年龄多小于30岁（12~14岁），多起病急剧，少数缓慢发病，易发生糖尿病酮症酸中毒，生存依赖外源性胰岛素，对胰岛素敏感。

（2）2型糖尿病　俗称非胰岛素依赖型糖尿病。多因胰岛$\beta$细胞功能缺陷和胰岛素抵抗导致的慢性疾病。发病年龄多大于40岁（60~65岁），发病缓慢且隐匿，初期症状轻微，许多人直到出现并发症或在常规体检中才被发现。此外，对于高危人群（包括有糖尿病家族史、肥胖以及年龄超过45岁者）应定期进行血糖监测。

（3）特殊类型糖尿病 这是一种由于基因异常或使用药物或其他疾病所导致的糖尿病，如皮质醇增多症、垂体生长激素瘤、胰腺癌、胰腺炎、某些内分泌肿瘤、感染等。

2. 临床表现

（1）症状

①代谢紊乱症状群（"三多一少"的典型表现）：即多饮、多食、多尿、体重减轻。

②血糖大多升高：但也有正常，甚至出现反应性低血糖。

③并发症和（或）伴发病：部分患者无明显"三多一少"典型表现，常因健康体检、感染、出现相关并发症（糖尿病肾病、糖尿病性视网膜病变、动脉粥样硬化疾病、中枢神经和周围神经以及自主神经病变、糖尿病足、牙周炎和皮肤病变等）和各种疾病就诊化验才被发现患有糖尿病。

④无症状：有些隐匿性糖尿病可无临床症状。

（2）急性并发症

①糖尿病酮症酸中毒：为糖尿病最常见的急症，以高血糖、酮症、酸中毒为主要表现，是胰岛素不足和拮抗胰岛素激素过多共同作用导致的严重代谢紊乱综合征。多表现为呼吸深快，呼气有烂苹果味，头痛、嗜睡、烦躁不安、晚期出现反应迟钝、严重失水、尿少、皮肤黏膜干燥、眼眶深陷、脉率增快、血压下降等。

②高渗高血糖综合征：以严重的高血糖、高血浆渗透压、脱水为特点，无明显酮症酸中毒，患者可有不同程度的意识障碍或昏迷，部分患者可伴有酮症。

（3）慢性并发症

①大血管病变：动脉粥样硬化的易患因素，如肥胖、高血压、血脂异常等在糖尿病人群中的发生率明显增高，导致糖尿病患者动脉粥样硬化的患病率较高，发病更早，并且进展较快。动脉粥样硬化主要侵犯主动脉、冠状动脉、脑动脉，其次为肾动脉和肢体外周动脉。

②微血管病变：微血管是指微小动脉与微小静脉之间、管腔直径在100μm以下的毛细血管及微血管网。微血管病变是糖尿病的特异性并发症，其典型改变是微循环障碍和微血管基底膜增厚。微血管病变可累及全身各组织器官，其中以糖尿病肾病和视网膜病变最为重要。

③糖尿病肾病的诊断：糖尿病肾病的主要诊断指标是微量蛋白尿。持续性或间歇性蛋白尿患者，若能排除其他原因引起的肾损伤且伴肾功能不全，即要考虑是否为糖尿病引起。若伴有糖尿病特异性视网膜病变即可确诊。

④糖尿病视网膜病变：糖尿病视网膜病变多发生在病程超过十年的患者，是失明的主要原因。

⑤感染性疾病：感染性疾病主要包括细菌、真菌、结核分枝杆菌等感染。

（二）实验室检查（表3-7）

表3-7　糖尿病实验室检查及其意义

| 检查项目 | 方法与临床意义 | 备注 |
|---|---|---|
| 尿糖测定 | 尿糖阳性是诊断糖尿病的重要线索 | 肾糖阈升高多见于糖尿病肾病，肾糖阈降低多见于妊娠 |
| 血糖测定 | 血糖升高是诊断糖尿病的主要依据 | 诊断糖尿病时必须检测静脉血浆血糖 |
| 口服葡萄糖耐量试验（OGTT） | 成年人口服葡萄糖75g+250mL水，测定空腹血糖及2h后静脉血浆血糖 | 当血糖高于正常而又未达到诊断糖尿病标准时，需进行OGTT |
| 糖化血红蛋白测定 | 反映患者近8～12周平均血糖水平 | |
| 糖化血浆白蛋白测定 | 反映患者近2～3周内平均血糖水平 | |

（三）老年人糖尿病诊断标准

糖尿病的诊断标准为：糖尿病症状+任意时间静脉血浆葡萄糖≥11.1mmol/L或空腹血浆葡萄糖≥7.0mmol/L或OGTT 2h血糖≥11.1mmol/L需重复一次确认，诊断才能成立。糖尿病症状指多尿、烦渴、多饮和难以解释的体重减轻（表3-8）。

表3-8　老年人糖尿病诊断标准

| 静脉血浆葡萄糖/（mmol/L） | 空腹血糖/（mmol/L） | 任意时间血糖/（mmol/L） | OGTT 2h血糖/（mmol/L） |
|---|---|---|---|
| 正常 | 3.9～6.0 | — | — |
| 空腹血糖调节受损 | 6.1～6.9 | — | <7.8 |
| 糖耐量减低 | <7.0 | — | 7.8～11.0 |
| 糖尿病 | ≥7.0 | ≥11.1 | ≥11.1 |

注：葡萄糖耐量试验结果判断的主要依据是空腹血糖值和服糖后2h血糖值，0.5h、1h、3h血糖值不作为判断依据。

## 二、老年人糖尿病高危人群健康监测

2型糖尿病的致病因素包括遗传因素、环境因素及行为因素。遗传因素决定了个体对糖尿病的易感性，环境和行为因素是诱发糖尿病发生的外部原因。糖尿病家族史、肥胖、缺乏身体活动和不合理膳食等是2型糖尿病主要危险因素。

老年人糖尿病高危
人群健康监测

（一）糖尿病高危人群界定标准

凡符合以下条件之一者，视为糖尿病高危人群，需及时进行血糖筛查：①有糖调节受损史者（空腹血糖受损或糖耐量受损）；②年龄≥45岁；③超重或肥胖（BMI≥24kg/m²，男性腰围≥85cm，女性腰围≥80cm）；④2型糖尿病患者的一级亲属；⑤年龄≥30岁的妊娠妇女、有妊娠糖尿病史者、曾有分娩巨大儿（出生体重≥4kg）者、有不能解释的滞产者；⑥血脂异常：高密度脂蛋白胆固醇≤0.91mmol/L（≤35mg/dL）及甘油三酯≥2.22mmol/L（≥200mg/dL），或正在接受调脂治疗；⑦血压升高（血压≥140/90mmHg），或正在接受降压治疗和（或）心脑血管病变者；⑧BMI≥28kg/m²的多囊卵巢综合征患者；⑨严重精神病和（或）长期接受抑郁症药物治疗的患者；⑩静坐生活方式者、有一过性糖皮质激素诱发糖尿病病史者等。

（二）高危人群的管理

1. 健康教育

通过健康教育，使高危人群了解糖尿病的发病原因、临床表现、病程进展、并发症、防治的必要性等，提高防病意识和主动接受管理的意识。通过健康管理和自我管理，降低个体危险因素的暴露程度，从而降低糖尿病发病率。

2. 加强筛查

对于一些因大血管病变、高血脂、肥胖及其他与糖尿病相关的疾病住院患者，应进行常规筛查，以尽早发现糖耐量受损。

3. 生活方式干预

以健康饮食和增加身体活动，特别是以运动为主要内容的生活方式干预，有助于高危人群预防糖尿病。对于已存在糖耐量受损者，通过饮食控制和运动，可减少发生糖尿病的风险。同时，应定期检查血糖，密切关注心血管疾病危险因素（如吸烟、高血压和血脂紊乱等），并给予适当治疗。

# 三、老年人糖尿病的健康评估

健康评估

（一）一般资料收集

糖尿病健康评估的资料主要包括年龄、性别、饮食习惯、既往病史、家族史、经济收入等信息。

（二）疾病信息收集

糖尿病疾病信息主要包括病史、发病年龄、发病特点、饮食与运动习惯、营养状况、体重变化以及是否接受过糖尿病疾病教育；以往治疗方案和治疗效果、目前治疗情况、

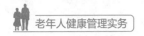 

有无并发症。

（三）静脉血糖监测

诊断糖尿病最重要的检查是静脉血浆葡萄糖测定。尿糖升高作为发现糖尿病的重要线索。当血糖高于正常，但又没有达到糖尿病诊断标准时，应检查口服葡萄糖耐量试验（OGTT）。糖化血红蛋白测定、糖化血浆白蛋白测定，均不能用于糖尿病的诊断，只能反应患者近期平均血糖水平。

## 四、老年人糖尿病健康生活方式指导及健康管理

健康生活方式指导

（一）糖尿病患者的健康生活方式指导

1. 糖尿病患者的饮食

糖尿病患者的饮食治疗适合所有糖尿病患者，并且贯穿糖尿病治疗的不同阶段，糖尿病患者应该始终遵循饮食治疗方案。糖尿病患者的饮食是健康饮食，同时也适合正常人。

（1）合理饮食的目的

①保持合理体重，控制血糖，避免肥胖和营养不良。

②使胆固醇和甘油三酯维持健康水平。

③预防糖尿病急性、慢性并发症。

④培养健康的饮食习惯和生活方式。

（2）糖尿病饮食误区

①患了糖尿病就意味着不能吃糖，但可以多吃些蜂蜜或食物。

②糖尿病饮食治疗就是饥饿疗法。

③糖尿病饮食只要限制主食就可以了。

④糖尿病病人绝对不能吃水果。

⑤糖尿病病人应该多吃豆腐。

⑥植物油中含有多量的不饱和脂肪酸，比动物油要好，因此不需要限制植物油的摄入。

⑦采用胰岛素治疗后就不再需要控制饮食了。

（3）老年糖尿病患者饮食注意事项

①蛋白质占12%～20%，每日保证有200mL乳制品，一个鸡蛋、50～100g鱼、肉或禽类。

②脂肪占20%～30%，每日食用油摄入控制在25～30g以内。

③碳水化合物占50%～65%，每日米饭摄入量控制在350g以内。

④在确定了每日总量后，患者应尽量少食多餐，少量进食可避免饮食数量超过胰岛的

负担而使血糖升得过高，定时多餐又可预防出现低血糖，维持血糖的稳定。

2. 糖尿病患者的运动

（1）运动疗法在糖尿病治疗中的价值　增强周围组织对胰岛素的敏感性，改善糖代谢，使血糖下降；加速脂肪分解，减少脂肪堆积；增强心肺功能，促进全身代谢；增强体质和运动能力；使患者精神上有充实感，消除应激，提高精神耐受力；预防或控制并发症的发生、发展。

①适应证：适用于大多数轻型糖尿病，尤其是血糖在16.7mmol/L以下的肥胖者；1型糖尿病患者，病情控制稳定者也可与其他治疗同时应用。

②不适应证：1型糖尿病血糖控制不稳定者；伴肾病、心功能不全、冠心病、脑供血不足、严重眼底病变、严重神经病变等糖尿病慢性并发症者，伴急性代谢紊乱并发症者；伴运动后心律不齐加重或不耐受者等不适宜。

（2）运动方式　步行、慢跑、骑自行车、跳健身操、打太极拳、打球及家务劳动等有氧运动，对糖尿病患者均较适合。其中步行活动较安全，容易坚持，可作为首选方式。此外，应结合一定抗阻力训练。

（3）注意事项　最重要的是掌握适应证和制订合理的运动处方。运动前，尤其是老年人应做必要的医学检查，包括糖尿病有关检查及心、肺、肝、肾功能、眼底等，根据有无心、肺功能异常，得到专科医师、护士的指导；运动前先做准备运动，防止骨骼、肌肉及软组织损伤；运动中观察运动的反应，必要时监护心率、血压、心电图或在医师指导下进行，防止糖尿病各种并发症的发生。

（二）糖尿病患者的药物管理

在饮食治疗和运动治疗不能使血糖控制达标时，应及时应用降糖药物治疗。口服降糖药主要有5类：磺脲类、格列奈类、双胍类、噻唑烷二酮类、$\alpha$-糖苷酶抑制剂。

1. 磺脲类

磺脲类属于促胰岛素分泌剂，主要作用是刺激胰岛$\beta$细胞分泌胰岛素。其促胰岛素分泌作用不依赖于血糖浓度。磺脲类降糖作用的前提是机体至少30%以上有功能的$\beta$细胞。代表药物为格列本脲、格列齐特。

2. 格列奈类

格列奈类属于非磺酰脲类促胰岛素分泌剂，是一类起效迅速的胰岛素分泌剂，可促进胰岛素分泌。降血糖作用快而短暂，主要用于控制餐后高血糖。代表药物有瑞格列奈、那格列奈。

3. 双胍类

目前广泛应用的是二甲双胍。二甲双胍不增加体重，可改善血脂谱，增加纤溶系统活性，降低血小板聚集性，有助于延缓或改善糖尿病血管并发症。

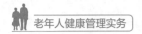
### 4. 噻唑烷二酮类

噻唑烷二酮类主要通过增加靶组织对胰岛素的敏感性而降低血糖，同时可改善血脂和血液高凝状态，单用不会引发低血糖，但有增加体重、水肿、心力衰竭、骨质疏松症的风险，除老年糖尿病患者早期或有特殊需求外，一般较少推荐。常用药物有盐酸吡格列酮片、盐酸罗格列酮片。

### 5. α–糖苷酶抑制剂

α–糖苷酶抑制剂主要作用机制是延缓碳水化合物的吸收，降低餐后血糖，适用于空腹血糖正常或不太高而餐后血糖明显升高的糖尿病。代表药物是阿卡波糖。

### 6. 胰岛素治疗

胰岛素治疗是控制高血糖的重要和有效的手段。适用于1型糖尿病患者和2型糖尿病患者经口服降糖药治疗未获得良好控制者以及患有各种急性并发症及处于应激状态的糖尿病患者，是糖尿病重要的治疗方法。无论是哪种类型糖尿病，胰岛素的治疗都应在一般治疗和饮食治疗的基础上进行、开始治疗时一般使用速效胰岛素，从小剂量开始，并需要按患者反映情况适当调整。1型糖尿病患者选用预混胰岛素，早晚餐前皮下注射，根据患者血糖测定结果进行调整，直至达到满意控制。

### （三）糖尿病的三级预防

目前对2型糖尿病的预防采取三级预防策略：一级预防是针对一般人群预防2型糖尿病的发生；二级预防是尽早检出病并有效治疗糖尿病；三级预防是延缓和（或）预防糖尿病并发症，降低致残率和死亡率。

## 任务六

# 骨质疏松症

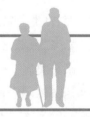

骨质疏松症（OP）是一种以低骨量和骨组织微细结构破坏为特征，导致骨骼脆性增加，易发生骨折的代谢性疾病。OP是一种临床综合征，其发病率为所有代谢性骨病之最。本病在各年龄阶段均可发病，但常见于老年人，尤其是绝经期后的女性。骨质疏松症可分为原发性和继发性两大类。

①原发性：又分为两型，即Ⅰ型（绝经后骨质疏松症）和Ⅱ型（老年性骨质疏松症）。Ⅰ型仅发生于女性，年龄大致在50～65岁，是由于女性绝经后雌激素低下所致。Ⅱ型多见

于65岁甚至更高达70岁以上的老年人，男女均可发生，主要累及的部位是脊柱和髋骨。

②继发性：继发于其他疾病，如遗传性骨质疏松症、甲状腺功能亢进、甲状旁腺功能亢进、肾上腺皮质功能亢进、与饮食有关的骨质疏松症、失用性骨质疏松症、特发性青少年骨质疏松症等。长期大剂量使用糖皮质激素也是重要原因之一。

## 一、老年人骨质疏松症健康信息采集

健康信息采集

### （一）老年人骨质疏松症基础知识认知

1. 病因

骨骼是人体的支撑组织，主要由基质、钙、磷三部分组成。正常人体内钙的总量为700～1400g，磷的总量为400～800g。其中99%的钙和85%的磷分布在骨骼，与身体其他器官的新陈代谢一样，骨骼的新陈代谢是靠骨骼内的成骨细胞和破骨细胞参与的骨形成与骨吸收来实现的。老年人发生骨质疏松症的原因与下列因素有关。

（1）营养状态　钙是构成骨骼的主要成分，维生素$D_3$可促进机体对钙、磷的吸收，促进骨的代谢，维持血钙、血磷的平衡，促进骨的矿化。儿童的每日摄钙量应为400～700mg，生长期少年为1300mg，绝经期妇女为700mg，孕妇为1500mg，哺乳妇女为2000mg，绝经后妇女每日需摄入钙1500mg才能防止骨质丢失。乳制品、绿叶蔬菜、豆制品是食品中钙的主要来源。而维生素D一半来自食物，另一半则来自日光照射。老年人光照不足，可致维生素D缺乏。年轻人每日需维生素D 400IU，老年人为800IU。

我国公民钙的摄入量明显低于机体需要，钙的吸收也不足。一是由于食物中钙的来源少；二是由于体内利用钙的机能有障碍，长期蛋白质营养缺乏，就会造成血浆蛋白降低，骨基质蛋白合成不足，新骨生成落后，同时伴有钙缺乏，骨质疏松症就会加快出现。

（2）种族和遗传因素　骨质疏松症也受遗传因素的影响，遗传因素决定个人的峰值骨量和骨骼大小。峰值骨量越高骨骼越重，到老年后，发生骨质疏松症的危险就越小，本病有种族差异，白种人最多，其次为黄种人，黑种人较少。

（3）运动量减少　老年人随着年龄增长，喜欢安静，不愿活动。活动量减少使骨髓内血液循环大幅度降低，导致骨内基质量锐减，骨细胞活动能力减少，骨量丢失，成骨受到影响，这都是造成骨质疏松症的常见原因。

（4）内分泌变化　绝经后的骨质疏松症与雌激素水平低下有关。已证实雌激素对骨骼代谢起着关键性作用。骨质疏松症与甲状旁腺激素也有着一定关系，老年人给予甲状旁腺激素后，肾生成$1,25-(OH)_2-D_3$的反应减弱，而破骨细胞对内源性甲状旁腺激素反应活跃，则与雌激素不足有关。

（5）其他因素　乙醇对成骨细胞有毒性，乙醇中毒易发生肝硬化，影响钙质吸收，所以酗酒容易导致骨质疏松症；吸烟也可使骨量丧失；过多的咖啡和咖啡因加重钙的丢失；

免疫活性因子激活破骨细胞，促进骨吸收，抑制骨形成，导致骨量丢失。

2. 临床表现

（1）疼痛　骨质疏松症的初期无任何症状，待发展到一定程度时，才出现疼痛，以腰背痛最常见，约占67%，腰骶自发痛，腰椎脊突叩击痛常见。常为持续性疼痛，疼痛往往沿脊柱向两侧扩散，仰卧或坐位时疼痛减轻，直立后伸位时疼痛加重。白天疼痛轻，夜间和清晨时疼痛加重，弯腰、肌肉运动、咳嗽和大便用力时疼痛加重。膝关节、肩背部、手指、前臂、上臂疼痛也常见。乏力常于劳累或活动后加重，负重能力下降或不能负重。

（2）脊柱变形　骨质疏松症的一个重要特征是身高变矮与驼背畸形。女性绝经后，由于体内雌激素减少，引起骨质吸收增加，使骨量丢失加速，尤其使胸腰段椎体骨质疏松症加快，胸腰段椎体受累严重而发生压缩变扁，使多数的胸椎椎体产生楔形压缩，有些椎体呈唇样变形压缩。导致驼背，身高自然变矮。驼背畸形严重时，下胸肋骨和骨盆的髂骨缘相互摩擦，引起局部疼痛。驼背和胸廓畸形者常伴胸闷、气短、呼吸困难，甚至发绀等表现，极易并发心肺疾病。

（3）骨折　由于骨量减少使骨骼变得脆弱缺乏韧性，容易发生骨折。常因轻微活动、创伤、弯腰、负重、挤压或摔倒后骨折，多见于股骨颈骨折、脊椎骨骨折、桡骨远端骨折等。其中，股骨颈骨折的危险性最大。脊柱压缩性骨折多见于绝经后骨质疏松症，股骨颈骨折与老年性骨质疏松症患者多见。

（二）老年人骨质疏松症的诊断标准

1. 诊断原则

诊断骨质疏松以骨密度减少为基本依据，在鉴别继发性骨质疏松的同时，诊断原发性骨质疏松可参考病史、血液检查、骨折病史进行综合考虑。

诊断标准

2. 基本手段

（1）初步筛查　国际骨质疏松基金会的《骨质疏松风险1分钟测试题》和《亚洲人骨质疏松自我筛查工具（OSTA）》是骨质疏松症的初步筛查工具。

（2）X线摄片法　可直接了解骨的形态和结构，对骨折进行定性和定位，可鉴别骨质疏松和其他疾病，但只能骨量下降30%才能诊断出来，敏感性和准确性较低，早期诊断的意义不大。

（3）定量超声法（QUS）　QUS是一种廉价、便携式的技术，无创无辐射，在筛查骨质疏松方面的潜力较大。然而，目前的QUS方法不能为骨质疏松症提供令人满意的诊断准确性，主要原因之一是声音在其表面的骨骼和软组织中的传播比简化的物理模型要复杂得多。此外，当前QUS分析采用的有限参数会丢失超声信号中与BMD相关的大量其他信息。虽然QUS不是诊断骨质疏松症的"金标准"，但QUS和双能X线吸收法（DXA）之间存在明显的相关性，QUS可作为代替DXA的预筛选工具。

（4）双能X线吸收法（DXA） DXA经济、简便，辐射量小，准确度高，是目前临床诊断骨质疏松症的"金标准"。进行全身骨密度检查时，只需十多分钟，而且抗干扰能力强，稳定性好，所得到的影像精度及分辨率高。低剂量的辐射让DXA重复检测变为可能，从而能够验证所得到的数据。它通过2个部位、3个感兴趣区测定股骨颈、转子间、髋关节3个区域及第1～4腰椎（L1～L4）的BMD，采用$T$值评估，如果$T$值为（-2.5）～（-1.0），为骨量减少；$T \geqslant -1.0$，则为正常，$T \leqslant -2.5$，为骨质疏松症。

## 二、老年人骨质疏松症高危人群健康监测

### （一）骨质疏松症高危人群界定标准

具有以下一项及以上条件之一者视为高危人群，建议进行骨密度测定：①女性65岁以上和男性70岁以上，无论是否有其他骨质疏松症危险因素；②女性65岁以下和男性70岁以下，有一个或多个骨质疏松症危险因素（骨质疏松症主要的危险因素除年龄、性别以外，还有缺乏运动、钙、磷以及维生素D的摄取不足）；③有脆性骨折史和（或）脆性骨折家族史；④各种原因引起的性激素水平低下的男、女成年人；⑤X线摄片已有骨质疏松症改变者；⑥接受骨质疏松症治疗、进行疗效监测者；⑦有影响骨代谢疾病或使用影响骨代谢药物史；⑧国际骨质疏松症基金会一分钟测试题回答结果阳性者；⑨《亚洲人骨质疏松自我筛查工具（OSTA）》指数结果≤-1。

### （二）骨质疏松症自我检测

#### 1. 应当进行骨密度测定的人群

①年龄超过65岁的妇女或年龄小于65岁但有骨质疏松症的相关风险因素；②年龄超过70岁的男性；③有过脆性骨折史的成年人；④服用过导致骨质丢失的药物。

#### 2. 骨质疏松症高危人群的自我检测

（1）国际骨质疏松基金会《骨质疏松风险1分钟测试题》

| | 编号 | 问题 | 回答 |
|---|---|---|---|
| 不可控因素 | 1 | 父母曾被诊断有骨质疏松症或曾在轻摔后骨折？ | 是□否□ |
| | 2 | 父母中一人有驼背？ | 是□否□ |
| | 3 | 实际年龄超过40岁？ | 是□否□ |
| | 4 | 是否成年后因为轻摔后发生骨折？ | 是□否□ |
| | 5 | 是否经常摔倒（去年超过一次）或因为身体较虚弱而担心摔倒？ | 是□否□ |
| | 6 | 40岁后的身高是否减少超过3cm以上？ | 是□否□ |

续表

| | 编号 | 问题 | 回答 |
|---|---|---|---|
| 不可控因素 | 7 | 是否体质量过轻?（BMI值<19kg/m²） | 是□否□ |
| | 8 | 是否曾服用类固醇激素（例如可的松、泼尼松）连续超过3个月?<br>（可的松通常用于治疗哮喘、类风湿关节炎和某些炎性疾病） | 是□否□ |
| | 9 | 是否患有类风湿关节炎? | 是□否□ |
| | 10 | 是否被诊断出有甲状腺功能亢进或是甲状旁腺功能亢进、1型糖尿病、克罗恩病或乳糜泻等胃肠疾病或营养不良? | 是□否□ |
| | 11 | 女士回答:是否在45岁或以前就停经? | 是□否□ |
| | 12 | 女士回答:除了怀孕、绝经或子宫切除外,是否曾停经超过12个月? | 是□否□ |
| | 13 | 女士回答:是否在50岁前切除卵巢又没有服用雌/孕激素补充剂? | 是□否□ |
| | 14 | 男士回答:是否出现过阳痿、性欲减退或其他雄激素过低的相关症状? | 是□否□ |
| 生活方式（可控因素） | 15 | 是否经常大量饮酒（每天饮用超过2单位的乙醇,相当于啤酒0.5kg、葡萄酒150g或烈性酒50g）? | 是□否□ |
| | 16 | 目前习惯吸烟或曾经吸烟? | 是□否□ |
| | 17 | 每天运动量少于30min?（包括做家务、走路和跑步等） | 是□否□ |
| | 18 | 是否不能食用乳制品,又没有服用钙片? | 是□否□ |
| | 19 | 每天从事户外活动时间是否少于10min,又没有服用维生素D? | 是□否□ |
| 结果判断 | 上述问题,只要其中有一题回答结果为"是",即为阳性,提示存在骨质疏松症的风险,并建议进行骨密度检查或FRAX®风险评估 | | |

（2）《亚洲人骨质疏松自我筛查工具（OSTA）》

OSTA指数计算方法:（体重–年龄）×0.2

结果评定如下:

| 风险级别 | OSTA指数 |
|---|---|
| 低 | >–1 |
| 中 | –1 ~ –4 |
| 高 | <–4 |

结果判定也可以根据年龄和体重进行快速评估（图3-4）:

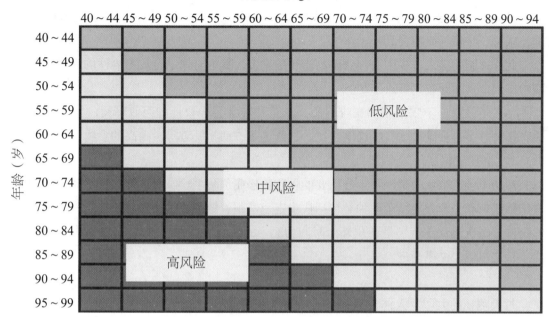

体质量（kg）

图3-4　年龄、体质量与骨质疏松风险级别的关系

### （三）高危人群的健康管理策略

#### 1. 健康教育

对高危人群实施系统健康教育，提高其知识水平和自我管理能力，改善生活方式，降低危险因素的暴露，鼓励其定期参与筛查，及时发现早期病变并采取积极防治措施。

#### 2. 合理膳食

（1）每天饮用乳类　我国居民的膳食普遍缺钙，属于低钙高磷膳食。中国营养学会制定的成年人每日钙摄入推荐量为800mg（元素钙含量），是获得理想骨峰值、维护骨健康的适宜剂量，绝经后妇女和老年人每日钙推荐剂量为1000mg，我国老年人平均每日从饮食中获钙约400mg，故平均每日应补充的元素钙量为500～600mg。在天然食物中，牛乳的钙含量高，而且容易吸收，被认为是最好的钙源。建议每天至少饮用500mL鲜牛乳。

（2）每天吃大豆及其制品　大豆及其制品含钙量较多，是物美价廉的补钙食品。

（3）经常吃适量的动物性食品　鱼、禽、蛋、瘦肉等动物性食品是优质蛋白质的良好来源。

（4）多吃蔬菜、水果　有利于防治骨质疏松症，还有利于促进人体健康。但一些蔬菜（如菠菜、空心菜、茭白、冬笋等）含草酸较多，能与钙结合形成不溶解的草酸钙，影响和阻止机体对钙的吸收。

（5）吃清淡少盐的膳食　钠的摄入量与骨质疏松症有密切关系，饮食中钠盐过多，在肾小管重吸收过程中，就会有过多的钠离子与钙离子竞争，使钙的排泄量增加。同时，钠盐还会刺激人的甲状旁腺，使甲状旁腺素分泌增加，从而激活破骨细胞膜上的腺苷酸环化酶，破坏骨质代谢的动态平衡，容易发生骨质疏松症甚至骨折。因此，不宜过多摄入酱油、咸菜、味精等高钠食品。

此外，脂肪摄入过多则会导致游离脂肪酸过多，其可与钙结合成不溶性的钙皂，从粪便中排出，从而导致钙摄入不足。

（6）不饮酒、不喝浓茶和咖啡　酒、浓茶和咖啡会导致钙的吸收障碍，加速钙的流失；不要过多进食碳酸饮料、汉堡、比萨、炸薯条、动物肝脏等含磷高的食物饮料。

### 3. 加强身体活动

运动干预已被认为是一种十分重要的骨质疏松症预防手段。制定运动方案时重点应放在增强肌肉和平衡方面。运动种类包括快步走、慢跑、做各种运动操、游泳等；每周运动3～5次，每次运动（特别是在户外）时间为30～60min，运动强度宜选择中等为好；运动必须持之以恒，循序渐进。

### 4. 多晒太阳

每天晒1h的太阳。人体皮肤中含有的7-脱氢胆固醇，只有通过紫外线照射后才能转化为维生素D，而维生素D能够促进钙在小肠的吸收。

## 三、老年人骨质疏松症的健康评估

健康评估

### （一）一般资料收集

老年人骨质疏松症健康评估的资料主要包括年龄、性别、文化程度、经济收入、婚姻状况等信息。

### （二）疾病信息收集

老年人骨质疏松症的疾病信息主要包括病史、发病年龄、起病特点、饮食与运动习惯、营养状况、体重变化，是否接受过骨质疏松症健康教育；以往治疗方案和治疗效果，目前治疗情况、是否存在并发症，发生频率严重程度和原因。

## 四、老年人预防骨质疏松症健康生活方式指导及健康管理

健康生活方式指导

### （一）健康生活方式指导

#### 1. 科学合理饮食

（1）预防和治疗骨质疏松症需要均衡的营养补充。蛋白质和维生素是骨基质生成的必需原料，所以老年人和绝经后妇女的食谱中应富含蛋白质和维生素，特别是维生素D和维生素C及定量的钙摄入。

（2）还要保持钙、磷的比例适宜，并依赖于光照及维生素D的补充。营养补充应科学、合理搭配，多吃富含钙、维生素C、蛋白质的食物，如乳制品、绿叶蔬菜、豆类、鱼类、蛋类等。

（3）日常生活中主食要粗细搭配，副食品中可选择含钙丰富的食物，荤素搭配。

（4）饮食要注意节制，避免吃得过饱，否则会使体内甲状旁腺激素增加，进而导致骨骼过分脱钙，造成骨质疏松症。

### 2. 锻炼身体

适度活动是防治骨质疏松症，延缓骨质疏松症进程的有效措施。锻炼身体能促进血液循环，增强肌肉收缩，促进骨质增加，有利于新骨形成。因此，老年人要适度进行室外活动。这不仅能预防骨质疏松症，还能延缓骨质疏松症发展的进程。

### 3. 预防骨折

骨折是骨质疏松症的常见症状之一。对骨质疏松引起的骨折应进行综合性预防和治疗。具体来说，可采取以下措施。

（1）老年人应尽量避开诱发骨质疏松症的各种危险因素，坚持科学的生活方式，适度进行体育锻炼，如多散步、做保健操、打太极拳、多接受日照、不吸烟、不喝酒、少喝咖啡、不喝浓茶等，尽可能保持体内钙质含量，减少骨矿含量的丢失。

（2）注意科学合理的膳食结构，多食含钙的食物，以丰富体内钙库，尽量将骨峰值提高到最大的维持量。

（3）少吃糖、食盐及含碳酸的饮料和动物脂肪，以免影响钙的吸收、利用及加速钙的排泄。

同时，还要注意跌倒的预防，其具体措施如下。

（1）对老年人经常活动的场所、卧室要有具体的安全防范措施，以防跌倒、绊倒、滑倒而造成骨折，特别要预防第一次骨折。

（2）要慎用容易引起体位性低血压的药物（如哌唑嗪等），慎用血管扩张药、中枢性降压药和安定药等，以防突然摔倒而引起骨折。

（3）跌倒后发生骨折时，尤其是脊椎骨折，要运用正确的方法对其进行搬运，及时送往医院拍片检查，明确诊断，及时治疗。

### （二）老年人骨质疏松症的用药管理

### 1. 补充钙剂和维生素D

钙是骨骼矿化的底物，钙摄入增加可抑制甲状腺激素的分泌，同时可预防结肠、直肠癌的发生，调节血压等，老年人每日应补充的元素钙量为500~600mg，钙剂应与其他治疗药物联合应用，目前尚无充分证据表明单纯补钙可以代替其他抗骨质疏松症药物治疗。常用的钙剂包括碳酸钙、氯化钙、柠檬酸钙、乳酸钙、葡萄糖酸钙，以碳酸钙的钙含量最高。服用时需要注意同其他抗骨质疏松症药物的联合使用。嚼碎服用，最好在进餐时或进餐后服用。过量服用可发生高钙血症、碱中毒、肾功能不全，故高钙血症及高尿酸血症患者禁用。

维生素D可促进肠钙的吸收，调节钙磷代谢，促进骨形成，通过提高血钙水平来抑制甲状旁腺激素的分泌，同时可调节神经-肌肉的协调性，增加肌力。老年人日照时间短，肾功能减退，肠道吸收功能下降，故补充活性维生素D对老年性骨质疏松症尤为重要。常用的活性维生素D包括阿法骨化醇、骨化三醇。服用活性维生素D应每三个月检测血钙及24h尿钙，服药期间出现血钙或尿钙升高，迅速停药以使血钙降至正常，然后以末次剂量减半给药。

2. 抗骨质疏松症药物

（1）双膦酸盐　可抑制破骨细胞的骨吸收能力，促进破骨细胞的凋亡，目前是骨质疏松治疗的一线药物。目前常用的有阿仑膦酸钠、唑来膦酸、伊班膦酸钠、利塞膦酸钠。服用药物时应在清晨用一满杯白水送服，服用后卧床休息，半小时后再进食。

（2）降钙素　这是一种钙调节激素，抑制破骨细胞的生物活性，减少破骨细胞活性，减少骨量丢失并增加骨量，同时有明显的镇痛作用，对与骨质疏松症以及骨肿瘤导致的骨痛镇痛效果明显。常用药物有鲑鱼降钙素、鳗鱼降钙素。

（3）雌激素　绝经后女性雌激素水平锐减，是绝经后妇女发生骨质疏松症的主要原因，但补充雌激素可诱发乳腺癌、心脏病、脑卒中、肺栓塞等。补充雌激素应低剂量、短期使用，用药前评估禁忌证，用药期间注意安全性监测。

（4）甲状旁腺激素类似物　（特立帕特）是促骨形成药物，可刺激成骨细胞活性，促进骨形成。

3. 避免使用致骨质疏松症药物

如抗癫痫药（苯妥英钠苯巴比妥、卡马西平、扑米酮、丙戊酸钠、拉莫三嗪、氯硝西泮、加巴喷丁和乙琥胺）等。

4. 中医中药

根据祖国医学理论，肾主骨生髓，肾与人的成长衰老密切相关。"老人肾不固，骨不固"的原则与药食同源的思想，主张利用食物和药物补肾，如服用枸杞子、核桃、桑葚子、女贞子、芡实等，对延缓骨质疏松症进程有一定疗效。

**思政引领**

**全国敬老爱老助老模范人物肖玉华**

国家卫生健康委员会2021年元旦前公布了2020年全国敬老爱老助老活动评选表彰工作结果，授予1287个集体全国"敬老文明号"称号、授予1977人全国"敬老爱老助老模范人物"称号。其中，来自南通市第二人民医院（南通市康复医院）的康复治疗师肖玉华荣获全国"敬老爱老助老模范人物"称号。

　　肖玉华二十年如一日，恪守医者仁心，带领团队帮助老年人减轻痛苦、改善生存体验、提高生活质量，践行敬老爱老助老的传统美德。

　　具体内容请扫码阅读肖玉华先进事迹的文本资源。

文本资源

[ 学习思考 ]

1. 高血压的危险因素有哪些?

2. 如何对老年冠心病进行健康生活方式指导?

3. 列举7项脑卒中可干预的危险因素。

4. 简述老年人糖尿病患者的生活方式干预。

5. 如何对老年人进行预防骨质疏松症健康生活方式指导?

[ 实操展示 ]

1. 呼吸锻炼《呼吸操》

2. 健康监测《血压测量技术》

3. 急救技术《心肺复苏术》

4. 应急照护《脑卒中后的良肢位摆放》

5. 健康监测《血糖测量技术》

6. 科学补钙《守护老年人骨骼健康》

实训 《呼吸操》

实训 《血压测量技术》

动画 《心肺复苏术》

动画 《脑卒中后的良肢位摆放》

实训 《血糖测量技术》

实训 科学补钙《守护老年人骨骼健康》

[ 学习评价 ]

| 姓名:＿＿＿＿　　学号:＿＿＿＿　　专业:＿＿＿＿　　班级:＿＿＿＿ | | |
| --- | --- | --- |
| 评价内容 | 自评 | 师评 |
| 素质目标（30%） 1. 培养学生尊重和关爱老年人的情感，弘扬中华民族尊老爱老的传统美德。 2. 帮助学生树立正确的健康观念，深刻认识对老年人常见疾病实施健康管理的重要性。 | | |

续表

| | 评价内容 | 自评 | 师评 |
|---|---|---|---|
| 知识目标（40%） | 1. 熟悉老年人常见疾病健康信息采集、高危人群健康监测、健康评估等知识。<br>2. 掌握老年人常见疾病健康生活方式指导及健康管理策略。 | | |
| 能力目标（30%） | 1. 正确采集老年人常见疾病相关信息的能力。<br>2. 能够为老人进行健康评估和健康干预的能力。<br>3. 能够对老年人常见疾病实施健康管理的能力，并指导老年人进行自我管理。 | | |
| 学习反思 | | | |
| 综合评价 | | | |

# 老年人
# 身体活动管理

项目四　内容简介

1. 素质目标

①培养学生与时俱进、学以致用、服务社会的思想意识，养成持之以恒、坚韧不拔的意志品格；②树立积极的老龄观、健康老龄化的新时代老龄工作理念，为实施积极应对人口老龄化国家战略服务。

2. 知识目标

①掌握衰老的概念，了解衰老的主要机制；②熟悉老年人的生理特点和运动对老年人生理功能的影响；③掌握运动处方的概念，熟悉运动处方的基本内容与实施过程。

3. 能力目标

①能够根据老年人生理需求制定健身运动方案；②学会为老年人制定常见老年病的运动处方。

---

**案例**

张爷爷，63岁，汉族，退休前为教师，身高175cm，体重98kg，血压146/88mmHg，饮食偏咸，有15年饮酒史，36年烟龄，很少参加体育运动。目前与儿子生活居住在一起，但儿子每天忙于工作，生活也不规律。

问题：老年人健身运动的原则有哪些？如何为张爷爷制定一个科学有效的健身运动方案？

（资料来源：沈军. 老年人健康管理实务［M］. 北京：科学出版社，2013.）

---

我国已于1999年进入老龄化社会，是较早进入老龄化社会的发展中国家之一。随着老年人年龄的增长，他们的许多生理机能会逐渐下降，但机体的结构和功能仍然存在着提高和改善的可能性，科学的健身运动可以延缓衰老过程。因此，了解老年人生理特点和健身运动对老年人生理机能的影响，对于提高老年人的生活自理能力和生活质量，具有十分重要的意义。

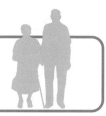

## 任务一
# 老年人身体活动的评估

## 一、衰老与老年人

### （一）衰老的概念及老年人划分标准

衰老是指生物体自成熟期开始，随着年龄发生的、受遗传因素影响的、渐进的全身复杂的机构与生理功能不可逆的退行性变化。

人类的衰老变化是循序渐进的，它受到先天遗传因素和后天环境因素等多方面影响。因此，每个老年人的个体差异很大，机体不同的器官其衰老的速度也不一样。实际上，有一些生理功能并不随年龄的变化而改变，如在安静状态下，血液的pH和血容量并不随着年龄的变化而变化。总体上看，身体的基本功能随着年龄的增长而降低，自我稳定、自我平衡的能力则随着年龄的增长而显著下降。

世界卫生组织对老年人的划分标准见表4-1。我国现阶段以≥60岁划分为老年人，根据这一标准我国已进入人口老龄化时期。

表4-1 世界卫生组织提出的老年人划分标准

| 年龄/岁 | 称呼 |
| --- | --- |
| 44以下 | 青年人 |
| 45～59 | 中年人 |
| 60～74 | 年轻老年人 |
| 75以上 | 老年人 |
| 90以上 | 长寿老年人 |

### （二）衰老的机制与抗衰老

每个人的一生都必然经历出生、发育、成熟、衰老、死亡这样一系列的过程，其中衰老最让人无奈和担忧。在事实面前，了解衰老是怎样发生的对延缓衰老有很大的帮助。近年来，对衰老机制的研究已经进入基因时代，各位学者对衰老的原因也提出了种种假说。

1. 衰老的机制（详见项目一任务二）

2. 抗衰老

衰老是一个多环节的生物学过程，大量研究证实，健身运动对于改善老年人的生理机能和心理活动具有积极作用，对预防疾病、延缓衰老、延年益寿和增进健康等多方面产生良好影响，在抗衰老中的作用越来越受到人们的重视。

有氧运动抗衰老的作用：①减少体内的自由基；②增强机体内的免疫功能；③改善脂代谢，降低血脂、脂褐质；④维持一定的肌肉力量，有利于保持骨密度和关节功能的正常；⑤改善内分泌功能。

## 二、老年人的生理特点

老年人的生理特点

（一）运动系统

1. 骨骼

人到老年，骨的大小和外形变化不明显。但由于骨的有机物明显减少，就使得骨的弹性和韧性减弱，其内部结构也发生明显的改变，骨密度降低，导致骨质疏松症。随着骨总量的减少，骨骼力学性能明显减弱，不能承受正常的生理负荷，骨骼容易发生骨折和变形。

2. 关节

老年人关节软骨的改变最为明显。随着年龄的增长，关节软骨的含水量、亲水性的黏多糖、硫酸软骨素A减少，胶原含量增加，导致关节软骨钙化及纤维化而失去弹性，使关节软骨对外界机械应力减弱。加之长期的磨损，会出现关节痛等多种与关节相关的疾病，骨关节炎在80岁以上老年人中的发病率可达80%。

3. 肌肉

肌肉工作能力降低是衰老的重要标志之一。人体的肌肉从30岁开始减弱，从事非体育劳动者比体力劳动者明显。骨骼肌发生退行性变化的主要特征是肌纤维的体积和数量减少，尤其是下肢肌衰退明显。骨骼肌的质量可减少到只占体重的25%，其主要原因是快肌纤维数目减少，肌肉兴奋-收缩耦联功能的减弱，快肌纤维运动单位末梢激活功能降低。此外，由于神经系统功能的下降，使老年人动作迟缓，运动幅度降低，很难完成复杂动作。

（二）神经系统

进入老年后感受器退化，中枢处理信息的能力降低，平衡能力和神经系统的工作能力下降，主要表现为视力下降、睡眠不稳定、记忆力减退、反应时延长，身体容易产生疲劳、疲劳后的消除速度明显减慢。

有研究发现，人体进入老年后脑细胞会减少10%～17%，中枢处理信息的能力下降；

老年人脊髓运动神经元数目减少37%，神经冲动的传导速率减慢10%，进而使神经肌肉活动能力受影响，主要表现为简单反应时和复杂反应时变慢，运动时延长。65岁的老年人反应时比20岁青年人延长了约50%。与大多数器官相比，大脑功能更容易受到血液供应不足的影响。由于大脑没有糖和氧气的储备，也不能进行无氧代谢，所以对血流供应具有很高的依赖性。老年人脑血流量下降及动脉硬化，都将导致脑组织缺氧，从而影响神经系统的功能。

### （三）氧运输系统

#### 1. 血液

随着年龄的增长，老年人的血液出现了浓、黏、聚和凝的状态，临床上称之为高黏滞血症（HVS）。高黏滞血症可使微循环的血管状态和血液流变异常，并直接影响到组织器官的功能，许多心脑血管疾病均与高黏滞血症有一定关系。

血液的黏稠度主要取决于红细胞的压积、血浆黏度与红细胞的变形能力。随着年龄增长，老年人的纤维蛋白原增加，纤溶能力下降，使血浆黏度增加。另外，机体造血机能下降会使血液中年轻的红细胞数量减少，衰老的红细胞数量增加，过氧化脂质在体内不断积聚、血管硬化等，这些因素都可引起血液黏度升高。红细胞变形能力是影响血黏度和血流阻力的重要因素。随着衰老过程的发展，红细胞膜弹性下降、血沉增加，导致变形能力下降，使血液的流变性降低，循环阻力增加，心脏负担加重。

#### 2. 循环系统

心脏的生理性老化主要表现在心肌萎缩，发生纤维样变化，引起心肌硬化及心内膜硬化，导致心脏泵效率下降，每分钟有效循环血量减少。同时，冠状动脉的老化也使心肌本身血流量减少，摄氧量下降，甚至出现心肌供血不足的临床表现。心电图显示出老年性改变的特点：心率减慢，PR间期（P-R）、QRS波群及Q-T间期延长，QRS综合波高度降低，电轴左倾也增多，传导阻滞及左心室肥厚增多。

50岁以后，血管壁生理性硬化渐趋明显，管壁弹性减退，常伴有血管壁脂质沉积，并进一步加剧血管硬化，脆性增加。血管硬化使老年人对血压的调节作用下降，血管外周阻力增加，所以老年人血压常会升高。此外，器官组织中毛细血管有效数量减少，易发生组织营养障碍；血管脆性增加，使老年人更容易发生脑血管意外，如心肌梗死、脑出血和脑血栓等。

#### 3. 呼吸系统

随着衰老进程的发展，老年人呼吸系统也发生重要变化，肺泡体积逐渐增大，肺的弹性结构蜕变和呼吸肌虚弱，造成肺的通气和扩散能力下降，肺弹性下降和呼吸无力，运动时容易发生呼吸困难，呼吸做功增加。肺血管口径也变窄，肺动脉压增加，加重右心的负担。

（四）身体成分

随着年龄的增长，身体成分发生了很大变化，尤其是体内的脂肪含量。脂肪含量与个人饮食习惯、运动以及遗传都有很大的关系。研究表明，体脂含量随着年龄的增长而增加，这是由于与衰老有关的三个因素造成的：①饮食摄入量增加；②体育锻炼减少；③脂肪的动员能力降低。游离脂肪在30岁后也开始大量降低，部分原因可能是由于运动减少，造成肌肉质量减少和骨骼矿物质的丢失所致。

有氧运动可有效地氧化体内脂肪使体脂下降，而对去脂体重的影响较小。研究表明，平均年龄45岁大运动量训练的男女长跑队员的体脂分别只有11%和18%，而平均年龄45岁左右不进行锻炼的男性体脂为19%，女性为26%，明显高于运动组。因此，想要增加瘦体重，应该进行抗阻运动，进而使骨骼肌产生适应性肥大、质量增加。

身高随年龄的增长而降低，这是因为脊柱后凸或称驼背，椎间盘压缩和椎骨退化，运动减少，肌肉萎缩，腰背肌肉难以维持脊柱的直立等因素造成。另外，随着年龄的增加，坐高下降，肩宽及胸围变小。

# 三、运动对老年人生理功能的影响

对生理功能的影响

（一）运动系统

骨质疏松症是严重威胁人类的一种全身性骨骼疾病。但适宜的健身活动可延缓骨骼系统的衰老。进行健身运动时，肢体不断移动，肌肉急剧收缩，强有力地牵拉所附着的骨骼，刺激了骨细胞的生成，使骨质含量增加，因而对骨会产生良性影响。老年人的健骨锻炼应增加力量练习内容，以增强肌肉力量，并注意保持较高的瘦体重，降低体脂百分比。经常进行抗阻训练，能促进蛋白质的合成，保持肌肉体积和力量，降低其衰老的速度。

（二）氧运输系统

老年人经常进行有氧运动可以增加呼吸肌的力量和耐力，推迟呼吸肌的老化过程，提高肺通气量，可使安静时呼吸减少到8~12次/min。潮气量增加，出现呼吸机能"节省化"的现象。长期进行太极拳、健身气功、长跑、舞蹈和门球锻炼，对老年人血液流变学指标可产生良好影响，能够起到预防动脉硬化、冠心病等心血管疾病的作用。

（三）神经系统

老年人经常参加体育锻炼可以推迟血管硬化，增强心血管功能，有利于脑的供血和供氧，从而防止脑动脉硬化。健身气功锻炼能改善老年人脑血管壁弹性，起到缓解脑动脉硬化的良好作用。老年人随着年龄的增长，会出现感觉神经和运动神经传导速度减慢的现象，而有氧运动可以起到缓解和改善的作用。

**知识链接**

### 五禽戏

五禽戏是我国古代传统导引养生功法之一，相传由华佗所编创，其弟子樊阿应用五禽戏进行养生保健，据传活到100多岁。五禽戏通过模仿五种动物——虎、鹿、熊、猿、鸟的动作而编创。五禽又分别对应五脏，认为虎戏能疏肝理气，鹿戏能益气补肾，熊戏能够调理脾胃，猿戏能养心安神，鸟戏能补肺宽胸。其特点在于模仿五禽，形神兼备，活动全面，大小兼顾，能对颈椎、胸椎、腰椎等部位进行有效锻炼，疏通经络，刺激背部腧穴，同时还注重手指、脚趾等小关节的运动，通经络活气血，起到养生保健的作用。因其动静结合，练养相兼，适合广大老年人群选用为锻炼方式。

实训《健身气功·五禽戏》

### （四）免疫系统

研究表明，经常参加有氧运动锻炼可以有效地改善老年人的免疫能力，表现在胸腺退化速度减慢，免疫细胞活性增高，抗炎性细胞因子生成增多而促炎性细胞因子生成减少，使慢性炎症难于形成或发展。

## 四、老年人健身运动的原则

### （一）健康监测

老年人在进行健身锻炼之前，应该进行全面的体格检查，了解自己的健康状况。老年人锻炼时发生心血管意外的实例中，不少人是在自己有病变的基础上引起的。对老年人健身前的机能评定可以保证运动的安全性。

### （二）循序渐进

开始健身前的负荷量和强度要小，经过一段时间的锻炼后，感觉运动后轻松、食欲好、睡眠质量高，说明运动量适中。随着身体适应能力的提高可逐渐加大运动量。

### （三）自我监督

参加健身的老年人要学会观察并记录自己的脉搏、血压及健康状况，以便进行自我监督，防止过度疲劳，避免发生运动损伤。运动前一定要做好准备活动，运动后要做好整理活动。如果运动后感觉到特别疲劳，睡眠不安或持续肌肉酸痛，即表明可能是运动过量所致。要达到健身效果，应坚持每周至少锻炼3次，每次锻炼不少于30min。

## 五、老年人身体活动的评估方法

身体活动和运动的评估方法分为两类：一是借助仪器或试剂测量的客观测量方法，即从身体活动能量消耗角度对身体活动进行监测和评估；二是以问卷为主要形式的主观测量方法，即从身体活动的强度、频度和每次活动持续的时间三个方面来评估身体活动。

身体活动的
评估方法

### （一）客观评估方法

1. 心率监测法

心率监测法的原理是心率在一定强度范围内，通常是110～150次/min，心率同耗氧量呈线性关系。心率监测法容易受到环境温度、湿度、情绪变化和身体姿势的影响。单纯记录心率的方法不够准确，特别是对低水平老年人的身体活动如步行，测量结果不准确。

2. 运动传感器监测法

运动传感器可以固定在身体上，通过感应肢体或躯体的运动或加速度来测量身体活动。常见的传感器分为计步器和加速度传感器。

### （二）主观评估法

1. 问卷调查

问卷一般分为自填和访谈两种形式。在一些人群调查中，还经常采用集体讲解和个别指导结合的形式组织问卷调查。目前，应用比较广泛的有国际身体活动问卷（IPAQ）、全球身体活动问卷（GPAQ）、明尼苏达休闲时间身体活动问卷（MLTPAQ）等。

2. 日志记录

以日志的形式记录一天中各种身体活动的情况和时间，可以较为准确掌握总的身体活动水平，如以15min为一段，逐段记录各种活动。

3. 体适能评价

体适能评估的方法较多，包括耐力评价、肌肉力量评价、柔韧性素质测评等几种，下文主要针对功能性体适能评价方法进行介绍。

### （三）功能性体适能评价方法

①30s连续坐椅站立：坐在42cm左右高度的椅子上，背挺直，双手交叉于胸前，进行起立坐下共30s，记录完成次数。如果能达到15次以上（70岁以上老人10次以上）为良好。

②30s屈伸臂：坐在椅子上，双脚脚掌贴于地面，手持哑铃屈臂至肩部，共30s。如果能达到12次以上（70岁以上老人8次以上）为良好。

③2min原地踏步：站立于地面，双脚交换原地踏步，大腿抬至与地面平行，记录2min内抬腿次数。如果能达到120次以上（70岁以上老人100次以上）为良好。

④坐椅体前伸：坐在椅子前缘，一腿弯曲，脚掌贴于地面，另一腿向前伸直脚跟着地，脚尖翘起约90°，两只手手掌互叠（中指互叠）向伸直腿伸展，触摸到脚背为优秀。

⑤抓背伸展：一手伸至脑后往下伸展，手心贴背部，另一手往背后上方伸展，手背贴背部，双手中指相对，能重叠者为优秀。

⑥6min走：计算一下在6min内能走的距离。60~70岁者完成650m，70岁以上者完成550m以上，为体适能良好。

## 任务二
# 老年人身体活动的干预管理

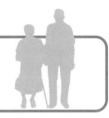

## 一、运动处方概述

运动处方

（一）运动处方的概念

运动处方是根据参加活动者的年龄、性别、健康状况和体能水平，以处方的形式确定其运动目的、运动形式、运动强度、运动时间、运动频率和注意事项的系统化、个性化的运动方案。

运动处方是健身活动者进行身体活动的指导性条款，如同临床医生根据患者的病情开出不同药物和不同用量的处方一样，故称为运动处方。但两者有所不同，首先是目的不同，前者是用来增强体质，促进健康或预防疾患；后者则是用于治疗疾病。其次是终点不同，临床药物处方在患者痊愈后即停止使用，而运动处方是为了获得身体健康及体质增强的功效，在整个人生中都必须持续进行适当的运动。

（二）运动处方的分类

运动处方按照使用的对象和目的可分为健身运动处方、竞技运动处方和康复运动处方三类（表4-2）。

表4-2　按照应用的对象和目的进行分类

| 分类 | 主要使用对象 | 目的 | 内容举例 |
| --- | --- | --- | --- |
| 健身运动处方 | 一般健身锻炼者 | 以增强体质，促进健康预防疾病为目的 | 有氧运动处方；增强肌力运动处方；控制体重运动处方等 |

续表

| 分类 | 主要使用对象 | 目的 | 内容举例 |
|------|------------|------|---------|
| 竞技运动处方 | 运动员 | 以提高专业运动成绩为目的 | 发展爆发力运动处方；发展灵敏协调性运动处方等 |
| 康复运动处方 | 疾病患者或功能康复者等 | 以辅助治疗和康复为目的 | 糖尿病运动处方；小腿康复运动处方等 |

### （三）运动处方的内容

虽然不同的运动处方使用的对象和目的不同，但它们所包含的内容基本上相同，即均包括运动目的、运动形式、运动强度、运动时间、运动频率、运动注意事项及微调整等内容。

#### 1. 运动目的

运动目的是通过科学、有序的身体活动给人体一定负荷的运动刺激，使机体产生反应与适应性变化。依据不同对象、不同身体健康状况的不同要求，可以把运动的目的归纳为5个：①促进生长发育，提高身体素质；②增强体质，提高身体适应能力，延缓衰老；③防治某些疾病，保持健康或恢复某些功能；④丰富生活，调节心理，提高生活质量；⑤掌握运动技能和方法，提高竞技水平。

#### 2. 运动形式

运动形式是指依据个体运动处方的目的而采用的专门运动种类或练习手段和方法。选择的条件是医学检查许可、本人喜好、运动负荷适合本人体能的水平、场地和设备器材允许、有指导者与同伴参与等。现代运动处方的形式包括三类：一是有氧耐力，如步行、慢跑、速度游戏、游泳、骑自行车、滑冰、越野滑雪、划船、跳绳、爬楼梯等；二是伸展运动，如健身操、广播体操、武术、舞蹈及各类医疗体操和矫正体操等；三是力量性运动，如自由负重练习、部分健美操等。

#### 3. 运动强度

运动强度是指单位时间内的运动量，它是运动处方定量化与科学性的核心，是设计运动处方最困难的部分。因此，需要有适当的监测措施来确定运动强度是否适宜。不同类型的运动，评定运动强度的指标和方法不尽相同。

（1）有氧运动的运动强度　目前，控制与评价有氧运动强度的指标主要有心率、梅脱（MET）、自感用力程度（RPE）。

①心率：用心率指标确定运动强度有两种方法，一是最大心率百分比（$\%HR_{max}$）。可用公式"最大心率=220-年龄"来推算。通常70%～85%$HR_{max}$，大致相当于55%～75%的最大摄氧量。如一名大学生的最大心率是190次/min，那么锻炼的靶心率范围（THR）为133～162次/min。靶心率是运动中能获得最佳效果并能确保安全的心率范围。二是心率储

备百分比（%HRR）。"心率储备=最大心率-安静心率"，在实际应用时，用60%～80%的储备心率加上安静心率，就可以确定运动的靶心率范围。其计算公式是"靶心率=（最大心率-安静心率）×（0.6～0.8）+安静心率"。在靶心率范围内的运动强度，能有效地提高有氧能力。

②梅脱：梅脱（MET）是以安静时的能量消耗为基础，反映机体在各种活动时的相对能量代谢水平。机体的摄氧量与身体活动时的能耗量成正比，静息状态下摄氧量约为3.5mL/（kg·min），即为1MET。若某项活动时的摄氧量为每分钟每千克体重14mL，则该项活动的强度为14-3.5=4MET。实践应用时，可以用间接测定的方法来推算最大摄氧量，然后折算为MET。

由于MET可以使各种不同活动方式的运动强度得以相互比较，因此在运动处方的制定中得到广泛应用。最常见的方法是查找有关活动的平均MET，判断特定活动的强度或代谢水平。

③自感用力程度：研究证实，自感用力程度（RPE）的主观评价与工作负荷、%HRR、每分通气量、摄氧量以及血乳酸水平高度相关。

（2）力量性运动的运动强度　力量训练的运动强度以肌肉所对抗的负荷量来评价。在等张练习或等动练习中，运动量由肌肉所对抗阻力的大小和运动次数决定。在等长练习中，运动量由肌肉所对抗的阻力大小和持续时间决定。

（3）伸展运动的运动强度　伸展运动的强度一般以关节活动的范围与拉伸的时间来确定。关节活动的范围主要靠机体的感觉，即在对某部位的肌肉实施拉伸时，逐渐加大动作幅度，在伸长的顶点稍稍加强力度拉长，这时能够让肌肉的感觉更加明显。一般认为，伸展感到有轻微的疼痛感觉时，即拉伸到达了恰当位置，此为大强度；如果出现肌肉开始颤抖或振动，或是有持续的疼痛，或是关节活动范围逐渐缩小等现象时，表明伸拉的强度过大。静力拉伸在到达恰当位置时持续10～30s；进行动力拉伸或振动式拉伸时，每个练习重复8～10次。

4. 运动时间

运动时间包括运动持续时间与运动时间在一天中的安排。运动持续时间是指除了必要的准备活动与整理活动外，每次运动持续的时间。运动持续时间和运动强度关系密切，因为当运动强度达到阈强度后，一次运动的效果是由总运动量来决定的，而"总运动量=运动强度×运动时间"，即由两者的配合来共同决定。

在运动处方制定中，应依据运动目的、运动强度以及个人年龄和身体条件来设定能够引起机体产生最佳锻炼效果的运动持续时间。研究表明，心肺功能锻炼的健身运动处方一般要求运动强度达到靶心率后，运动至少应持续15min以上，美国运动医学会（ACSM）推荐持续20～60min的有氧活动。在肌肉力量训练中则采用短时间高强度的运动较为有效。

从锻炼的效果与安全性来看，每天运动的时间安排至少应考虑两方面因素，一是生物节律；二是锻炼时的空气环境。时间生物学研究表明，人的各种生理活动是按一定的时间节律进行的，即受人体生物钟的控制。无论是人的体力或是身体的适应能力、协调能力以及敏感性，均在下午时段表现出较好的水平。因为这时人的视觉、听觉、味觉等均非常活跃和敏感，心率、血压平稳、心排出量、心做功量以及肺活量和摄氧量等指标都达到一天中的最高水平。因此，这一时段最适宜进行体育锻炼，能获得更好的锻炼效果。对心脑血管病、高血压病患者和中老年人应尽量选择在白天进行锻炼。0~6时，这一时段血液较黏稠，血流速度减慢，血小板易聚集，易于形成血栓，心脑血管病患者和中老年人应该避开清晨这一生理功能低潮期，在上午8~9时之后再进行锻炼。

5. 运动频率

运动频率是指每周锻炼的次数。每个人可选择适合自己情况的健身运动次数，关键是要持之以恒，使运动习惯性或运动生活化。一般人可坚持每天锻炼一次，每周不少于2次。每周锻炼3~4次为最适锻炼频率，两次锻炼间隔时间不宜超过3天。

6. 运动注意事项及微调整

在运动处方中，应根据运动目的或运动者的具体情况提出相应的注意事项，这是运动处方不可忽视的一部分，对确保运动安全与防止伤害事故发生具有重要作用。

注意事项：①明确指出禁忌的运动项目，提出运动中自我观察的指标和停止运动的指征；②若心脏病患者在康复运动时出现头晕、气短、胸闷等情况，应立即停止运动；③要重视准备活动与整理活动，明确运动疗法与其他临床治疗的配合。

## 二、运动处方的制定与实施

运动处方的制定与实施

（一）运动处方的制定

1. 运动处方制定的原则

（1）因人而异　根据每一个运动者或患者的具体情况，制定出符合个人身体客观条件及要求的运动处方。

（2）有效性　运动处方的制定和实施应使运动者或患者的功能状态有所改善。

（3）安全性　按运动处方运动，应保证在安全的范围内进行，若超出安全的界限，则可能发生危险。在制定和实施运动处方时，应严格遵循各项规定和要求，确保安全。

（4）全面性　在运动处方的制定和实施中，应注意维持人体生理和心理的平衡，以达到"全面身心健康"的目的。

2. 运动处方制定的步骤

运动处方制定包括五大步骤：一般调查、填写体力活动准备问卷（physical activity readiness-questionnaire，PAR-Q），临床健康检查，体能检测，运动试验和制定运动处方。

一般调查包括询问病史、健康状况以及运动史。询问内容包括既往病史、家族史、身高、体重和运动行为等。PAR-Q是全美运动医学会推荐的一个调查问卷，凡准备参加中等强度体力活动的人应当能够通过这个问卷。问卷有7个问题，用"是"或"否"来回答。如果全部答案为"否"，可以进入下一步检查。如果其中任一答案为"是"，则需要医生进一步检查和诊断，确认是否可以进行下一步骤。

### PAR-Q内容

（1）医生是否告诉过你，根据你的心脏情况，只能参加医生推荐给你的体力活动？

（2）当进行体力活动时，您是否感到过胸部疼痛？

（3）在过去的一个月中不进行体力活动时你有没有感到过胸部疼痛？

（4）你有没有过因为头晕而失去平衡或曾失去感觉？

（5）你有没有因为体力活动改变而使骨和关节方面的症状加重的问题？

（6）医生有没有因为心脏或血压问题给你开了药？

（7）你是否知道有其他原因使你不能参加体力活动？

根据以上检查结果，可以掌握运动者的健康状况、体力水平以及运动能力，并按其实际情况制定运动处方。

### （二）运动处方的实施

运动处方的实施是指按照运动处方的内容进行体育锻炼的过程。长期运动处方的实施过程比较长，在实施过程中应注意在锻炼的不同时期对健身运动者做定期检查，注意阶段性的体力测试，而对于治疗康复运动处方则要保证医务监督，这样才能根据运动的实际情况对运动处方作及时微调，以保证运动安全与健身效果。一次运动处方的实施应注意掌握好锻炼过程的不同阶段，做好自我监测或医务监督。

1. 运动处方的实施过程

运动处方的实施包括三个阶段（部分），即准备阶段（准备部分）、运动阶段（运动部分）和整理阶段（整理部分）。

（1）准备阶段　主要作用是使身体逐渐从安静状态进入到运动状态，逐渐适应运动强度较大的运动，避免出现心血管、呼吸等内脏器官系统，因突然承受较大运动负荷而引起的意外，避免肌肉、韧带、关节等运动器官的损伤。准备阶段采用的准备活动是小强度的有氧运动，如步行和慢跑以及伸展性练习等。持续时间可根据不同的运动阶段有所变化，在开始健身运动的早期，准备活动时间可为10~15min；在中后期，准备活动时间可减少为5~10min。

（2）运动阶段　这是运动处方实施的关键，其任务是通过实施运动处方的运动项目达到锻炼或康复的目的。如耐力运动项目要达到靶心率，并要求至少维持15min以上；肌力训练要求达到一定的活动范围，其训练强度达最大能力的80%左右。本阶段的运动内容、运动强度、运动时间，应按照具体运动处方的规定实施。

（3）整理阶段　每一次实施运动处方后都应安排一定内容和时间的整理活动。其主要作用是避免出现因突然停止运动引起的心血管、呼吸障碍以及自主神经系统的症状，如头晕、恶心、重力性休克等。常用的整理活动有散步、放松体操、自我按摩等。整理活动的时间一般为5min左右。

2. 实施过程的自我监控

自我监控是运动处方实施过程中的一个重要环节。通过对运动过程中多项指标的采集与分析，可以及时准确地收集运动中和运动后身体的反应，客观地评价身体状态、疲劳程度和机体的恢复情况，从而监控和调节运动量，预防过度训练和运动损伤。

（1）心率的测定　心率作为自我监控的重要指标，具有简便、易操作的特点，有助于了解健身者的身体状态，评定运动强度，反映疲劳程度等。

①基础心率：基础心率即晨脉（早晨醒后起床前的脉搏）。一般情况下，在健身运动期间，晨脉基本是稳定的或随着身体机能水平提高稍降低。晨脉突然加快或减慢，是出现疲劳或疾病的征象。如运动后经过一夜的休息，每分钟晨脉比平时增加5~10次以上，则认为有疲劳积累。如果连续几天持续增加，则应及时调整运动负荷，并找医生咨询。

②运动过程中心率：运动中心率与运动强度有关。通常采用运动后即刻10s脉搏数乘以6作为运动时每分钟的心率。按照训练–适应理论，随着运动水平的提高，完成相同负荷时，心率应逐步下降。如果在某一时期内，完成相同运动负荷，运动中心率增加，则表示身体状态不好或机能下降，应寻找原因。

③运动后恢复期心率：人体运动后，经过一段时间休息，心率可恢复到运动前状态。如果身体疲劳或负荷强度过大，运动后心率恢复时间会延长。身体机能状况越好，运动后心率恢复速率越快；运动量和强度越大，心率恢复时间越长。

（2）血压　血压的变化与运动强度和运动性质有关。高强度锻炼后收缩压上升和舒张压下降明显，恢复较快，表明身体机能良好。运动后收缩压明显上升，舒张压也上升或血压反应与强度刺激不一致，恢复时间延长，说明机能状况不佳。在日常运动中，如果连续数周出现安静舒张压增加超过自己日常水平10mmHg，安静脉压差减少超过自己日常水平20mmHg，安静心率每分钟增加超过自己日常水平6次，则提示运动者的身体机能状况不佳，应及时调整运动强度，以免导致过度疲劳。

（3）体重　一般每周测体重1~2次，也可在运动前、后测量体重，并结合其他生理指标的变化了解机体运动后的恢复情况。成年人的体重比较稳定，初步参加健身运动者体重可稍有减轻，经过一段时期后可以回升。一般来说，运动后体重的减少不超过0.5kg。如果体重出现不明原因的进行性下降，应考虑是否有某种消耗性疾病或严重过度疲劳。反之，如果体重逐渐增加，皮脂增厚，则表明运动量可能过小。

（4）主观用力感觉

①运动中的自我主观感觉：在运动过程中，可以用"主观用力感觉判断表（RPE）"与心率结合的方法评价运动量。RPE偏重主观感觉，心率则体现了机体生理机能对运动负荷的客观变化，两者结合可以更准确地评价身体对运动负荷的反应，避免在锻炼过程中单一追求靶心率的盲目性。在运动实践中，可先按适宜的心率范围进行运动，然后逐步结合RPE评价表来掌握运动强度。

②运动后的自我主观感觉：在运动之后，通过自我感觉也可以对运动量的适宜度作出初步判断。

③运动量适宜的标志：锻炼后全身微出汗，肌肉稍微酸痛；有疲劳感，但自感舒服愉快、情绪高涨；运动后食欲和睡眠良好，次日精力充沛，疲劳消除，有继续锻炼的欲望等。

④运动量过大的表现：锻炼后大汗淋漓，头晕眼花，气喘胸闷，感觉很疲惫；脉搏在运动后20min还未恢复；食欲减退，睡眠不佳；第三天周身无力，肌肉酸软，无锻炼欲望等。这些现象表明运动量过大，应及时调整。

⑤运动量不足的表现：如果运动后身体无发热感，无出汗，脉搏无明显增加，而且在2min内即恢复，表明运动量不足，对身体各器官、系统刺激不够，不会产生明显的锻炼效果。

总之，在运动处方实施过程中应做好自我监测与医务监督，将主观指标与客观指标结合起来，采用多项指标综合分析，做好定期检查，并根据锻炼者的生理反应和适应状况，再对运动处方作进一步修改调整。

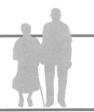

## 任务三
# 几种常见老年病运动处方

### 一、降压运动处方

降压运动处方主要有益于提高心血管功能，不适合优秀运动员，也不适合希望从运动中获得所有健康收益的锻炼者。在制定运动计划时，只有运动频率、每次运动持续时间和运动强度达到某一个最小阈值，锻炼者的心血管功能才能比之前有所提高。但这一最小阈值有着较大的个体差异，因此每个人的运动处方又有所不同。

降压运动处方

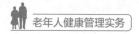
（一）运动形式

有益于提高心血管功能的运动方式以耐力性运动为主，常见的运动形式有快走、慢跑、打太极、健身气功、骑自行车、游泳、登山或爬楼梯、划船、有氧舞蹈等。

锻炼者可结合自己的身体特点和兴趣爱好选择一种或多种运动形式，并长期坚持。运动前应有适当的准备活动，以减少运动损伤或意外情况的发生。

（二）运动频率

研究表明，适当的运动频率是每周3～5d。当然，每周6～7d运动收益会更好。但需要注意，开始锻炼时运动频率应限制在每周3～4次，当机体的耐受力逐渐提高时，再增加到每周5～7d。

（三）持续时间

研究表明，每天20～30min的运动是引起心血管机能改善的适宜量。

（四）运动强度

这是运动处方中最为重要的因素，对于大多数人而言，适宜的运动强度为≥60%最大摄氧量（$V_{O_2max}$）。近年来的研究表明，中等强度的运动（60%$V_{O_2max}$左右）即可使大多数人获得较好的心血管机能。

## 二、降脂运动处方

传统推荐的防治高脂血症运动为每天最少20～30min中等强度的持续运动，每周最少3d，这样的运动有利于心血管健康。推荐的运动强度是65%～85%心率储备。

降脂运动处方

最新研究显示，在一天中累计运动达20～30min仍对心血管健康有明显的良好影响。这对于那些很难有20～30min整块时间且不能坚持规律运动的人来说，无疑是一个好消息。他们可以采用以步代车、爬楼梯等运动方式达到锻炼的目的。

## 三、糖尿病人运动处方

（一）运动形式

糖尿病人运动处方

除航空和潜水以外，糖尿病人可以参加一般的体育活动。其运动方式可以多样，但应该根据患者的年龄、体力、个人运动习惯、所处环境与条件以及糖尿病的类型与并发症的不同而选择合适的运动方式。一般来说，1型糖尿病或老年糖尿病患者以散步、下楼梯、平道骑自行车、打羽毛球、跳舞、打太极拳以及轻微的家务劳动等低强度运动为宜。1型糖尿病患者，尤其是肥胖者可进行慢跑上楼梯、登山、坡道骑自行车、滑冰、排球等中等强度的运动形式。一般不宜进行举重、拳击等对抗性运动，最好不要单独进行运动，如单独游泳、登山、远足等。

运动应当经常进行，每周至少3次，每日运动更好。每次运动最少维持20～30min，但运动前后需作5～10min准备活动及恢复活动，以免拉伤肌肉；运动以全身性运动最为理想，运动量应逐渐增加。

### （二）运动量和运动强度

运动量实质上是指运动时所消耗的热量，它取决于运动强度和运动时间两个因素。从原则上讲，对体重正常的人，运动所消耗的热量应与摄入热量保持平衡；对肥胖和超重的人，则要求运动消耗的热量大于摄入热量，运动强度必须对肌肉达到合适的刺激强度。美国哈佛医学院Joslin糖尿病中心提出，使心率达到个人最高心率的60%～85%，能获得最大效益的运动强度，糖尿病患者一般以60%$V_{O_2max}$的中等强度为宜。

### （三）运动时间的选择

一天中，选择在什么时间运动非常重要。一般来讲，尽可能在饭后1～2h参加运动，尤其在早餐后是运动的最佳时间，因为这时是一天中血糖最高的时候，选择这一时间运动往往不用加餐。有些人习惯早餐前运动，可分几种情况对待。如血糖>6.6mmol/L，可进行运动；如血糖在6.6mmol/L左右，应先进食10～15g糖类后再运动；如血糖<6.6mmol/L，则要进食30g糖类后方可运动。

### （四）运动疗法的适应证

（1）肥胖的2型糖尿病患者；

（2）血糖在11.1～16.7mmol/L的1型糖尿病患者；

（3）1型糖尿病患者的病情处于稳定期。运动对1型糖尿病患者的有益作用，取决于运动前患者的血糖水平是否得到了控制。

**思政引领**

#### 世界卫生组织：2020—2030年健康老龄化行动十年

本文件介绍了2020—2030年健康老龄化行动十年计划，其中包括10年协调一致、促进性和持续的合作。该计划的核心是老年人自己，并使政府、民间社会、国际机构、专业人员、学术界、媒体和私立部门共同努力改善老年人及其家庭和社区的生活。

这是世界卫生组织《全球老龄化与健康战略》的第二个行动计划，以《联合国马德里老龄问题国际行动计划》为基础制定，并与联合国《2030年可持续发展议程》和可持续发展目标的时间安排达成一致。

　　具体内容请通过扫码阅读文本资源。

文本资源

**[学习思考]**

1. 简述衰老的概念和主要机制。
2. 老年人的生理特点有哪些?
3. 谈谈运动对老年人生理功能的影响。
4. 简述运动处方的基本内容和实施过程。
5. 根据老年人生理需求制定一个健身运动方案。

**[实操展示]**

健身气功《八段锦》《十二功法》

实训　康养运动《健身气功·八段锦》　实训　康养运动《健身气功·十二功法》

**[学习评价]**

| 姓名:＿＿＿＿ | 学号:＿＿＿＿ | 专业:＿＿＿＿ | 班级:＿＿＿＿ |
| --- | --- | --- | --- |

| 评价内容 | | 自评 | 师评 |
| --- | --- | --- | --- |
| 素质目标（30%） | 1. 培养学生与时俱进、学以致用、服务社会的思想意识，养成持之以恒、坚韧不拔的意志品格。<br>2. 树立积极老龄观、健康老龄化的新时代老龄工作理念，为实施积极应对人口老龄化国家战略服务。 | | |
| 知识目标（40%） | 1. 掌握衰老的概念，了解衰老的主要机制。<br>2. 熟悉老年人的生理特点和运动对老年人生理功能的影响。<br>3. 掌握运动处方的概念，熟悉运动处方的基本内容与实施过程。 | | |
| 能力目标（30%） | 1. 能够根据老年人生理需求制定健身运动方案。<br>2. 学会为老年人制定常见老年病的运动处方。 | | |

续表

| 学习反思 | |
| --- | --- |
| 综合评价 | |

# 项目五

## 老年病的康复治疗

项目五　内容简介

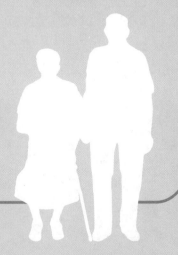

1. 素质目标

①培养学生积极向上的学习态度，树立综合运用现代和传统康复技术对老年人进行康复保健的理念；②培养学生关爱、尊重老人的职业道德和团结协作的团队精神；③弘扬中华优秀传统中医药文化，不断增强文化自信。

2. 知识目标

①理解老年病的概念、作业疗法、物理疗法的定义；②掌握老年病的临床特点和康复原则；③熟悉运动疗法、物理因子疗法的基本知识；④熟悉作业疗法的种类和基本内容；⑤掌握老年病中医康复疗法的基本知识。

3. 能力目标

①主动参与老年病康复治疗服务的实践；②学会老年病中医康复疗法的具体运用技术技能。

**案例**

何爷爷，70岁，患有高血压病和糖尿病，一年前患脑卒中后出现左半身不遂，口眼歪斜，对语言的理解、表达能力丧失，生活不能自理。

问题：如果你是社区卫生服务中心的健康管理人员，请给何爷爷制定一份初步的康复治疗方案。

老年病康复治疗的重点是从功能改善的角度预防或延缓老年病的发生，降低患病或意外伤害的风险，让老年生活更有质量。老年病的康复治疗和预防紧密相关，如对颈肩腰腿痛进行康复治疗、评价跌倒风险并指导预防跌倒、预防由于长期不运动导致的肢体和脏器功能衰退、指导增进健康的生活方式等，都能不同程度地改善老年患者的身体机能，使其尽可能恢复到最佳的功能状态。

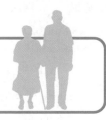

# 老年病概述

## 一、老年病的概念和分类

### （一）什么是老年病

老年病是指人进入老年期后，在器官衰老基础上发生与退行性改变相关，并有着自身特点的疾病。老年人患病比年轻人多，并有自身特点，这是因为老年人进入老年期后，其人体组织结构进一步老化，各个器官功能出现障碍，身体抵抗力下降，活动能力减弱，协调功能丧失所致。年龄增高是诱发各种老年病的危险因素，老年人口的增多必然引起老年病的增加。因此，老年病的康复治疗必须及时跟进。

### （二）老年病的分类

1. 发生在生命的各个阶段的疾病

如感冒和常见部位的感染等。

2. 从中年期延续到老年期的疾病

如高血压慢性支气管炎和肺气肿等。

3. 老年人特有的疾病

如阿尔茨海默病、老年人骨质疏松症等。

由于老年人慢性病多，残疾率高，所以老年病的康复治疗以减少残疾、提高生活质量为主要目标，实施残疾三级预防为策略。

## 二、老年病的临床特点

老年病的临床特点

### （一）常为慢性疾病、多病共存

老年人患慢性疾病的比例远远高于中青年。据统计，老年人患慢性疾病的比例为76%～89%，高于中青年的23.7%。在患慢性疾病的老年人中，46%有运动功能障碍，17%丧失生活能力。常见的老年慢性疾病有高血压、糖尿病、心脑血管病、慢性阻塞性肺疾病、前列腺增生、骨关节病变、恶性肿瘤等，以及老年人特有的老年综合征。

一个老年人常患有两种及以上慢性疾病，如高血压+肥胖、关节炎+慢性阻塞性肺疾病+青光眼等。据国内资料统计，住院老年患者中同时患有两种主要疾病者占85%，患有两种以上主要疾病者约占50%。

### （二）起病隐匿、发病缓慢

大多数老年病属于慢性退行性疾病。由于生理变化与病理变化难以区分，一般早期比较缓慢，容易误认为是老年生理变化。这些疾病在很长一段时间内可能无明显症状，当疾病发展到一定阶段，器官功能处于衰竭边缘时，病情可能在短时间内迅速恶化。如原发性骨质疏松症是老年妇女的多发病，多始于35~40岁，绝大部分患者在绝经后才出现症状；一些甲状腺功能减退或亢进患者，初期症状不明显，往往经过一段时间后才发现。

老年人起病隐匿的原因：①疼痛感觉差，如心肌梗死无心前区疼痛较年轻人多；②网状内皮系统反应减弱，如感染后白细胞数值可能不升高；③发热不明显，发热是对感染和损伤的反应，老年人反应相对较弱，故发热不明显。

### （三）临床表现不典型

由于老年人机体反应较为迟钝，往往又是多种疾病共存，加之很多老年患者不能如实反映病情，这就导致临床症状隐置、复杂、不典型。通常情况是，虽然病情重，但是症状轻微甚至没有症状，所以容易发生漏诊、误诊的情况。

导致临床表现不典型的原因：①老年人应激功能下降。对疾病的反应性也相应降低，尤其对痛觉的敏感性减退，临床表现不典型，如心肌梗死无心绞痛、泌尿系统感染无发热等；②老年人许多脏器功能处于边缘状态。一旦患上呼吸道感染，这些处于边缘状态的脏器功能会进一步减退，以致出现衰竭表现，如老年人肺炎最初仅表现为嗜睡、精神不振、心律失常等。

### （四）病因复杂、并发症较多

随着年龄的不断增长，身体机能逐渐老化，其本身的免疫功能以及各种器官也随之退化，所以老年人的发病原因多样复杂。各种生理性改变都会导致老年人发病，病因难以诊断，如老年人心肌梗死的诱因除了运动过量，情绪激动或饮食不当等，其他原因也可诱发。

老年病易发生并发症或出现器官功能衰竭，可涉及各组织器官和系统。常见并发症包括运动减少性疾病、肺炎、水和电解质失衡、血栓和栓塞、感染等。

### （五）药物副反应严重

老年人常患多种疾病，涉及多系统、多器官、多组织，多种类、大剂量给药增加了用药风险。多种给药、联合用药、加大药量给老年人身体带来巨大的负担与隐患，易致严重的毒副作用。

老年人药物副反应严重的原因：①老年人肝脏对药物的代谢功能下降；②肾功能明显

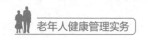 

减退，对药物的排泄减少；③药物的分布异常。药物不良反应会使药源性疾病增加，并影响原发性疾病病情的诊断。

### （六）心理、社会因素影响明显

老年人情绪易波动，自我控制能力差，经常被负面情绪影响，容易激怒或哭泣，经常产生焦虑、抑郁、孤独、自闭和对死亡恐惧等心理。如有些老年人由于长期患病，生活不能自理，甚至卧床不起，从而感到生活无望，对外界的人和事物漠不关心，不能被环境激发出热情，抑郁、焦虑，容易出现消极言行。

家庭中的经济状况、老年人的婚姻状况、人际关系的变化、社会环境的变迁等社会因素，也会对老年人的心理状态产生较大影响。

## 三、老年病的康复评定

### （一）常规内容

老年病康复评定的常规内容主要有躯体、精神心理、言语、社会和职业等方面。

1. 躯体

躯体方面的康复评定主要包括脏器功能、关节活动度、肌力、肌张力、肢体运动功能、协调与平衡能力、认知能力、感觉、反射、日常生活活动能力、心肺功能评定、泌尿和性功能评定等内容。

2. 精神心理

精神心理主要包括智力测验、性格测验、情绪测验、神经心理测验等内容。

3. 言语

言语方面主要包括失语症和构音障碍的评定等内容。

4. 社会

社会方面的康复评定主要包括社会活动能力、就业能力、经济状况的评定等内容。

5. 职业

职业方面的康复评定主要包括职业适应能力、职业前评定等内容。

### （二）重点内容和方法

1. 老年病康复评定的重点内容

老年病康复评定的内容主要有生活质量评定、功能和残疾评定。其中，老年人生活质量评定是指60岁及以上人群对自己的身体机能状态、心理状态、家庭和社会满意度、健康感觉以及与疾病相关的自觉症状等进行全面评估的过程。这里的自觉症状主要是指病人自己主观感觉到的症状。生活质量包括躯体健康、心理健康、社会功能、角色功能等构成要素。

2. 老年病康复评定的方法

老年病康复评定的方法主要有定性分析、半定量分析和定量分析三种。

## 四、老年病的康复治疗

老年病的康复治疗

### （一）康复治疗的目标

依据康复评定的结果，在明确老年人生理、生活需求的基础上，制定个性化的康复目标。对大多数老年病患者而言，康复治疗的主要目标是尽可能地提高其独立性、减少依赖；最高目标是可以融入社区生活；要点是治疗原发性疾病、防止原发性残疾、预防继发性残疾和并发症。

### （二）康复治疗的原则

老年病康复治疗要遵循早期康复、长期维持、主动参与、功能训练、整体康复、团队合作、提高生活质量等原则。其中，长期维持对老年患者功能水平的维持至关重要。

1. 早期康复原则

早期康复是指从疾病的预防、疾病或残疾发生后，早期介入康复医学治疗的手段，避免或减轻残疾的出现，维持患者的最佳功能状态。早期康复治疗包括两个方面：一是对原发病进行处理，使用康复医学的方法尽早融入整个治疗过程；二是对并发症尽早采用康复医学方法干预，避免或减轻继发性残疾，特别是减少废用综合征、误用综合征和过用综合征的出现。

2. 长期维持原则

老年病康复最大的难点是疗效退步问题，其原因是增龄后多病共存和功能衰退；出院后未能继续康复治疗。近年来各国康复医学界研究认为，老年人康复治疗出院后可减少到每周1~2次，以维持疗效，不宜把康复治疗完全停掉。

3. 主动参与原则

主动参与有两层含义：一是把康复治疗的理念和方法主动应用到各类疾病的治疗过程中，扩大康复医学的作用；二是在康复治疗中努力争取患者的主动参与，提高治疗效果。患者的主动参与，对顺利完成康复治疗起着非常重要的作用。为此，可采用与老年患者及其家属交谈、健康教育等形式调动他们参与的积极性。

4. 功能训练原则

康复治疗是研究患者功能障碍、提高治疗效果、改善患者功能、提高患者生活自理能力的学科。它更加关注伤病引起的功能变化，以恢复人体的正常功能为主要目标。该目标的完成，需要采取各种方法进行功能训练，以提高运动、感觉、言语、心理、日常生活、社会活动等各种能力。功能训练包括针对患者肢体或脏器的功能训练、辅助器具的使用训

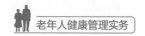 

练、环境利用能力训练等多方面，使患者能够适应家庭和社会生活。

5. 整体康复原则

康复治疗是在整体水平上开展的治疗，把人体视为一个整体来研究功能障碍所带来的一切问题，并以多学科的优势，在生物、心理、社会等各个方面进行全方位治疗。整体康复治疗包括两层含义：一是从医学角度采取多学科、多专业合作的方式，针对伤病带来的各种问题进行处理；二是从全面康复的角度采取医疗康复、教育康复、职业康复、社会康复领域中的多种康复手段，解决因残疾而带来的各种康复治疗问题。

6. 团队合作原则

康复治疗的特点是多学科、多专业结合起来，并以小组工作的形式进行康复治疗。康复治疗面临的任务艰巨复杂，任何单一的专业或学科均难以解决因伤病所带来的全部问题。因此，在康复治疗的实践中逐渐形成了多学科、多专业合作的团队工作形式，在残疾的防治中起到了非常重要的作用。只有采取这种工作方式，并综合发挥各学科和各专业的优势，才能改善患者的身体功能，完成康复治疗的目标。

7. 提高生活质量原则

生活质量又称生命质量，是指人们在躯体、精神及社会生活中处于一种完全良好的状态，提高残疾人生活质量是康复医学的重要目标。

在对老年人进行康复治疗时，应注意以下几点。

（1）康复治疗应在早期进行。

（2）从实际出发选择合理的康复治疗方案。

（3）加强对老年人的心理调整。

（4）调动老年人参与康复治疗的积极性。

（5）确保康复治疗的措施安全。

（6）注意维持和巩固康复疗效。

（三）康复治疗的措施

老年病的康复治疗主要包括物理疗法、作业疗法、言语康复、中医康复疗法等措施。

1. 物理疗法（PT）

物理疗法主要用于病损和症状的治疗、肢体运动功能的提高等方面，具体包括运动疗法和物理因子疗法。

2. 作业疗法（OT）

作业疗法主要针对患者的功能障碍，从日常生活、手工操作、文体活动中选择针对性强、能恢复患者功能和技巧的作业。作业疗法主要包括自助器具的使用、认知障碍的康复训练、职业能力训练等内容，它可以有效改善功能障碍。

3. 言语康复（ST）

言语康复主要指用于脑卒中、颅脑外伤或脑肿瘤等疾病引起的语言交流障碍的一种康复治疗技术和方法。老年人常见言语障碍有听觉障碍、失语症、言语失用、运动障碍性构音障碍、器质性构音障碍、功能性构音障碍、发音障碍和口吃等。

4. 中医康复疗法

中医康复疗法主要运用中医独特的康复理论和治疗方法，达到老年人防病、治病、减轻功能障碍的目的。传统中医在康复治疗中有其独特的作用，可将中药、针灸、推拿、刮痧、拔罐、气功、武术、五禽戏、八段锦等康养疗法合理用于治疗之中，促进老年病患者功能恢复。

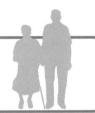

## 任务二

# 物理疗法

物理疗法是康复治疗的主体，它是使用声、光、冷、热、电、力（运动和压力）等物理因子进行康复治疗的一种方法。物理疗法主要针对人体局部或全身性的功能障碍或病变，采用非侵入性、非药物性治疗来恢复身体原有的生理功能。物理疗法分为两类：一是以功能训练和手法治疗为主要手段，又称运动治疗或运动疗法；二是以各种物理因子（声、光、冷、热、电、磁、水等）为主要手段，又称为理疗。

## 一、运动疗法的概念

### （一）定义

运动疗法主要指利用器械、徒手或患者自身力量，通过某种运动方式（如被动运动）使患者获得全身或局部运动功能、感觉功能恢复的一种训练方法。运动疗法是康复治疗的核心治疗手段，属于物理疗法之一。

运动疗法主要采用"运动"这一机械性物理因子对患者进行治疗，着重进行躯干和四肢的运动、感觉、平衡等功能的训练，具体包括关节功能训练、肌力训练、有氧训练、平衡训练、易化训练、移乘训练、步行训练等内容。

### （二）生理作用

运动疗法的生理作用主要有7个方面：①改善运动组织（肌肉、骨骼、关节、韧带等）的血液循环、代谢和神经控制；②促进神经肌肉功能，提高肌力、耐力、心肺功能和平衡功能；③减轻异常组织压力或施加必要的治疗压力；④改善关节活动度；⑤放松肌肉；⑥纠正躯体畸形和功能障碍；⑦止痛等。

## 二、常见的运动疗法

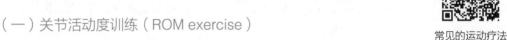

常见的运动疗法

### （一）关节活动度训练（ROM exercise）

**1. 主动关节活动度**

由肌肉随意收缩产生的关节活动范围。

**2. 被动关节活动度**

肌肉无随意收缩，在外力作用下达到的关节活动范围。

**3. 关节活动度训练的意义**

①运动功能恢复的前提和关键；②恢复肌力、耐力、协调性、平衡等运动要素的基础；③进行日常生活活动训练、职业训练、使用各种矫形器、假肢、轮椅的必需条件。

**4. 关节活动度受限的原因**

①神经性：中枢或周围神经损伤；②骨性：关节部位发生病变、损伤；骨性强直及骨质增生；③纤维性（软组织性）：皮肤瘢痕挛缩、关节辅助结构粘连、肌肉痉挛。

**5. 关节活动度训练的方法**

（1）主动运动　用力程度以紧张或轻度疼痛感为宜，20～30次/组，2～4组/d，适用于恢复期训练（图5-1）。

（2）被动运动　不引起病情加剧和不引起无法耐受的疼痛（图5-2）。

（3）助力运动　徒手助力、健肢助力、简单器械助力（图5-3）。

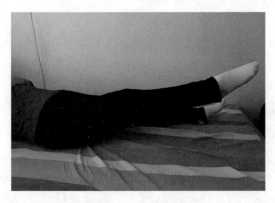

图5-1　主动运动

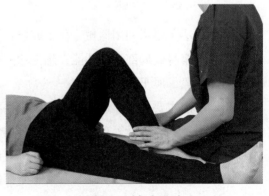

图5-2　被动运动

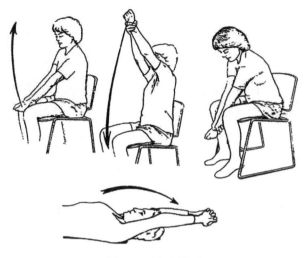

图5-3　助力运动

6. 关节活动度训练的类型

（1）主动关节活动度训练　通过肌肉随意收缩来完成，通常与肌力训练同时进行（图5-4）。

（2）持续被动运动

①优点：无痛苦及肌肉疲劳、迅速消肿、使损伤愈合迅速、促进关节软骨的修复、避免关节粘连、关节僵硬和退行性关节炎（图5-5）。

②应用：膝关节、股关节、踝关节、肩关节等手术后的可动域早期功能的恢复。

（3）软组织牵伸技术（图5-6、图5-7）

①基本方法：将挛缩关节的近端肢体固定，在远端肢体上按需要作重力牵引。

②重量：疼痛可耐受。

③时间：持续10～20min，1～2次/d。

④目的：改善或重新获得关节周围软组织的伸展性；降低肌张力；恢复或增加关节的活动范围；防止发生不可逆的组织挛缩；预防或降低躯体在活动或从事某项运动时出现的

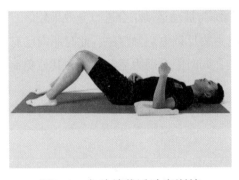

图5-4　主动关节活动度训练

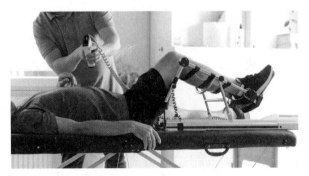

图5-5　持续被动运动

肌肉、肌腱损伤。

⑤牵伸方式：手法牵伸、机械装置被动牵伸、自我牵伸。

⑥注意事项：牵伸前的评估；舒适、放松的体位；牵伸力量的方向：与肌肉紧张或挛缩的方向相反；避免过度牵伸。

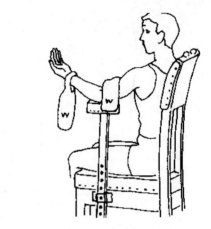

图5-6　软组织牵伸技术1

### （二）肌力训练

肌力训练的目的是运用各种康复训练的方法逐步增强肌肉力量和肌肉耐力，改善肢体运动功能。同时，肌力训练具有预防各种骨关节疾病，以及术后患者的肌肉萎缩、促进肌肉功能恢复的作用。

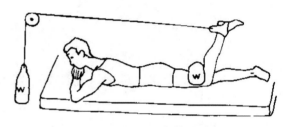

图5-7　软组织牵伸技术2

1. 肌力训练适应证

（1）失用性肌萎缩　由制动、运动减少或其他原因引起的肌肉失用性改变，导致肌肉功能障碍。

（2）肌源性肌萎缩　肌肉病变引起的肌萎缩。

（3）神经源性肌萎缩　由神经病变引起的肌肉功能障碍。

（4）关节源性肌无力　由关节疾病或损伤引起的肌力减弱，肌肉功能障碍。

2. 肌力训练禁忌证

各种原因所致关节不稳、骨折未愈合又未作内固定、骨关节肿瘤、全身情况较差、病情不稳定者、严重的心肺功能不全等。

3. 肌力训练的基本原则及方法

根据患者原有的肌力水平选择合适的肌力训练方式。

（1）肌力为0级时　宜进行针灸、推拿、电刺激治疗、被动运动及传递运动训练（即患者在思想上用力试图作肌肉收缩活动）。传递冲动训练与被动运动结合进行，效果较好。

（2）肌力为1~2级时　宜进行电刺激疗法或肌电生物反馈电刺激疗法。此时肌肉已有一定的肌电活动，肌电生物反馈电刺激疗法效果较佳，同时配合助力运动训练和其他免荷运动训练。

（3）肌力为3~4级时　宜进行徒手抗阻训练和各种器械抗阻训练。

（4）耐力较差的肌肉群　宜进行肌肉耐力训练。

4. 肌力训练注意事项

正确掌握运动量与训练节奏，遵循超量恢复原理，注意在无痛范围内锻炼，提高主动锻炼积极性，注意心血管反应。

5. 肌力训练护理要点

应从助力活动、主动活动、抗阻活动逐步进行；肌力训练后应观察病人全身心血管反应以及局部是否有不适。

（三）协调性训练

以发展神经肌肉协调能力为目的练习，常用于神经系统和运动系统疾病的患者，主要利用残存的部分感觉系统以视觉、听觉和触觉来管理随意运动，本质在于集中注意力，进行反复正确的练习。

1. 协调性训练的方法

（1）训练顺序　①先易后难；②先卧位、坐位再立位；③先单个肢体、一侧肢体，再双侧肢体同时运动；④先做双侧对称性运动，再做不对称性运动；⑤先缓慢，后快速；⑥先睁眼做，再闭眼做。

（2）训练内容　①上肢，主要训练动作的准确性、节奏性与反应的速度；②下肢，主要训练正确的步态。

（3）训练要点　①指导患者利用一些生活动作来辅助强化协调动作；②操练时切忌过分用力，以避免兴奋扩散。

2. 上肢协调性训练

（1）双上肢交替上举

（2）双上肢交替摸肩上举　左、右侧上肢交替屈肘、摸同侧肩，然后上举。

（3）双上肢交替前伸　上肢要前伸至水平位，并逐渐加快速度。

（4）交替屈肘　双上肢起始位为解剖位，然后左、右侧交替屈肘，手拍同侧肩部，逐渐加快速度。

（5）前臂旋前、旋后　肩关节前屈90°，肘伸直，左右侧同时进行前臂旋前、旋后的练习，或一侧练习一定时间后，再换另一侧练习。

（6）腕屈伸　双侧同时进行腕屈伸练习，或一侧练习一定时间后，再换另一侧练习。

（7）双手交替掌心拍掌背　双手放于胸前，左手掌心拍右手掌背，然后右手掌心拍左手掌背，如此交替进行，逐渐加快速度。

（8）指鼻练习　左、右侧交替以食指指鼻，或一侧以食指指鼻，反复练习一定时间后，再换另一侧练习。

（9）对指练习　双手相应的手指互相触碰，由拇指到小指交替进行，或左手的拇指分别与其余四个手指进行对指，练习一定时间，再换右手，或双手同时练习。以上练习同样要逐渐加快速度。

（10）指敲桌面　双手同时以五个手指交替敲击桌面，或一侧敲击一定时间，再换另一侧敲击。

（11）其他　画画、下跳棋等。

3. 下肢协调性训练

（1）交替屈髋　仰卧于床上，膝关节伸直，左右侧交替屈髋至90°，逐渐加快速度。

（2）交替伸膝　坐于床边，小腿自然下垂，左右侧交替伸膝。

（3）坐位交替踏步　坐位时左右侧交替踏步，并逐渐加快速度。

（4）拍地练习　足跟触地，脚尖抬起作拍地动作，可以双脚同时或分别做。

（5）原地踏步走　踏步的同时双上肢交替摆臂，逐渐加快速度。

（6）原地高抬腿跑　高抬腿跑时双上肢交替摆臂，逐渐加快速度。

（7）其他　跳绳、踢毽子等。

（四）步行训练

步行是由全身肌肉、骨骼和关节的共同作用，并在神经系统的支配、调节和精确控制下进行的运动。

为了保证步态正常，必须满足五个条件，①肌力：单侧下肢必须能够支撑体重的3/4以上，或者双下肢的伸肌（主要是指股四头肌、臀大肌等）应达3级以上；②平衡能力；③协调能力及肌张力均衡；④感觉功能及空间认知功能；⑤中枢控制。

1. 基础步行训练

（1）步行基础训练　①体位适应性训练：开始先将床头摇起30°，进行靠坐训练，并维持15～30min，观察患者的反应，2～3天未有明显异常反应者即可增加摇起的角度，一般每次增加15°，直到将床摇至90°；②肌力训练；③关节活动度训练。

（2）平衡训练——基础站位平衡训练方法

①Ⅰ级平衡训练（静态平衡）：指不受外力和无身体动作的前提下保持独立站立姿势的训练。

②Ⅱ级平衡训练（自动态平衡）：指患者在站立姿势下，独立完成身体重心转移、躯干屈曲、伸展、左右倾斜及旋转运动，并保持平衡的训练。

③Ⅲ级平衡训练（他动态平衡）：指在站立姿势下抵抗外力保持身体平衡训练。

（3）步行分解训练　①单腿负重：负重程度分为零负重、部分负重和全负重；②靠墙伸髋→离墙站立；③患腿上下台阶；④患腿支撑伸髋站，健腿跨越障碍；⑤靠墙伸髋踏步；⑥侧方迈步、原地迈步。

2. 步行能力训练

步行能力训练主要有五个方面，包括①平行杠内训练；②助行器步行训练；③腋拐步行训练；④使用手杖的步行训练；⑤驱动轮椅训练。

步行依次为：平行杠内步行→平行杠内持杖步行→杠外持杖步行→弃杖步行→应用

性步行。

### 3. 步行训练护理要点

（1）提供必要保护，以免跌倒。

（2）掌握训练时机。

（3）凡病人能完成的动作，应鼓励其自行完成，不要辅助过多。

## 三、物理因子疗法

物理因子疗法以各种物理因子（声、光、冷、热、电、磁、水等）为主要手段，又称为理疗。它的优势是没有化学药品所常有的各种副作用，不会对胃肠道产生刺激。基本分类：电疗法、光疗法、超声波疗法、冷疗与热疗、磁疗法、机械振动疗法等。

物理因子疗法

### （一）电疗法

电疗法即直流电及药物离子导入疗法，具体分为低频电疗法、中频电疗法、高频电疗法和静电疗法等。

#### 1. 低频电疗法

应用频率1000Hz以下的脉冲电流作用于人体治疗疾病的方法，称为低频电疗法。

（1）常用低频电疗法 ①经皮神经电刺激疗法；②神经肌肉电刺激疗法；③功能性电刺激疗法。

（2）适应证（用法与用途） ①兴奋神经肌肉组织；②促进局部血液循环；③镇痛，特别是软组织损伤所导致的疼痛。

（3）禁忌证 ①出血倾向疾病；②恶性肿瘤；③局部金属植入物者；④意识不清等。

（4）护理要点 ①疗前宣教；②帮助患者作好治疗部位的准备；③治疗部位如有创伤或遇其他有创检查（局部穿刺、注射、封闭等）之后24h内应停止该项治疗。

#### 2. 中频电疗法

应用频率1000~100000Hz的脉冲电流作用于人体治疗疾病的方法，称为中频电疗法。

（1）常用中频电疗法 ①音频电疗法（2000Hz）；②干扰电疗法（频率相差0~100Hz）；③正弦调制中频电疗法（2000~8000Hz）

（2）禁忌证 急性炎症病灶、深静脉血栓形成、带起搏器者、孕妇下腹部、心脏部位、出血倾向者、结核病灶、恶性肿瘤。

（3）护理要点 与低频电疗法相同。

#### 3. 高频电疗法

应用频率高于100000Hz的脉冲电流作用于人体治疗疾病的方法，称为高频电疗法。

（1）高频电流特点 ①对神经肌肉无兴奋性；②内生热作用；③无电解作用。

（2）作用与用途　①止痛；②消炎；③解痉；④高频电刀可治疗浅表肿瘤。

（3）常用的高频电疗法　短波疗法、超短波疗法、微波疗法。

（4）禁忌证　恶性肿瘤（中小剂量）、妊娠、有出血倾向、高热、急性化脓性炎症、心肺功能衰竭、装有心脏起搏器、体内有金属异物、颅内压增高、活动性肺结核等，妇女经期血量多时应暂停治疗。

（5）护理要点　①发热患者，当天体温超过38℃者，应停止治疗；②女性患者经期，下腹部不宜进行高频电疗；③治疗部位如有创伤或遇其他有创检查（局部穿刺、注射、封闭等），24h内不宜进行治疗；④治疗部位伤口有渗出者，应先处理伤口，再行治疗；⑤治疗中注意特殊部位的保护（如眼、生殖器、小儿骨骺端等）。

### （二）光疗法

利用日光或人工光线来作为防治疾病促进机体康复的重要方法，称为光疗法，具体分为红外线疗法、可见光疗法、紫外线疗法和激光疗法等。由于篇幅有限，重点介绍红外线疗法和紫外线疗法。

1. 红外线疗法

（1）治疗作用及适应证　①改善局部血液循环，促进慢性炎症消散；②降低神经兴奋性、镇痛、解痉。包括神经性皮炎、神经根炎、周围神经损伤；③减少渗出，促进肉芽生长，加速伤口愈合。包括烧伤创面、慢性伤口、褥疮、乳头裂；④促进肿胀及血肿消散：扭挫伤，软组织损伤；⑤减轻术后粘连，软化疤痕，减轻疤痕挛缩。包括术后粘连，注射后硬结，疤痕挛缩。

（2）禁忌证　恶性肿瘤、出血倾向、高热、重症动脉硬化患者、急性扭伤早期、活动性结核等。

（3）护理要点　①保护眼睛；②急性创伤24～48h内局部不宜用红外线照射；③防烫伤：植皮术后；新鲜瘢痕处；感觉障碍者，如老人、儿童、瘫痪患者等。

2. 紫外线疗法

（1）治疗作用　①杀菌作用；②促进维生素$D_3$合成作用；③促进局部血液循环作用；④止痛作用；⑤消炎作用；⑥促进伤口愈合作用，促进细胞生长、分裂和增殖作用；⑦脱敏作用；⑧免疫调节作用；⑨与光敏药物的协同作用。

（2）禁忌证　恶性肿瘤、心肝肾功能衰竭、出血倾向、活动性肺结核、急性湿疹、红斑性狼疮、光过敏性疾病、应用光敏药物者（除光化学疗法）等。

（3）护理要点　①护眼，照射时应注意保护病人及操作者的眼睛，以免发生电光性眼炎；②严密遮盖非照射部位，以免超面积超量照射。

（三）超声波疗法

将超声波作用于人体以达到治疗目的的方法，称为超声波疗法。500~2500kHz的超声波有一定的治疗作用，现在理疗中常用的频率一般为800~1000kHz。

1. 超声波疗法的作用

小剂量超声波能使神经兴奋性降低，传导速度减慢，因而对周围神经疾病，如神经炎、神经痛，具有明显的镇痛作用。大剂量超声波作用于末梢神经时可引起血管麻痹、组织细胞缺氧，继而坏死。房室束对超声波的作用很敏感。超声波主要影响心脏活动能力及其节律。小剂量超声波使心脏毛细血管充血，对冠心病患者有扩张动脉管腔及解除血管痉挛的作用，故用1W/cm²以下脉冲式超声波作用心脏，对冠状动脉供血不足患者有一定疗效。

2. 适应证

（1）运动支撑器官创伤性疾病，如腰痛、肌痛、挫伤、扭伤、肩关节周围炎、增生性脊柱炎、颞颌关节炎、腱鞘炎等。

（2）疤痕、粘连、注射后硬结、硬皮症、血肿机化等。

（3）作用于局部及相应的神经节段时，可治疗神经炎、神经痛、幻肢痛、慢性荨麻疹、带状疱疹、湿疹、瘙痒症、消化性溃疡、支气管哮喘、胃肠功能紊乱等。

（4）脑血管病偏瘫、冠状动脉供血不足、视网膜炎等。

3. 禁忌证

凡恶性肿瘤（大剂量聚集可治）、活动性肺结核、严重心脏病的心区和星状神经节、出血倾向、静脉血栓之病区均禁用。

4. 护理要点

及时了解治疗的正常感觉，观察疗后反应，体温38℃以上者应暂时停止治疗，对治疗部位进行有创检查（局部穿刺、注射、封闭等）之后24h内应停止治疗。

**任务三**

# 作业疗法

## 一、作业疗法概述

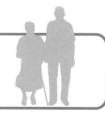

作业疗法

（一）什么是作业疗法

作业疗法（occupational therapy，OT）是指应用与日常生活及职业有关的各种作业活动或工艺过程，指导残疾者或部分恢复功能的患者参与选择性活动的一门科学和艺术。其目的是进一步改善和恢复患者的身体、心理和社会功能。最终目的是提高生存质量，训练患者成为生活中的主动角色，能够积极面对社会。

### （二）作业疗法的种类

#### 1. 按实际要求分类

按实际要求作业疗法可分为五类：①日常生活活动；②创造有价值的作业活动；③休闲及娱乐活动；④教育性作业活动；⑤矫形器和假肢训练等。

#### 2. 按治疗目的分类

按治疗目的作业疗法可分为三类：①改善身体功能为目的的作业治疗；②改善精神功能为目的的作业治疗；③恢复社会工作为目的的作业治疗等。

#### 3. 按生活功能分类

按生活功能作业疗法可分为三类：①身体技能训练；②智能训练；③感知训练等。

### （三）作业疗法的作用

作业疗法的作用主要有四个方面：①增加躯体感觉和运动功能；②改善认知和感知功能；③提高生活活动自理能力；④改善参与社会及心理能力。

## 二、作业疗法的处方

作业疗法处方是根据患者的性别、年龄、职业生活环境、个人喜好、身体状况、障碍名称、残疾程度、合并症和禁忌证等情况，拟定作业疗法的计划或阶段性实施的方案。

作业疗法的处方

作业疗法的处方内容包括作业疗法的评定、基本内容、治疗强度、治疗时间和频率、作业疗法的分析、作业方法选择和注意事项七个方面。

### （一）作业疗法的评定

#### 1. 感觉运动功能

感觉运动功能包括肌力、关节活动度、反射、软组织结构、肢体粗大运动和精细运动、越过中线运动、协调性、平衡功能、对刺激的接受和处理能力等。

#### 2. 认知综合功能

认知综合功能即运用脑的高级功能能力，包括觉醒水平、定向力、注意力、认识力、顺序、定义、概念、解决问题、学习概括、时间安排等。

#### 3. 日常生活能力

对患者日常生活能力的评定，最好是通过观察或者实际操作来进行，避免通过提问的方式进行，因为患者主观认为可以完成和实际能否完成之间可能存在差异。

4. 社会心理功能

社会心理功能是指融入社会的能力和处理情感的能力，包括自我概念、价值、兴趣、介入社会、人际关系、自我表达、自我控制、应对能力等。

### （二）基本内容

作业疗法的基本内容：①个人日常生活活动；②家务活动；③教育性技能活动；④职业前活动训练；⑤园艺、娱乐活动；⑥心理作业活动；⑦辅助器具配置使用活动训练；⑧假肢的使用活动训练；⑨认知综合功能训练；⑩治疗性功能训练。

### （三）治疗强度

作业治疗的强度受很多因素影响，如作业时患者的体力和脑力状况、体位和姿势、作业的材料和用具、技巧、是否加用辅助用具等因素都会影响治疗强度；制定处方时必须详细具体，并在疗程中根据患者的适应性与治疗反应及时给予调整；强度的安排与调整必须遵循循序渐进的原则。

### （四）治疗时间和频率

根据患者的具体情况和循序渐进的原则进行安排，一般每次20~40min，每日一次；出现疲劳或不适等不良反应时，应缩短时间，减少频率。

### （五）作业疗法的分析

在选择作业活动之前，首先要对作业的性质、技能成分、患者的功能状况等进行详细的分析，明确所选择的活动对病人的治疗作用。

1. 作业性质分析

作业性质分析主要分析作业是脑力还是体力，是否与病人的病情相适应等。

2. 技能成分分析

（1）运动方面 运动的协调性和柔韧性、耐力等。

（2）感觉方面 视觉、听觉、触觉、本体感觉等。

（3）认知方面 定向力、记忆力、注意力、表达力、理解力、判断力、计算力等。

（4）心理方面 独立自主精神、顺应精神、积极性、现实感、自制力、自尊心等。

（5）社会交往方面 集体精神、合作共事精神等。

3. 患者的功能状况分析

患者的功能状况分析主要包括6个方面：①患者的姿势与体位；②关节运动方向和活动范围；③肌肉收缩的方式；④抵抗负荷能力；⑤协调性和平衡能力；⑥能否独立完成或

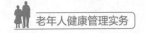 

是否需借助器具才能完成。

（六）作业方法选择

根据不同个体，选择对躯体、心理和社会功能起一定治疗作用的内容，各种作业内容在一定范围内允许自己挑选，自觉参加。其原则是从小量到大量，循序渐进，不致疲劳。

1. 按运动功能训练的需要选择

（1）肩肘屈伸功能训练　选择木工（砂磨、刨木、拉锯、打锤）、在台面上推动滚筒、推磨砂板、擦拭桌面、篮球运动等。

（2）腕指关节功能训练　选择油彩、绘画、和泥、和面、打乒乓球等。

（3）手指精细活动功能训练　选择编织、泥塑、捡拾珠子或豆子、打结、拼图、刺绣、弹琴、书法、打字等。

（4）髋膝屈伸训练　选择踏自行车、上下楼梯等。

（5）足踝活动训练　选择脚踏缝纫机、脚踏风琴、踏自行车等。

（6）增强肌力训练　选择拉锯、刨木、捏饺子、木刻、踏功率自行车等。

2. 按心理及精神状况调整的需要选择

（1）为转移注意力　选择下棋、玩牌、游戏、社交等趣味性活动。

（2）为镇静、减少烦躁　选择绘画、刺绣、编织等简单重复性强的作业。

（3）为提高自信心　选择书法、雕塑、制陶等艺术性作业及手工艺作业。

（4）为宣泄过激情绪　选择锤打作业、重体力劳动等作业。

（5）为减轻罪责感　选择清洁、保养、打结等简单手工劳动。

3. 按社会生活技能和素质训练的需要选择

（1）培养集体生活习惯和合群性　选择歌咏比赛、文艺晚会等集体性活动。

（2）培养时间观念、计划性和责任感　选择计件作业、计划工作等。

（七）注意事项

制定作业治疗处方的注意事项：①内容的选择具有明确的目的性（针对患者的特点）；②各种作业活动应具有现实性（从临床康复治疗向职业劳动过渡）；③形式上尽量采用集体活动治疗（加强患者的社会参与和社交能力）；④尽可能让患者选择自己感兴趣的作业治疗方法（提高主动参与性和趣味性）；⑤遵守循序渐进的原则；⑥必须详细记录等。

## 任务四

# 言语康复

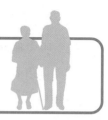

## 一、言语康复概述

言语康复

### （一）什么是言语康复

言语康复（speech therapy，ST）是指通过各种手段对言语功能有障碍的患者进行针对性治疗，又称言语训练或言语再学习。其目的主要是改善患者的言语功能，并采用言语训练或借助交流替代设备，如交流板、交流手册及手势语等手段实现其目的。

### （二）言语功能评定

#### 1. 言语与语言

言语是指说话（口语）的能力，也就是用声音来进行口语交流的过程。这是一种通过口腔、咽喉结构和呼吸器官产生声音实现交流的活动过程。

言语的形成主要是由肺部喷出气体，经气管进入声道，形成声音；声道包括喉、声带、咽、舌、软腭、硬腭、牙和唇等。

语言是人类在社会生活中约定俗成的符号系统，是人与人之间交流思想感情的工具，有理解和表达两个方面，包含口语、书面语、手势语和体态语等交流符号；语言活动有口语表达、口语理解、阅读理解和书写表达等四种形式。

#### 2. 言语障碍

构成言语的各个环节（听、说、读、写）受到损伤或发生功能障碍时，称为言语障碍。

常见言语障碍：失语症、构音障碍、言语失用症。

言语功能评定的目的：①判断言语功能障碍的性质、类型、程度及可能原因；②预测言语障碍恢复的可能性；③确定是否需要给予言语治疗；④治疗前后评定以了解疗效。

## 二、失语症的康复

失语症的康复

### （一）定义

失语症是指因脑部损伤，病人在神志清楚，无精神衰退、感觉缺失、发音肌肉瘫痪的情况下，使原已习得的言语功能丧失所表现出的种种症状，包括听、说、读、写等一个或几个方面的功能障碍。

（二）主要语言障碍

（1）听觉理解障碍　包括语音辨认障碍、语义理解障碍等内容。

（2）口语表达障碍　包括发声障碍、说话费力、错语、杂乱语、找词困难、刻板语言、言语的持续现象、模仿语言、语法障碍、言语的流畅性和非流畅性、复述障碍等内容。

（3）阅读障碍　阅读障碍包括①形、音、义失读；②形、音失读；③形、义失读等内容。

（4）书写障碍　书写障碍包括书写不能、构字障碍、镜像书写、书写过多、惰性书写、象形书写、错误语法等内容。

（三）失语症的康复

1. 治疗目标

（1）轻度失语　治疗目标是改善言语和心理障碍，适应职业需要。

（2）中度失语　治疗目标是发挥残存能力及改善功能，适应日常交流需要。

（3）重度失语　治疗目标是尽可能发挥残存能力以减轻家庭帮助。

2. 治疗时机

言语训练开始的时间应是在患者意识清楚、病情稳定、能够耐受集中训练30min左右；训练前应做语言评估，发病3～6个月是失语症恢复的高峰期，但对发病2～3年的患者，经过训练也会有不同程度的改善。

3. 治疗方法——传统的措施

（1）口形训练　①让患者照镜子检查自己的口腔动作是不是与言语治疗师做的口腔动作一样；②患者模仿治疗师发音，包括汉语拼音的声母、韵母和声调；③言语治疗师画出口形图，告诉患者舌、唇、齿的位置以及气流的方向和大小，并让患者进行模仿练习。

（2）听力理解训练　①单词的认知和辨别：每次出示一定数量的实物、图片或词卡，说出一个物品名称后令患者指出相应的物品图片，言语治疗师说出某词，让患者指认；②语句理解：治疗师每次出示5个常用物品图片，说出其中一个物品的功能（如"你用什么喝水"），让患者听后将其指出，也可用情景画进行对话。

（3）口语表达训练　①单词练习：从最简单的数字、诗词、儿歌或歌曲开始，让患者自动、机械地从嘴里发出，如"汽车"；②复述短语：先进行听觉训练，图片与对应文字卡片相配，如"汽车来了"等；③复述句子、短文：用以上练习中所用的单词，同其他词语组合成简单的句子或短文反复练习；④实用化练习：出示相应实物，让患者在完成动作的同时，复述其动作内容，如"把书放进书包里"等。

（4）阅读理解及朗读训练　①视觉认知：同时摆出3张画片，将相对应文字卡片让患者看过后进行组合练习；②朗读单词：出示每张单词卡，反复读给患者听，然后鼓励患者一起朗读，最后让其自己朗读；③句子、短文的理解和朗读：用句子或短文的卡片，让患者指出情景画与相应事物，用"是""不是"回答提问的卡片；④朗读篇章：从报刊的记事、小说、故事中选出患者感兴趣的内容，同声朗读，每日坚持。

（5）书写训练 ①抄写阶段：让患者抄写和听写单词；②随意书写阶段：让患者看动作图片，写叙述短句；③自发书写阶段：采用写日记和给朋友写信的形式训练。

4. 治疗方法——实用交流能力的训练

（1）训练原则 以日常活动的内容为训练课题，选用现实生活中的训练素材（如食物、照片、新闻报道等），通过多种方式（除口语之外，还可用书面语、手势语、图画等），提高综合交流能力。

（2）训练方法 利用接近于实用交流的对话结构，在治疗师与患者之间交互传递信息，促使患者调动自己潜在的交流能力，以获取实用化的交流技能。

5. 治疗方法——非言语交流方式的利用和训练

（1）手势语 在交流活动中，手势语不单是指手的动作，还包括头及四肢的动作，如用点头、摇头表示是或不是。

（2）画图 对严重言语障碍但具有一定绘画能力的患者，可以利用画图来进行交流。

（3）交流板或交流手册 适应于口语及书写交流都很困难，但有一定认识文字和图画能力的患者。

（4）电脑交流装置 包括发音器、电脑说话器、环境控制系统等。

6. 注意事项

（1）时间安排合理 每日训练时间应根据患者的具体情况决定，患者状况差时应缩短训练时间，状况较好时可适当延长；最初训练时间应限制在30min以内，超过30min可安排为上下午各1次；短时间、多频率训练比长时间、少频率的训练效果要好。

（2）避免疲劳训练 密切观察患者的行为变化，一旦有疲倦迹象应及时调整时间和变换训练项目或缩短训练时长。

（3）训练目标适当 每次训练开始时从对患者容易的课题入手，每天训练结束前让患者完成若干能正确反应的内容，令其获得成就感，以激励患者进一步坚持训练。

## 三、构音障碍的康复

### （一）发音训练

1. 发音起动训练

深呼气，用嘴哈气，然后发"a"，或做发摩擦音口形，然后做发元音口形，如"s—u"。当喉咙紧张声音沙哑时可让患者做打哈欠动作，因为打哈欠时可以完全打开声门，

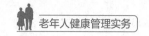

停止声带的内收，从而放松声带。

**2. 持续发音训练**

当患者能够正确启动发音后可进行持续发音训练，一口气尽可能长时间地发元音，用秒表记录持续发音时间，最好能够达到15～20s。由一口气发单元音逐步过渡到发2～3个元音。

**3. 音量控制训练**

指导患者持续发"m"音，"m"音与元音"a, i, u"等一起发，逐渐缩短"m"音，延长元音，或让患者数数字音量尽量大，也可以由小到大，再由大到小交替改变音量。

**4. 音高控制训练**

许多构音障碍患者表现为语音单调或高音异常，如过高、过低或过短。因此，有必要扩大音高范围，帮助患者找到最适合的音高，然后在该水平稳固发音。

**5. 鼻音控制训练**

鼻音过重是指发音时鼻腔共鸣的量过多，这些常见特征通常由于软腭、腭咽肌无力或不协调造成。具体训练方法如下。

（1）推掌疗法　两手放在桌子上向下推或两手掌相对推，同时发"a"音。

（2）打哈欠时，同时发音或发"h"音、咀嚼发音。

（3）发舌后根音（ga、gei、ge）：舌根运动，加强软腭肌力。

（二）口面与发音器官训练

**1. 唇运动训练**

练习双唇闭合、外展、鼓腮。具体训练方法如下。

（1）双唇闭合、尽量向前噘起（发"u"音位置），5次。

（2）双唇角外展，然后尽量向后收拢（发"i"音位置），5次。

（3）发"i"音3s，随即说"u"音，然后休息，重复5～10次。

（4）双唇闭紧，夹住压舌板，增加唇闭合力量。治疗师可向外拉压舌板，患者闭唇防止压舌板被拉出，做5～10次。

（5）压舌板放在嘴唇左边，用力压紧，向外拉压舌板，然后放在右边再做，重复5～10次。

（6）重复说"ba"音，重复10次。

（7）重复说"ma"音，重复10次。

（8）合紧嘴唇，然后发"pa"一声，重复10次。

**2. 舌运动训练**

（1）舌先尽量向外伸出，然后缩回并向上向后卷起，治疗师可将压舌板置于患者唇前，由患者伸舌触压舌板或用压舌板抵抗舌的伸出，以加强舌的伸出力量。

（2）舌尖向外伸出并上抬，重复5次后休息。练习时可用手扶住下颌以防止下颌抬高。当舌的运动力量增强时可用压舌板协助和抵抗舌尖的上抬运动。

（3）舌面抬高至硬腭，舌尖紧贴下齿，舌面抬起。

（4）舌尖伸出由一侧口角向另一侧口角移动。可用压舌板协助和抵抗舌的一侧运动或增加两侧移动的速度。

（5）舌尖沿上下齿龈做环形“清扫”动作。

3. 软腭抬高训练

构音障碍常由于软腭运动无力或软腭的运动不协调造成共鸣异常和鼻音过重。为了提高软腭的运动能力，可以采取以下方法。

（1）用力叹气可促进软腭抬高。

（2）发“a”音，每次发音之后休息3～5s；重复发爆破音与开元音“pa、da”。

（3）用冰块快速擦软腭，数秒后休息，可增加肌张力，刺激后立即发元音。

（4）发元音时将镜子，手指或纸巾放在鼻孔下观察是否有漏气。

4. 交替运动训练

主要是唇舌的运动，是早期发音训练的主要部分。开始时不发音，只做发音动作，以后再练习发音。方法如下。

（1）颌的交替运动是做张嘴闭嘴动作。

（2）唇的交替运动需唇前噘，然后缩回。

（3）舌的交替运动如伸出缩回，舌尖于口腔内抬高降低，舌由一侧嘴角向另一侧移动。

（4）尽快重复动作，随后发音练习。

### （三）语言节奏训练

语言的节奏是由音色、音量、音高、音长四个要素构成的，其中任何一个要素在一定时间内有规律地交替出现就可形成节奏。

1. 重音节奏训练

（1）呼吸控制　可使重音和轻音显示出差异，从而产生语言的节奏特征。因此，进行呼吸训练不但有助于发音，还为语音节奏和重音控制奠定了基础。

（2）诗歌朗读　为了促进节奏的控制可让患者朗读诗歌，诗歌有很强的节奏，治疗师用手或笔敲打节奏点，可帮助患者控制节奏。

（3）利用生物反馈技术　把声音信号变为视觉信号可加强患者对自己语言的调节。

2. 语调训练

语调不仅是声带振动的神经生理变化，而且是说话者表达情绪和感情的方式。疑问句、命令句，或表示愤怒、紧张、警告、号召的语句需要使用升调；表示惊讶、厌恶、迟

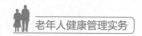

疑情绪使用曲折调；一般陈述句使用平稳的平直调；练习简单陈述句、命令句的语调，这些语句要求在句尾用降调；练习疑问句，要求句尾用升调。

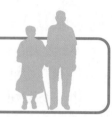

**任务五**

# 中医康复疗法

## 一、中医康复疗法概述

### （一）中医康复疗法的定义

中医康复学是在中医理论指导下，研究康复医学基本理论、医疗方法及应用的一门学科。具体来说，它是一门以中医基础理论为指导，综合地运用调节情志、娱乐、传统体育、沐浴、饮食、针灸推拿、药物等各种方法，对病残、伤残、老年病、慢性病等功能障碍患者进行辨证康复的综合应用学科。其目标是使患者机体生理、心理功能上的缺陷得以改善和恢复，帮助他们最大限度地保存、改善和恢复身心功能，提高生活质量，使病残患者能够充分参与社会生活，同健康人分享社会和经济发展的成果。

### （二）中医康复疗法的原则

中医康复疗法以阴阳五行学说、藏象经络学说等中医理论为基础，以功能恢复为中心，强调辨病与辨证康复相结合，内治法与外治法相结合，局部功能康复与整体康复相结合，达到调和阴阳、形神共养、协调脏腑、疏通经络、活血化瘀、扶正祛邪、综合调理的作用。

### （三）中医康复疗法的分类

中医康复疗法内容丰富，主要分为针灸康复疗法、中药康复疗法、饮食康复疗法、推拿康复疗法、气功康复疗法、自然康复疗法、娱乐康复疗法、中医心理康复疗法、音乐疗法、沐浴疗法和传统体育康复疗法等。

## 二、针灸康复疗法

针灸是针法和灸法的合称，是两种不同的治疗方法，针和灸在临床上常互相配合应用。针灸康复疗法是中医传统医学的重要组成部分，也是重要的传统康复疗法之一。它起源于民间，历史悠久，具有适应证广、疗效明显、

针灸康复疗法

操作方便、经济安全的特点。

### （一）针法

针法是利用针具通过一定的手法，刺激人体腧穴，运用各种操作方法以激发经气，来调整机体功能治疗疾病。

### （二）灸法

灸法主要是用艾叶点燃后在人体皮肤上进行灼烧或焦烤体表一定的部位，通过经络传导功能的作用而取及治疗效果。

两者虽然所用器材和操作方法不同，但同属于外治法，都是通过腧穴，作用于经络、脏腑以调和阴阳、扶正祛邪、疏通经络、行气活血而达到防病治病的目的。

### （三）针灸治疗的原则

针灸治疗遵循中医辨证施治的原则，即"盛则泻之、虚则补之、热则疾之、寒则留之，陷下则灸之、不盛不虚、以经取之"，也就是说针灸治疗，凡邪气盛满，体质强壮应用泻法，以泄其实。正气不足身体虚弱者应用补法，以补其不足使正气充实。若属邪热则应用疾刺或刺络出血，以疏泄其邪热。若寒邪过剩，脏腑经络之气凝滞时，则当用留针法。阳气不足而脉陷时则宜用灸法，以升阳举陷，若非它经所犯而本经有病者，则取本经腧穴，以调其气血。

### （四）针灸的主要作用

针灸的主要作用为镇痛、调整、免疫调节和组织修复。针灸的止痛作用效果明显，如头痛、牙痛、三叉神经痛、坐骨神经痛、手术后疼痛、肋间神经痛、胆绞痛、肾绞痛、产后宫缩痛、外伤疼痛等，只要用针灸进行辨证治疗都有立竿见影的效果，它的止痛作用主要是通过调节自主神经系统而实现的。针灸疗法对人体各个组织器官的功能活动都有调节作用，使兴奋、亢进、痉挛的表现达到一致；表现为虚弱、抑制迟缓而达到兴奋，从而起到治疗各种疾病的作用。

### （五）针灸康复治疗的常见疾病

适合针灸康复疗法的常见疾病有以下几类。

（1）神经疾患　脑卒中、脑外伤和脑手术后、脊髓损伤、多发性硬化、儿童脑瘫、阿尔茨海默病、帕金森病等。

（2）骨关节及运动系统疾患　截肢后、脊柱疾患（腰椎间盘突出和颈椎病）、骨质疏松症、关节炎、运动损伤、外伤性损伤、关节置换术后等。

（3）慢性疼痛　慢性疼痛综合征、癌性疼痛等。

（4）心肺及内脏疾患　冠状动脉硬化性心脏病、慢性阻塞性肺炎等。

（5）其他　如肿瘤、精神疾患、视觉和听觉平衡的康复等。

## 三、中药康复疗法

中药康复疗法

中药康复疗法包括中药内治法和中药外治法。

### （一）中药内治法

中药内治法，是以中医的辨证论治为指导，应用中药方剂，针对病伤残者的病情进行调治，从而达到调理阴阳、协调脏腑功能、扶正祛邪、延年益寿，促使身心功能康复的一种疗法。实践证明，对于大多病伤残患者，都存在诸虚不足、气机郁滞，应用药物内服，可以固本扶元、补养气血、调畅气机、平调阴阳，配合外治有良好的康复效果。中医内治法因证施治，病位在表者，采用发汗的方法，病位在下者，采用疏引的方法，寒证者用温热的方法治疗，热证者可采用寒凉的方法治疗，体质虚者，采用补益的方法治疗。

### （二）中药外治法

中药外治法是指利用中药的各种外治方法对疾病进行康复治疗，以促进各种机能更快恢复的疗法，具有操作简便、疗效显著、容易推广、经济适用、使用安全、毒副作用少等特点，对各科病种的康复有显著疗效，尤其对老幼虚弱之体，攻补难施之时，或不肯服药之人，不能服药之证，更有其他疗法所不及的诸多优点。运用中药外治法，必须根据疾病特点，进行辨证选方用药，并选择适当的剂型和制法以适应病情需要。

### （三）中药外治康复疗法的特点

中药外治康复疗法的特点有以下几个。

1. 治法多样，给药方便

外治法具有多种治疗途径，且其治疗方法多样，施治部位广泛。如哮喘就有多种治疗方法，用背部腧穴贴敷法、发泡疗法、脐疗、割治、中药雾化吸入等，均能获得满意疗效。

2. 直达病所，定位用药

中药外治法用药局部的药物浓度显著高于血药浓度，局部疗效明显优于内治，且取效迅速。如用气雾剂平喘，用锡类散灌肠治疗溃疡性结肠炎，关节疼痛用外敷止痛，效果均较内服药为优。

3. 适应证广，禁忌证少

中药外治法适应证广泛，可以运用于各科临床的多种病症，且治疗作用迅速，尤其对病情轻或单纯性疾病、疾病初起阶段具有明显的优势。

## 四、饮食康复疗法

饮食康复法是在中医基础理论的指导下，根据食物的性味、归经、功效，选择具有康复治疗意义的食物或食物与药物配合的药膳，按照饮食调理的原则，促进身心康复的一种康复方法。药膳多用以养身防病，见效慢，重在养与防。药膳在保健、养生、康复中有很重要的地位。食药对老年康复的作用主要有康复身心、强壮身体、预防疾病、延年益寿等。

### （一）饮食康复的使用原则

辨证施膳是根据"五味相调，性味相连"的原则，以及"寒者热之，热者寒之，虚者补之，实者泻之"的法则，根据食性理论，以食物的四气、五味、归经、阴阳属性等与人体的生理密切相关的理论和经验作为指导，针对病人的症候，应用相关的食物和药膳治疗调养病人，以达到治病康复的目的。老年人脾胃虚弱，补法方面尽量以清补、平补为主。

### （二）饮食康复要因时制宜

饮食康复疗法要因时制宜，四季采用不同的饮食疗法，选择药膳需顺乎时令，合乎时序。如春季感冒，多为风温之证，宜选择辛凉透表、清热解毒；夏季发热，则多为暑湿之证，宜选择发汗解表、化湿祛暑。再就养生调补药膳而言，春季宜升补，夏季而清补，秋季而平补，冬季而滋补。简单地说，春季养生，夏季养清，秋季养收，冬季养藏。

（1）春季　注意保护阳气，着眼于一个"生"字。春季宜食辛甘发散之品，而不食酸收之味。

（2）夏季　养生重在"清"。饮食上宜用寒凉清心泻火、解暑之物，如西瓜、香瓜等。

（3）秋季　养生重在"收"。故秋季养生在起居、情绪、饮食、运动锻炼等方面，都必须顺应"养收"的特点，以保持身体内环境的相对稳定。饮食原则上宜酸不宜辛。所以，饮食上要尽量少吃葱、姜等辛味之品，适当多食酸味果蔬。此时，燥气当令，易伤津液，故饮食应以滋阴润肺为宜，可适当多食用芝麻、糯米、粳米、蜂蜜、木耳、银耳、莲子、梨、枇杷果、菠萝、乳制品等柔润食物以生津润燥。

（4）冬季　冬季养生的基本原则是"藏"。体虚者适当进补，增加热能供应，多食温热，少食寒凉。

### （三）饮食康复的注意事项

1. 注意药物与食物之间的搭配禁忌

我国医学有"药食同源"之说。选择使用药膳时，应注意药物与食物之间的搭配禁忌，即每种药物及食物均有各自的偏属性味，若搭配不当，则会减弱药效，从而影响药膳效用。如萝卜忌人参，羊肉忌半夏，菖蒲、猪肉忌乌梅、桔梗等。另外，药膳的调味品必须以保持药膳中药材自身性味为原则，不应掩盖或破坏药膳原料的性味，以免削弱或丧失食药原有功效。选择药膳应该因人、因地、因时制宜，忌简单拿来盲目袭用，如老年人气血衰少、生机减退，选择药膳时应以补肝肾为主。

### 2. 选择药膳应了解疾病的性质

选择药膳应了解疾病的性质。热性病宜用寒凉性药膳，忌辛热之品；寒性病宜用温热性药膳，忌咸寒之品。脾胃虚弱、消化不良忌油腻食物；疮疡、肿毒、过敏性皮肤病者忌鱼、虾、蟹、酒、猪头、葱、韭菜等易动风、助火、生痰的食品，以免加重病情。

## 五、推拿康复疗法

推拿康复疗法是以中医基本理论为指导，是以中医的脏腑、经络学说为理论基础，并结合西医的解剖和病理诊断，以各种手法或借助一定的器具，作用于人体体表的经络、穴位或特定部位以调节机体生理、病理状况，达到防治和康复疾病的目的。

推拿康复疗法

### （一）推拿手法技巧

推拿手法，指推拿中所施行的各种技巧动作。它通过许多不同形式的操作方法刺激人体的经络穴位或特定部位。其中有的以按捏为主，如按法、压法、点法、拿法、捏法等；有的以摩擦为主，如平推法、擦法、摩法、搓法、揉法等；有的以振动肢体为主，如拍法、抖法等；有的以活动肢体关节为主，如摇法、扳法、引伸法等，共有百余种。根据情况，可选择或综合应用。

### （二）作用及注意事项

老年人常有气血亏虚、肝肾不足、气滞血瘀等症候，推拿手法以固肾益精法、健脾益胃法、养心安神法及活血通络法为主，动作轻柔，不可用力过大。实践证明，推拿康复疗法对老年人是有益处的，推拿疗法的关键是要有信心和恒心，坚持每天推拿10～30min能起到一定的延年益寿效果和作用。

推拿注意事项：①推拿时间根据自己的身体情况而定，身体好的时间可长点，身体差的就短些；②推拿后要多喝白开水，以排出体内的毒素；③各种出血症、肿瘤不应做推拿康复疗法。

### （三）擦涌泉保健养生法

涌泉穴是足少阴肾经的重要穴位，足部按摩是我国中医药学的宝贵遗产。中医认为"人之脚、犹似树之根、树枯根先竭，人老脚先衰"，因而足部养生保健十分重要。其按摩方法十分简单，按摩前用热水泡脚30min，两足擦干后，两手相互搓热，以手掌擦涌泉穴，反复擦搓30～50次，以足心感觉发热为度。按摩涌泉穴具有强身健体、补肾益气、改善腰膝酸软症状的作用，这是一种特别适合老年人保健养生的方法。

**思政引领**

#### 老年健康促进纳入15个专项行动

随着我国人口老龄化进程的加快，老年人成为卫生健康服务需求最大的群体。党中央、国务院高度重视并大力推进老年人健康工作，2019年印发实施的《健康中国行动（2019—2030年）》，将老年健康促进纳入15个专项行动，强调要做好老年人慢病管理。国家卫生健康委与国家发展改革委等8个部门联合印发《关于建立完善老年健康服务体系的指导意见》，提出着力构建包括健康教育、预防保健、疾病诊治、康复护理、长期照护、安宁疗护的综合连续、覆盖城乡的老年健康服务体系，努力提高老年人健康水平。国家将老年人健康管理纳入国家基本公共卫生服务项目，每年为65岁以上老年人免费提供一次健康管理服务，包括生活方式和健康状况评估、体格检查、辅助检查与健康指导。

[ 学习思考 ]

1. 简述老年病的概念和临床特点。
2. 老年病的康复原则有哪些？
3. 简述作业疗法的种类和基本内容。
4. 老年病康复治疗的主要措施有哪些？
5. 简述老年病中医康复治疗的主要方法。

[ 实操展示 ]
中医康复《拔罐留罐法》

动画　老年人
康复拔罐留罐法

**[ 学习评价 ]**

姓名:_____ 学号:_____ 专业:_____ 班级:_____

| 评价内容 | | 自评 | 师评 |
|---|---|---|---|
| 素质目标（30%） | 1. 培养学生积极向上的学习态度，树立综合运用现代和传统康复技术对老年人进行康复保健的理念。<br>2. 培养学生关爱、尊重老年人的职业道德和团结协作的团队精神。<br>3. 弘扬中华优秀传统中医药文化，不断增强文化自信。 | | |
| 知识目标（40%） | 1. 理解老年病的概念、作业疗法、物理疗法的定义。<br>2. 掌握老年病的临床特点和康复原则。<br>3. 熟悉运动疗法、物理因子疗法的基本知识。<br>4. 熟悉作业疗法的种类和基本内容。<br>5. 掌握老年病中医康复疗法的基本知识。 | | |
| 能力目标（30%） | 1. 主动参与老年病康复治疗服务的实践。<br>2. 学会老年病中医康复疗法的具体运用技术技能。 | | |
| 学习反思 | | | |
| 综合评价 | | | |

# 项目六

老年人
日常护理

项目六　内容简介

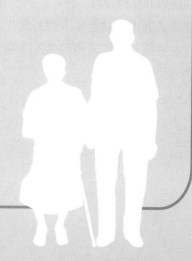

1. 素质目标

①培养学生对老年人的尊重和关爱，弘扬中华民族尊老爱老的传统美德；②树立正确的健康观念，从老年人常见健康问题中认识到老年人日常生活照护的重要性。

2. 知识目标

①掌握老年人日常生活护理的内容、措施及注意事项；②掌握老年人常见问题的评估及护理。

3. 能力目标

①能够正确实施老年人日常照护；②能够对老年人常见问题实施正确处理及照护。

**案例**

黄爷爷，男性，80岁，既往史有原发性高血压和双膝骨关节炎，视力较差，近1年内有跌倒史。院外长期服用螺内酯、福辛普利等药物。目前有"咳嗽、咳痰，气急"的情况，加用抗生素，因夜间睡眠障碍加用艾司唑仑。某日夜间，欲起床如厕时跌倒在床下，左耳廓裂伤、出血，左手皮肤擦伤。疑似左侧股骨颈骨折。

问题：黄爷爷发生跌倒的危险因素可能有哪些？应该从哪几个方面指导老年人预防再次跌倒的发生？

老年期是人生旅程的最后时期。在这个时期，随着年龄增长，老年人生理功能会逐渐减退，全身肌力减弱，关节活动不够灵活，视觉、听觉也有所减退，健康受损和患各种慢性疾病的比例较高。因此，我们不仅要重视老年人的生理状况，还应关注老年人的生活功能是否健康，对老年人的日常生活进行照护，帮助老年人在健康状态下独立方便地生活或在疾病和功能障碍的状况下恢复基本的生活功能，以维持和增强他们的日常生活自理能力。

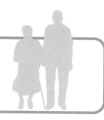

## 任务一

# 老年人日常生活护理

## 一、老年人的居住环境及睡眠照护

休息与睡眠能够促进人精力和体力的恢复，是人体基本的生理需要，也是人类生存和获得健康的必要条件。老年人对居住环境和睡眠质量较其他人群有更高的要求，应了解老年人居住和睡眠环境的相关要求，适时给予老年人睡眠照护，以促进老年人身心健康，提升老年人生活质量，增加老年人生活满意度。

### （一）适宜老年人居住的家庭环境

#### 1. 宽敞明亮

老年人的居室要有足够的空间，行动无须绕行。门的宽度建议在80cm以上，户外走廊宽度则建议在85cm以上，所有的通道都不要堆放报纸、书籍、衣服和鞋子等杂物。视野开阔能让老年人及时发现任何可能的危险，增加其安全感。

#### 2. 无安全隐患

尽可能保证老年人在居室内不会因为居室设施而受到伤害。其居室地面应平整，门槛、台阶要低，尽量减少地面高度差；地板使用防滑材料，避免使用小地毯，在浴缸周围和淋浴处使用防滑垫；屋内整洁，避免东西随处摆放，电线应收好或固定在角落，不要将杂物放在行走的过道上；不使用有轮子的家具，家具棱角避免突出；严禁采用弧形楼梯和螺旋楼梯，应安装扶手，所有踏步上的防滑条、警示条等附着物均不应突出踏面，台阶上可设置灯光，起到提示功能；若家中养宠物，建议给宠物系上铃铛，以防宠物吓到或绊倒老年人。

#### 3. 便利舒适

屋内设施要方便实用，色彩平和，舒适幽雅，如墙壁涂料或窗帘建议使用米黄或橘色等较明亮的颜色，噪声昼夜不应超过50dB；门窗易开关、拉手高度合适，床铺与座椅高度适宜，软硬适中，椅子应有靠背和扶手；卫生间最好使用坐厕，浴室安装扶手，一般采用水平或垂直方向安置，便于助力，浴室应有防滑区；入户门内应设更衣、换鞋空间并设置坐凳，方便老年人坐着穿脱鞋子。

#### 4. 便于应急处置

居室设计需要考虑意外情况发生时的黄金抢救时机，方便快速施救和转运。为防止老年人突发疾病或意外倒地时身体可能堵住门口，老年人使用的卫生间不宜采用内开门，建议采用无轨推拉门或外开门；卫生间内应设置紧急求助装置。

### （二）促进老年人睡眠的护理措施

#### 1. 满足老年人身体舒适的需要

人只有在舒适和放松的前提下才能保持正常的睡眠，应积极采取措施从根本上消除影响老年人身体舒适和睡眠的因素。在睡前协助老年人完成个人卫生护理，避免衣服对身体的刺激和束缚，避免床褥对舒适的影响，选择合适的卧位放松关节和肌肉等。

#### 2. 减轻老年人的心理压力

轻松愉快的心情有助于睡眠，相反，焦虑、不安、恐惧和忧愁等情绪会影响睡眠。因此，要善于观察并掌握观察的方法和技巧，及时发现和了解老年人的心理变化，与老人共同讨论影响睡眠的原因，解决睡眠问题。

当老年人感到焦虑、不安或失望时，不要强迫其入睡，这样会加重原有的失眠，应尽量转移老年人对失眠问题的注意力，指导老年人做一些放松活动来促进睡眠。

#### 3. 创造良好的睡眠环境

环境的温度、湿度、空气、光线及声音都要适宜老年人，应减少外界环境对感官的不良刺激；室内温度一般冬季保持在18～22℃，夏季为25℃左右，湿度保持在50%～60%；应将影响睡眠的噪声降低到最小限度，床边应备有床头灯或使用地灯，避免光线直射老人头部而影响睡眠；保证空气清新流动，避免异味对睡眠的影响；床铺应当安全舒适，有足够的宽度和长度，被褥及枕头的厚度和硬度合适；增加床挡，以保证睡眠安全；睡前整理房间，保持地面清洁干燥，避免因物品摆放不当或地面湿滑造成老人起夜时发生危险。

#### 4. 建立良好的睡眠习惯

了解影响老年人睡眠的生理、心理、环境和生活方式等因素，鼓励老年人建立良好的生活方式和睡眠习惯，帮助消除影响睡眠的自身因素。

良好的睡眠习惯包括：①根据人体生物节律性调整作息时间，合理安排日间活动，白天应适当锻炼，避免在非睡眠时间卧床，晚间固定就寝时间，保证人体需要的睡眠时间，不要熬夜；②睡前可进食少量易消化食物或热饮料，防止饥饿影响睡眠，但应避免饮用咖啡、浓茶、可乐以及含酒精的刺激性饮料，避免摄入大量不易消化的食物；③睡前可根据个人爱好选择短时间阅读、听音乐或做放松操等促进睡眠，视听内容应轻松、柔和，以免身心受到强烈刺激而影响睡眠。

## 二、老年人清洁照护

保持个人清洁卫生是人类基本的生理需要之一，维持个体清洁卫生是保障个人舒适、安全和健康的关键。机体卫生状况不良会对个体生理和心理产生负面影响，甚至诱发各种并发症。

老年人清洁照护

（一）口腔护理

1. 口腔卫生状况评估

评估老年人的口腔卫生状况，应根据老年人的具体情况提出有针对性的照护计划与措施，有利于老年人维持最佳的口腔健康状态。

评估内容：老年人全身自主活动能力、老年人口腔清洁情况、观察口唇颜色、有无干裂和出血；观察口腔黏膜的颜色和完整性、观察牙的数量是否齐全、有无义齿；观察牙龈的颜色、观察舌的颜色和湿润度；观察口腔气味、有无溃疡、对口腔卫生保健知识的了解程度等。

2. 养成良好的口腔卫生习惯

照护人员通过对老年人的评估，了解老年人对口腔照护的认知情况，对口腔清洁重要性认识不足的老年人需进行健康宣教，使其了解口腔清洁的有关知识，指导他们养成良好的饮食和口腔卫生习惯，如每日晨起、晚上睡前刷牙，餐后漱口，少食甜食等。

3. 正确选择和使用口腔清洁用具

应选用刷头较小、表面平滑、刷毛质地柔软的牙刷；使用期间保持清洁和干燥，一般3个月更换1次；选择无腐蚀性的牙膏，避免损伤牙齿。药物牙膏能抑制细菌生长，起到防止龋齿和治疗牙齿过敏的作用；含氟牙膏具有抑菌与保护牙齿的作用；水果香型的牙膏具有爽口和清新口气的作用。牙膏不宜常用一个品牌，应经常更换。

4. 采用正确的刷牙方法

刷牙可清除食物残渣，有效减少牙齿表面与牙龈边缘的牙菌斑，具有按摩牙龈的作用，有助于减少口腔环境中的致病因素，增强组织抗病能力。刷牙通常于晨起和就寝前进行，每次餐后也建议刷牙。

目前，提倡的刷牙方法主要有颤动法和竖刷法两种。

（1）颤动法　牙刷毛面与牙齿呈45°，刷头指向牙龈方向，使刷毛进入龈沟和相邻牙缝内，短距离快速环形颤动。每次只刷2～3颗牙齿，刷完一个部位后再刷相邻部位。对于前排牙齿内面，可用牙刷毛面的顶部以环形颤动方式刷洗；刷牙齿咬合面时，将刷毛压在咬合面上，使毛端深入裂沟区做短距离前后来回颤动。

（2）竖刷法　将牙刷刷毛末端置于牙根和牙冠交界处，沿牙齿方向轻微加压，并顺牙缝纵向刷洗。每次刷牙时间不应少于3min。刷完牙齿后，再由内向外刷洗舌面，以清除食物碎屑和减少致病菌。

5. 正确使用牙线

若刷牙不能彻底清除牙齿周围的牙菌斑和碎屑，可使用牙线清除牙间隙食物残渣，去除齿间牙菌斑，预防牙周病。建议每日使用牙线剔牙两次，餐后立即进行。

操作方法：将牙线两端分别缠于双手食指或中指，以拉锯式将其嵌入牙间隙。拉住牙线两端使其呈"C"形，滑动牙线至牙龈边缘，绷紧牙线，沿一侧牙面前后移动牙线以清洁牙齿侧面，然后用力弹出，再换另一侧，反复数次直至牙面清洁或将嵌塞食物清除。

使用牙线后，需彻底漱口清除口腔内的碎屑。操作中注意对牙齿侧面施加压力，施力要轻柔，切忌将牙线猛力下压，以免损伤牙龈。

6. 义齿的清洁护理

日间佩戴义齿，因其会积聚食物碎屑、牙菌斑及牙石，故应餐后取下义齿进行清洗，其清洗方法与刷牙法相同。夜间休息时，应将义齿取出使牙龈得到充分休息，防止细菌繁殖，并按摩牙龈。取下的义齿清洗后，应浸没于贴有标签的冷水杯中，每日换水一次。

（二）皮肤的清洁与护理

1. 皮肤状况的评估

皮肤状况可反映个体健康状态。健康的皮肤温暖、光滑、柔嫩、不干燥、不油腻、无发红和破损、无肿块和其他疾病征象；自我感觉清爽舒适，无任何刺激感，对冷热、触摸等感觉良好。在评估老年人皮肤时，应仔细检查皮肤的色泽、温度、柔软性、厚度、弹性、完整性、感觉及清洁性。同时，还要注意体位、环境（如室温）、汗液量、皮脂分泌、水肿及色素沉着等因素对评估准确性的影响。

2. 皮肤清洁卫生指导

皮脂积聚会刺激皮肤，阻塞毛孔或在油性皮肤上形成污垢，应指导老年人经常沐浴。

（1）沐浴的作用 ①可清除积聚于皮肤上的油脂、汗液、死亡的表皮细胞及部分细菌；②有助于刺激皮肤的血液循环，热水浴可促进表皮小动脉扩张，为皮肤供应更多血液和营养物质；③能使个体产生健康感，自我感觉清新放松，可改善外表形象和增强自尊。

（2）沐浴的方法 沐浴的范围、方法和需要协助的程度取决于老年人的活动能力、健康状况及个人习惯等。一般全身状况良好者，可行淋浴或盆浴；患有传染病的老年人应根据病情和隔离原则进行沐浴；对于活动受限的老年人可采用床上擦浴；对存在自理能力缺陷或认知障碍的老年人，在为其提供皮肤护理时应更加注意观察皮肤状况。

（3）沐浴的频率 建议老年人根据自身习惯和地域特点选择合适的沐浴频率。一般北方夏季可每天1次，其余季节每周1~2次温水洗浴；南方夏秋两季可每天1次，冬春两季可每周1~2次或酌情安排；皮脂腺分泌旺盛、出汗较多的老年人，沐浴次数可适当增多。

（4）注意事项 饱食或空腹时均不宜沐浴，应在饭后2h左右进行；建议沐浴室温调至24~26℃，水温以40°左右为宜；沐浴时间以10~15min为宜；洗浴时应避免碱性肥皂的刺激，宜选择弱碱性的硼酸皂、羊脂香皂或沐浴液等，以维持皮肤pH在5.5左右；沐浴用毛巾应柔软，洗时轻擦；晚间热水泡脚后，可用磨石板去除过厚的角化层，再涂护脚霜。

（三）头发的护理

老年人头发多干枯、易脱落，应根据自身情况定期洗头。干性头发可每周清洗1次，油性头发可每周清洗2次。有条件者可根据自身头皮性质选择合适的洗发护发用品；皮脂分泌较多者可用温水及中性肥皂；头皮和头发干燥者洗头次数不宜过多，应选用洗发乳或含脂皂清洗，可适当选用护发素、发膜等护发用品。

## 三、老年人饮食照护

科学的饮食与营养是维持生命活动的基本需要。随着老年人各器官功能的退行性变化，食物的消化和吸收也发生着改变。加之户外活动及运动量减少，基础代谢降低，热能消耗也随之减少，对各种营养素的需求与其他人群有所不同，其饮食中所含的营养素必须做到种类齐全，数量适宜，比例适当，营养均衡。

老年人饮食照护

### （一）合理控制饮食总热能

热能是一切生物维持生命和生长发育及从事各种活动所必需的能量，由食物内的化学能转化而来。首先，老年人的饮食营养要合理，荤素、粗细、干稀搭配应符合营养要求；蛋白质、脂肪、碳水化合物比例适当，三者的热能比分别是10%～15%，20%～25%，60%～70%，早、中、晚餐的能量分配分别占总能量的30%、40%、30%；老年人尤其是高龄老人，消化吸收功能下降，其糖耐量也有不同程度的减退，因此提倡少食多餐，可改为一日5餐。其次，老年人饮食热量是否合适可通过观察体重变化来衡量。

### （二）老年人营养素需求

营养素是能够在生物体内被利用，具有供给能量、构成机体组织及调节和维持生理功能的物质，它对维持老年人健康非常重要。人体必需的七大营养素有蛋白质、脂肪、碳水化合物、矿物质、维生素、水和膳食纤维。

1. 蛋白质

蛋白质具有构成、更新及修复人体组织，构成人体内的酶、激素、抗体、血红蛋白，以调节生理功能、维持血浆渗透压、提供热能等功能。它主要存在于牛乳、肉及豆制品之中。

老年人的体内代谢以分解代谢为主，对蛋白质的吸收利用率降低，体内蛋白质储备量减少，老年人原则上需摄入较为丰富和优质的蛋白质。其摄入标准应略高于成年人，即每天摄入量为1.2g/kg，蛋白质供给能量占总热量的10%～15%。瘦肉、牛乳、蛋等动物性食品及各种大豆制品等都富含优质蛋白质，容易被人体消化吸收，但肝肾功能不全者，豆类蛋白质的摄入应控制在蛋白质摄入总量的1/3以下。

2. 脂肪

脂肪具有为人体提供及储存热能，构成身体组织，供给必需脂肪酸，促进脂溶性维生素的吸收，维持体温、保护脏器和增加饱腹感的作用。它主要存在于动物性食品、食用油及坚果类食物之中。老年人胆汁酸的分泌减少，脂肪酶活性降低，对脂肪的消化功能下降。因此，要限制脂肪摄入量，脂肪供给能量不超过总热量的20%~25%，应尽量选用含不饱和脂肪酸较多的植物油，减少膳食中饱和脂肪酸和胆固醇的摄入，脂肪含量高的食物如猪油、牛油、奶油等过多摄入可导致高血脂、动脉粥样硬化等疾病。

### 3. 碳水化合物

碳水化合物又称为糖类化合物，具有提供热能、参与构成机体组织、保肝解毒、抗生酮的作用。食物中的碳水化合物分为人可以吸收利用的有效碳水化合物（如单糖、双糖、多糖）和人不能消化的无效碳水化合物，它主要存在于谷类和根茎类食物（如粮食和薯类）以及各种食糖（蔗糖、麦芽糖等）之中。

碳水化合物供给能量应占总热能的60%~70%为宜，老年人应减少单糖及双糖的食物，放宽对主食类食物的限制。单糖和双糖在肠道不需要消化酶，可被直接吸收入血液，使血糖迅速升高，过多摄入含单糖和双糖类食物，会导致体内甘油三酯合成增多进而使血脂升高。食物中最常见的双糖是蔗糖，在点心、面包、饼干、水果罐头、软饮料、巧克力等食物中含量较高，应减少此类食物的摄入量。老年人摄入的糖类以多糖（以淀粉为主，如谷类、薯类等）为宜。

### 4. 矿物质

矿物质又称无机盐，它是构成人体组织、维持生理功能和生化代谢所必需的元素，在体内不能合成，必须从食物中摄取。

（1）钙　钙是构成骨骼和牙齿的主要成分，具有调节心脏和神经的正常活动，维持肌肉的紧张度等作用，主要存在于乳制品、海带、芝麻酱、豆类、绿色蔬菜、骨粉和蛋壳粉之中。

（2）磷　磷是构成骨骼、牙齿、软组织的重要成分，具有促进物质活化、参与多种酶、辅酶的合成等作用，广泛存在于动植物食品之中，如瘦肉、禽、蛋、鱼、坚果、海带、紫菜、豆类、小麦、燕麦等。

（3）镁　镁是多种酶的激活剂，具有维持骨骼生长和神经肌肉的兴奋性、影响胃肠道功能和甲状腺分泌等作用，主要存在于大黄米、大麦、黑米、麦皮、黄豆等食物之中。

（4）铁　铁是组成血红蛋白与肌红蛋白的重要物质，能够参与氧的运输，构成某些呼吸酶，具有促进生物氧化还原反应等作用，主要存在于动物肝脏、动物全血、肉蛋类、豆类、绿叶蔬菜之中。

（5）锌　锌具有促进机体发育和组织再生、参与构成多种酶、促进食欲、促进维生素A的正常代谢等作用，主要存在于动物食品、海产品、乳、蛋和坚果类食物之中。

（6）碘　碘主要参与甲状腺素的合成，广泛存在于海产品和海盐之中，如海带、紫菜、海鱼等中含量较多。

### 5. 维生素

维生素是维持人体生命活动和保持人体健康的重要营养物质，在人体生长、代谢、发育过程中发挥着重要作用。它包括脂溶性维生素（维生素A、维生素D、维生素E、维生素K）和水溶性维生素（维生素$B_1$、维生素$B_2$、维生素$B_6$、维生素$B_{12}$和维生素C等）两大类。

### 6. 水

水是生命非常重要的营养物质之一。水可以保持肾脏对代谢产物的清除功能；足够量的水可清除尿道细菌、预防感染；水能够维持消化液的正常分泌量，促进食物消化和营养吸收，同时预防便秘；水还有防止皮肤干燥、调节体温的作用。老年人每日饮水量以30mL/kg左右为宜。

### 7. 膳食纤维

膳食纤维是指能抵抗人体小肠消化、吸收，并在大肠内全部或部分发酵的可食用的植物性成分以及多糖类为主的大分子物质的总称，包括纤维素、木质素、半纤维素、果胶及果胶类食物的膳食纤维，虽然不能被人体消化吸收，也不能产生能量，但膳食纤维在体内具有重要的生理作用。可以刺激胃肠道的蠕动并软化粪便防止便秘；能够降低血液中的胆固醇和血糖水平，预防心脑血管疾病以及糖尿病；能够抗氧化、清除自由基；能够改善肠道菌群，维持体内的微生态平衡，有利于某些营养素的合成。含膳食维素多的食物包括蔬菜中的白菜、油菜、菠菜、笋等，水果中的苹果、鸭梨、小枣等，谷类中的麦片、红薯、玉米、高粱等。

## 四、老年人用药安全

随着年龄的增长，老年人各脏器的组织结构和生理功能逐渐出现退行性改变，影响机体对药物的吸收、分布、代谢和排泄。药物代谢动力学的改变，又直接影响着组织，特别是靶器官中有效药物浓度维持的时间，进而影响药物的疗效。同时，老年人常患有多种疾病，治疗中用药品种较多，发生药物不良反应的概率也相应增高。因此，老年人安全用药十分重要。

老年人用药安全

### （一）老年人的用药原则

安全用药是老年护理重要内容之一。随着人口老龄化的发展，与衰老相关的慢性病流行率在持续上升，老年人多病共患和多重用药现象普遍。尽管药物在维持健康方面相当有效，但药物毒副作用，尤其是肝肾功能衰退在老年人中较常见，加上认知障碍，≥65岁的老年人极易发生药物不良事件和不良反应。因此，在我国以老年人用药五大原则作为其合理用药的指南。

#### 1. 受益原则

受益原则首先要求老年人用药要有明确的指征。其次，要求用药的受益/风险比值＞1。

只有在治疗好处大于治疗风险的情况下才可用药；有适应证但用药的受益/风险比值<1者不用药。同时，应选择疗效确切而毒副作用小的药物。选择药物时，要考虑到既往疾病及各器官的功能情况，有些病症可以不用药物治疗则不要急于用药，如失眠、多梦老人，可通过避免晚间过度兴奋的因素如抽烟、喝浓茶等来改善。

2. 五种药物原则

许多老年人多种疾病共存，平均患有6种疾病，常多药合用，平均用药9.1种，多者达36种。过度用药不仅增加经济负担，还增加了药物的相互作用。

有资料表明：2种药物合用可使药物相互作用增加6%；5种药物增加50%；8种药物增加100%。并非所有药物的相互作用都能引起药物的不良反应，但无疑会增加潜在危险。联合用药种类越多，药物不良反应发生的可能性越高。对患有多种疾病的老年人，不宜盲目应用多种药物；可单用药物时绝不联用多种药物；用药种类尽量简单，最好控制在5种以下；治疗时分轻重缓急，注意药物间潜在的相互作用。

3. 小剂量原则

老年人用药量在中国药典上规定为成年人用药量的3/4。老年人用药要遵循从小剂量开始逐步达到适宜个体的最佳剂量。同时，用药剂量的确定要遵守剂量个体化原则，并根据年龄、健康状况、治疗反应等进行综合考虑。

4. 择时原则

择时原则指根据时间生物学和时间药理学的原理，选择最合适的用药时间进行治疗，以提高疗效和减少毒副作用。因为许多疾病的发作、加重与缓解都有昼夜节律的变化，如夜间容易发生变异型心绞痛、脑血栓和哮喘，类风湿关节炎常在清晨出现关节僵硬等；药代动力学也有昼夜节律的变化。因此，进行择时治疗时，主要根据疾病的发作、药代动力学和药效学的昼夜节律变化来确定最佳用药时间。

5. 暂停用药原则

老年人在用药期间，应密切观察，一旦出现新的症状，应考虑药物不良反应或病情进展。前者应停药，后者则应加药。对于服药的老年人出现新的症状，停药受益可能多于加药受益。因此，暂停用药是现代老年病学中最简单有效的干预措施之一。

（二）老年人安全用药的护理

随着年龄的增长，老年人记忆力减退，学习新事物的能力下降，对药物的治疗目的、用药时间、用药方法常不能正确理解，进而影响用药安全和药物治疗效果。因此，指导老年人正确用药、减少用药差错是一项重要任务。

1. 定期全面评估老年人用药情况

（1）用药史  详细评估老年人的用药记录、药物过敏史、引起副作用的药物及老年人对药物的了解情况等。

（2）脏器功能　评估老年各脏器的功能情况，如肝、肾功能的生化指标等。

（3）用药能力　老年人用药能力包括视力、听力、阅读理解能力、记忆力、吞咽能力、获取药物的能力、发现不良反应的能力等。

（4）心理-社会状况　老年人用药心理-社会状况包括老年人的文化程度、饮食习惯、作息时间、对当前治疗的认识程度和满意度、家庭支持情况，对药物有无依赖、期望及恐惧心理等。

2. 密切观察和预防药物不良反应

（1）密切观察药物副作用　注意观察老年人用药后可能出现的不良反应，并及时处理。如对使用降压药的老年患者，应注意提醒其站立、起床时动作要缓慢，避免直立性低血压。

（2）注意观察药物矛盾反应　老年人在用药后容易出现药物矛盾反应，即用药后出现与用药治疗效果相反的特殊不良反应，如用硝苯地平治疗心绞痛反而加重心绞痛，甚至诱发心律失常等。因此，用药后要细心观察，一旦出现不良反应要及时停药、就诊，并根据医嘱改服其他药物，保留剩药。

（3）用药从小剂量开始　老年人用药一般从成年人剂量的1/4开始，逐渐增大至1/3、1/2、2/3、3/4。同时，老年人用药应注意个体差异，治疗过程中要求连续性观察，一旦发现不良反应，应及时寻求医师进行处理。

（4）选用便于老人服用的药物剂型　口腔黏膜干燥者，服药时应给予充足的水送服；胃肠功能不稳定者，不宜服用缓释剂；吞咽困难者，宜选用冲剂、口服液等液体剂型。

（5）规定适当的用药时间和用药间隔　根据老年人的用药能力、生活习惯，给药方式尽可能简单。当口服药物与注射药物疗效相似时，宜采用口服给药。由于许多食物和药物同时服用会导致彼此的相互作用而干扰药物的吸收，如含碳酸钙的制剂不可与牛乳或其他富含维生素D的食物一起服用。

如果给药间隔过长则达不到治疗效果，过短则可能引起药物中毒。因此，用药时既要考虑老年人的作息时间，又应保证有效的血药浓度。

3. 加强药物管理

采取专题讲座、小组讨论、发放宣传资料、个别指导等综合性教育方法，通过门诊教育、住院教育和社区教育3个环节的全程健康教育计划实施，反复强化老年人学习疾病相关知识、药物的作用及自我护理的技能，提高老年人的自我管理能力，促进其用药依从性。

4. 加强用药的健康指导

（1）加强老年人用药的解释工作　进行用药指导时要以老年人能够接受的方式，向其解释药物的种类、名称、用药方式、药物剂量、药物作用、不良反应和期限等。必要时，以书面形式在药袋上用醒目的颜色标明用药的注意事项。同时，反复强调正确用药的方法和意义。

（2）鼓励老年人首选非药物性措施　如果能以其他方式缓解症状，暂时不要用药，如失眠、便秘和疼痛等，应先采用非药物性措施解决，将药物中毒的危险性降至最低。

（3）指导老年人不随意购买及服用药物　健康老年人不需要服用滋补药、保健药、抗衰老药和维生素。只要注意调节好日常饮食，注意营养，科学安排生活，保持平衡的心态，就可达到健康长寿的目的。对体弱多病的老年人，要在医师的指导下，辨证施治，适当服用滋补药物。

（4）加强家属的安全用药教育　对老年人进行健康指导的同时，还要重视对其家属进行有关安全用药知识的教育，使他们学会正确协助和督促老年人用药，防止因用药不当造成意外发生。

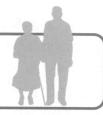

## 任务二
# 老年人常见问题及护理

### 一、跌倒

跌倒是一种不能自我控制的意外事件，主要指个体突发的、不自主的、非故意的体位改变，即脚底以外的部位停留在地上、地板上或者更低的地方。

跌倒

（一）跌倒的评估

老年人跌倒后应立即进行护理评估，并立即了解以下信息。

1. 健康史

（1）一般资料　老年人跌倒评估的一般资料主要包括跌倒老年人的年龄、性别及文化背景等资料信息。

（2）跌倒原因　跌倒原因主要分为内在危险和外在危险两大因素。

内在危险因素主要来源于患者本身的因素，通常不易被察觉、不可逆转，需仔细询问方可获知。具体来说，内在危险因素有4个。

一是生理因素，①中枢神经系统：老年人智力、肌力、肌张力、感觉、反应能力、反应时间、平衡能力、步态及协同运动能力降低，使跌倒的危险性增加。②感觉系统：老年人的视力、视觉分辨率、视觉的空间/深度觉及视敏度下降；老年传导性听力损失、老年性耳聋甚至耳垢堆积影响听力，老年人很难听到有关跌倒危险的警告声音；老年人触觉下降，前庭功能和本体感觉退行性改变，导致老年人平衡能力降低，从而增加跌倒的危险性。③步态：步态的稳定性下降也是引发老年人跌倒的主要原因。老年人缓慢踱步行走，造成步幅变短、行走不连续、脚不能抬到一个合适的高度。④骨骼肌肉系统：老年人骨骼、关节、韧带及肌肉的结构、功能损害和退化是引发跌倒的常见原因。老年人骨质疏松症会增加与跌倒相关的骨折发生率，尤其是跌倒导致的髋部骨折。

二是病理因素，①神经系统疾病：脑卒中、帕金森病、脊椎病、小脑疾病、前庭疾病、外周神经系统病变。②心血管疾病：直立性低血压、脑梗死、小血管缺血性病变等。③影响视力的眼部疾病：白内障、偏盲、青光眼、黄斑变性。④心理及认知因素：焦虑、抑郁。⑤其他：晕厥、眩晕、惊厥、偏瘫、足部疾病及足或脚趾的畸形等，都会导致神经区反射时间延长和步态紊乱；感染、肺炎及其他呼吸道疾病、血氧饱和度下降、贫血以及电解质平衡紊乱会导致机体的稳定能力受损；老年人泌尿系统疾病或其他伴随尿频、尿急、尿失禁等症状的疾病，常使老年人如厕增加或发生排尿性晕厥等，进而增加跌倒危险。

三是药物因素，一些药物通过影响人的意识、精神、视觉、平衡等方面，进而引起跌倒。可能引起跌倒的药物有：①精神类药物：抗抑郁药、抗焦虑药、催眠药、抗惊厥药等；②心血管药物：降压药物、利尿药、血管扩张药等；③其他：降糖药、非甾体抗炎药、镇痛剂、多巴胺类药物、抗帕金森药物等。

四是心理因素，沮丧、抑郁、焦虑、情绪不佳及其导致的社会隔离均可增加跌倒的危险。沮丧可能会降低老年人的注意力，潜在的心理状态混乱也与沮丧相关，都会导致老年人对环境危险因素的感知和反应能力下降。另外，害怕跌倒也使行为能力降低、活动受限，从而影响步态和平衡能力而增加跌倒的危险。

外在危险因素与内在危险因素相比，外在危险因素更容易控制一些。具体来说，外在危险因素有3个。

一是环境因素，①室内环境因素：昏暗的灯光、湿滑和不平坦的地面；障碍物、不合理的家具高度和摆放位置；楼梯台阶、卫生间没有扶栏、把手等都可能增加跌倒的危险；②户外环境因素：台阶和人行道缺乏修缮、雨雪天气、拥挤等都可能引起老年人跌倒；③个人环境：居住环境发生改变、不合适的穿着和行走辅助工具、家务劳动等。

二是社会因素，老年人的教育和收入水平、卫生保健水平、享受社会服务和卫生服务的途径、室外环境的安全设计，以及老年人是否独居、与社会的交往和联系程度等都会影响其跌倒的发生。

三是既往史，了解老年人过去是否有跌倒的历史和最近一次跌倒的情况；有无惧怕跌倒的心理；既往疾病及其诊治、用药等是否与跌倒有关。

2. 跌倒的状况

跌倒的状况主要包括跌倒环境、跌倒性质、跌倒时着地部位、老年人能否独立站起、现场诊疗情况、可能的跌倒预后和疾病负担以及现场其他人员看到的跌倒相关情况等，并对老年人做全面细致的体格检查，发现老年人跌倒后是否出现与跌倒相关的损伤。

3. 辅助检查

根据需要做相关影像学检查和实验室检查，如X光、CT等。

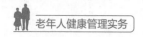 

## 4. 心理—社会状况

除了解老年人的一般心理—社会状况外，应特别关注有跌倒史的老年人有无跌倒后恐惧心理。

### （二）跌倒后的处理

#### 1. 紧急处理

老年人跌倒后，不要急于扶起，应分情况进行跌倒后的现场处理。

（1）检查确认伤情　询问跌倒情况及对跌倒过程是否有记忆；询问是否有剧烈头痛或口角歪斜、手脚无力等，提示可能为脑卒中；检查有无骨折等，如查看有无肢体疼痛、畸形、关节异常、肢体位置异常、感觉异常及大小便失禁等，以确认骨折情形，适当处置。

（2）正确搬运　搬运应保证平稳。

（3）创伤急救　有外伤、出血者，立即止血包扎并观察处理。若老年人试图自行站起，可协助其缓慢起立，坐位或卧位休息，确认无碍后方可放手并继续观察。

（4）查找跌倒危险因素　评估跌倒风险。

（5）对跌倒后意识不清的老年人　有呕吐者，将头偏向一侧，并清理口腔、鼻腔呕吐物，保证呼吸通畅；有抽搐者，移至平整软地面或身下垫软物，防止碰、擦伤，必要时使用牙间垫等，防止舌咬伤；如发生呼吸、心跳停止，应立即实施心肺复苏术。

#### 2. 跌倒后的一般护理

> **案例**
>
> 周某，男，75岁，大学教授，身高160cm，体重90kg，曾多次在某医院病房住院。本次因夜间起夜，卫生间灯光较暗、地面有水而滑倒，致头皮血肿入院。既往患有冠心病、高血压、糖尿病、高尿酸血症、高脂血症。平日食欲较好，食量较大，因行动不便，极少活动。
>
> 问题：结合材料中所讲的情况，谈谈周某存在哪些健康问题？在日常生活中应该怎么预防和护理？

（1）病情观察　立即观察老年人神志、心率、血压、呼吸等情况，警惕内出血及休克征象。严密观察生命体征、意识、瞳孔大小及对光反射，以及口齿不清、打哈欠、跌倒后排泄情况，警惕有无颅脑损伤等。

（2）提供跌倒后的长期护理　大多数老年人跌倒后伴有不同程度的身体损伤，往往导致长期卧床。对于这类老年人需要提供长期护理：①根据患者的日常生活活动能力，提供相应的基础护理，满足老年人日常生活需求；②预防压疮、肺部感染、尿路感染等并发症；③指导并协助老年人进行相应的功能锻炼，预防废用综合征的发生。

### 3. 心理调适

针对跌倒后出现恐惧心理的老年人进行心理护理，帮助其分析产生恐惧的原因，如因为虚弱/身体功能下降或自己或身边的老年朋友有跌倒史，从而导致恐惧情绪的产生，可通过共同制订针对性的措施，减轻或消除恐惧心理。

### 4. 健康指导

跌倒的健康指导着重于如何预防再次发生跌倒，积极开展预防老年人跌倒的指导干预，这将有助于减少老年人跌倒的发生，减轻老年人跌倒所致伤害的严重程度。

（1）评估并确定危险因素、制订针对性指导措施　通过监测、调查或常规工作记录，收集老年人的跌倒信息并进行分析评估，确定老年人跌倒的危险因素。

（2）健康指导　根据评估结果，指导老年人改变不健康的生活方式和行为，规避或消除环境中的危险因素，防止跌倒的发生；加强防跌倒知识和技能的宣教，帮助老年人及其家属增强预防跌倒的意识；告知老年人及其家属发生跌倒时不同情景的紧急处理措施，同时告知其在紧急情况发生时应如何寻求帮助等。

（3）合理运动　指导老年人坚持参加适宜、规律的体育锻炼，以增强其肌肉力量、柔韧性、协调性、平衡能力、步态稳定性和灵活性，从而减少跌倒的发生。

（4）合理用药　指导老年人按医嘱正确服药，不要随意加药或减药；避免自行服用新药物，并尽可能减少用药的剂量；了解药物的副作用，注意用药后的反应；用药后动作宜缓慢，以防跌倒。

（5）选择适当的辅助工具　指导老年人使用长度合适、顶部面积较大的拐杖，并将拐杖、助行器及经常使用的物件放在老年人触手可及的位置。如有视觉、听觉及其他感知障碍的老年人，应佩戴视力补偿设施（如眼镜等）、助听器及其他补偿设施。

（6）创造安全的环境　①保持室内明亮，通风良好，保持地面干燥、平坦、整洁：将经常使用的东西放在伸手容易拿到的位置，尽量不要登高取物；保持家具边缘的钝性，防止对老年人产生伤害；对道路、厕所、灯等予以明确标志，并将其具体方位告知老年人。②衣着舒适、合身，避免过于紧身或过于宽松的服饰，避免行走时绊倒；鞋子要合适，尽量避免穿拖鞋、鞋底过于柔软的鞋、过大的鞋、高跟鞋以及易滑倒的鞋；③设置跌倒警示牌于病床床头，提醒患者及其照护人员，共同维护老年人的安全。

（7）调整生活方式　指导老年人及家属在日常生活中应注意以下事项。①避免走过陡的楼梯或台阶，上下楼梯、如厕时可使用扶手；②转身、转头时动作一定要慢；③走路保持步态平稳，尽量慢走，避免携带沉重物品；避免去人多及路滑的地方；④乘坐交通工具时，应等车辆停稳后再上下车；⑤避免睡前饮水过多导致夜间多次起床如厕，晚上床旁尽量放置小便器；起身、下床时宜放慢速度；⑥避免在他人看不到的地方独自活动。

（8）保证良好的睡眠质量　夜间睡眠差，容易导致思维和判断力下降，易发生跌倒。

（9）防治骨质疏松症，减轻跌倒后损伤　指导老年人加强膳食营养，保持饮食均衡，适当补充维生素D和钙剂；绝经期老年女性必要时应进行激素替代治疗，增强骨骼强度，降低跌倒后的损伤严重程度。

## 二、疼痛

疼痛是由感觉刺激而产生的一种生理、心理反应以及情感上的不愉快经历。疼痛是老年人晚年生活中经常出现的一种症状。风湿、关节炎、骨折、胃炎、溃疡病、心绞痛、脑卒中和癌症等许多疾病都可诱发疼痛。65岁以上的老年人，80%～85%患有一种以上易诱发疼痛的疾病，疼痛会严重影响老年人的生活质量。

疼痛

### （一）老年人疼痛的评估

**1. 病史**

详细询问疼痛的部位、性质、开始时间、持续时间和强度；加强或缓解疼痛的因素；目前正在使用哪些药物治疗；疼痛对食欲、睡眠和日常生活的影响等。

**2. 疼痛的特点**

不同疼痛类型其原因不同，明确疼痛类型和原因有助于选择适当的止痛方法。

（1）根据起病缓急和持续时间划分的疼痛类型及其原因

①急性疼痛：有明确病因引起的急性发作，如骨折、手术等，持续时间多在1个月内。常伴有自主神经系统症状，如心跳加快、出汗，甚至血压轻度升高等。

②慢性疼痛：起病较慢，一般超过3个月。多与慢性疾病有关，如糖尿病周围神经病变、骨质疏松症等。一般无自主神经症状，但常伴有心理障碍，如抑郁的发生等。

（2）根据发病机制划分的疼痛类型及其原因

①躯体疼痛：源自皮肤或骨筋膜或深部组织的疼痛，定位比较明确，性质为钝痛或剧痛。

②内脏疼痛：源自脏器的浸润、压迫或牵拉，疼痛位置较深且定位不清，可伴有牵涉痛，以腹腔脏器的炎症性疾病较为多见。

③神经性疼痛：性质为放射样烧灼痛，常伴有局部感觉异常。常见原因如疱疹后神经痛、糖尿病周围神经病、椎管狭窄、三叉神经痛等。

**3. 评估工具的使用**

老年人短期记忆能力下降，运用各种疼痛量表可量化评估老年人的疼痛情况。常用评估工具有：①视觉模拟疼痛量表（visual analogue scale，VAS）；②口述描绘评分（verbal rating scales，VRS）；③Wong-Banker面部表情量表（face rating scale，FRS）；④疼痛日记评分法（pain diary scale，PDS）。

## （二）老年人疼痛护理

### 1. 药物止痛

疼痛治疗药物主要包括非甾体抗炎药（NSAID）、麻醉性镇痛药、抗抑郁药、抗焦虑药与镇静催眠药等。老年人以慢性疼痛多见，止痛时最好选择长效制剂。

### 2. 非药物止痛

非药物止痛可减少止痛药物的用量，改善老年人的健康状况。非药物止痛不能完全取代药物治疗，一般作为药物治疗的辅助措施。常用的非药物止痛方法有冷热疗法、按摩、放松疗法、音乐疗法等。

### 3. 运动锻炼

运动锻炼对于缓解慢性疼痛非常有效。在改善全身状况的同时，可调节情绪、振奋精神、缓解抑郁症状；还可以增强骨承受负荷及肌肉牵张的能力，减缓骨质疏松症的进程，帮助恢复身体的协调和平衡。

### 4. 心理调适

应重视和关心老年人的疼痛，认真倾听，给予适当安慰，减轻他们的心理负担；指导老年人或家属遵医嘱按时服用止痛药物；施行有效的非药物止痛疗法，有助于减轻老年人的疼痛、焦虑和抑郁情绪。

# 三、尿失禁

尿失禁指由于膀胱括约肌的损伤或神经功能障碍而丧失排尿自控的能力，使尿液不受主观控制而自尿道口溢出或流出的状态。女性发病率高于男性，我国60岁以上女性尿失禁发生率达55.3%。尿失禁对大多数老年人的生命无直接影响，但所引起的身体异味、反复尿路感染及皮肤糜烂等，可导致老年人孤僻、抑郁等，严重影响老年患者的生命质量。

尿失禁

## （一）尿失禁的评估

### 1. 一般资料

尿失禁评估主要收集尿失禁老年人的年龄、性别、家庭结构、社会参与、饮酒情况等基本信息。

### 2. 尿失禁的原因

尿失禁的原因主要有6个方面：①中枢神经系统疾患，如脑卒中、脊髓病变等引起尿失禁；②手术创伤，如前列腺切除术、膀胱手术、直肠癌根治术等，损伤膀胱及括约肌运动或感觉神经造成尿失禁；③尿潴留，如由前列腺增生、膀胱颈挛缩、尿道狭窄等引起；④妇女绝经期后，雌激素缺乏引起尿道壁和盆底肌张力减退；⑤分娩损伤；⑥药物作用，如利尿药、抗胆碱能药、抗精神病药及镇静安眠药等。

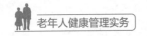

**3. 尿失禁的状况**

主要有三种：①排尿时是否伴发其他症状，如尿急、尿频（日间排尿超过7次）、夜尿、突然出现的排尿急迫感等；②是否有诱发尿失禁的原因如咳嗽、打喷嚏等；③尿失禁发生的时间、失禁时流出的尿量及失禁时有无尿意等。

**4. 辅助检查**

尿失禁的辅助检查主要有尿常规、尿培养和生化检查；测定残余尿量；排尿期膀胱尿道造影、站立膀胱造影；膀胱测压；闭合尿道压力图；必要时进行膀胱压力、尿流率、肌电图的同步检查等。

**5. 心理-社会状况**

尿失禁造成的身体异味、反复尿路感染及皮肤糜烂等，容易给老年人及家庭带来经济和精神负担。因此，有必要评估老年人是否发生孤僻、抑郁等问题，是否已发生社会交往障碍，以及家庭的经济和精神负担等。

**（二）老年人尿失禁的护理**

**1. 尿失禁护理用具的选择及护理**

（1）失禁护垫、纸尿裤　最为普通且安全的方法，可有效处理尿失禁问题，既不影响老人翻身及外出，又不会造成尿道及膀胱损害，也不影响膀胱的生理活动。但每次更换时应用温水清洗会阴和臀部，防止尿湿疹及压疮的发生。

（2）高级透气接尿器　适用于老弱病残、骨折、瘫痪及卧床不起、不能自理的患者。

①类型：BT-1型（男）或BT-2型（女）接尿器。

②使用方法：先用水和空气将尿袋冲开，防止尿袋粘连。再将尿袋系在腰上，将阴茎放入尿斗中（男性患者）或接尿斗紧贴会阴（女性患者），并把下面的2条纱带从两腿根部中间左右分开向上，与三角布上的两个短纱带连接在一起即可使用。这种方法可避免生殖器糜烂、皮肤瘙痒感染、湿疹等问题。

（3）避孕套式接尿袋　避孕套式接尿袋的优点是不影响患者翻身及外出。主要适用于男性老年人，选择适合患者阴茎大小的避孕套式接尿袋，勿过紧。在患者腰间扎一松紧绳，再用较细松紧绳在避孕套式接尿袋口两侧妥善固定，另一头固定在腰间松紧绳上，尿袋固定高度适宜，预防尿液反流入膀胱。

（4）保鲜膜袋接尿法　保鲜膜袋接尿法优点是透气性好，价格低廉，引起泌尿系统感染及皮肤改变的情况较少，适用于男性尿失禁患者。

使用方法：将保鲜膜袋口打开，将阴茎全部放入其中，取袋口对折系一活扣，系时注意不要过紧，留有1指的空隙为佳。使用时注意选择标有卫生许可证、生产日期、保质期的保鲜袋。

（5）一次性导尿管和密闭引流袋　一次性导尿管和密闭引流袋适用于躁动不安及尿潴

留的患者，优点在于为患者翻身按摩、更换床单时不易脱落；缺点是护理不当易造成泌尿系统感染，长期使用会影响膀胱的自动反射性排尿功能。因此，护理上必须严格遵守无菌操作，尽量缩短导尿管留置的时间。

2. 协助行为治疗

尿失禁的协助行为治疗主要包括生活方式干预、盆底肌肉训练、膀胱训练等三个方面。

（1）生活方式干预 合理膳食、减轻体重、戒烟、规律运动等。

（2）盆底肌肉训练 可分别在不同体位时进行训练。

①站立：双脚分开与肩同宽，尽量收缩骨盆底肌肉并保持10s，然后放松10s，重复收缩与放松15次。

②坐位：双脚半放于地面，双膝微微分开，与肩同宽，双手放于大腿上，身体微微前倾，尽量收缩骨盆底肌肉并保持10s，然后放松10s，重复收缩与放松15次。

③仰卧位：双膝微屈约45°，尽量收缩骨盆底肌肉并保持10s，然后放松10s，重复收缩与放松15次。

（3）膀胱训练 可增加膀胱容量，以应对急迫性的感觉，并延长排尿间隔时间。

操作方法：老年人白天每小时饮水150～200mL，并记录饮水量及饮水时间。根据老年人平常的排尿间隔，鼓励患者在急迫性尿意感发生之前如厕排尿。若能自行控制排尿，2h没有尿失禁现象，可将排尿间隔再延长30min，直到逐渐延长至3～4h。

3. 用药护理

了解治疗尿失禁的药物：①M受体拮抗剂，如奥昔布宁；②镇静抗焦虑药，如地西泮、氯丙嗪；③钙通道阻滞齐剂，如维拉帕米、硝苯地平；④前列腺素合成抑制剂，如吲哚美辛等。

4. 心理调适

注重老年人的感受，进行尿失禁照护操作时用屏风等遮挡，保护其隐私；尊重老年人的保密意愿，先征得老年人的同意后，才可以就其健康问题与亲友或照护者交谈；向老年人及家属讲解尿失禁问题的处理，并强调尿失禁问题可以处理好，以增强老年人应对尿失禁的信心，减轻老年人的焦虑情绪；维护老年人的尊严，用心聆听老年人的困扰及愤怒情绪，帮助其舒缓压力。

5. 健康指导

（1）皮肤护理 指导老年人及其照护者及时更换尿失禁护理用具；注意会阴部清洁卫生，每日用温水擦洗，保持会阴部皮肤清洁干燥；变换体位、减轻局部受压、加强营养等，预防压疮等皮肤问题的发生。

（2）饮水 向老年人解释尿液对排尿反射刺激的必要性，保持每日摄入液体量2000～2500mL，适当调整饮水时间和量，睡前限制饮水，以减少夜间尿量。避免摄入有利尿作用的咖啡、浓茶、可乐、酒类等饮料。

（3）饮食与大便管理　老年人应均衡饮食，保证足够热量和蛋白质供给；摄取足够的膳食纤维，必要时用药物或灌肠等方法保持大便通畅。

（4）康复活动　鼓励老年人坚持做盆底肌肉训练与膀胱训练、健身操等活动，减缓肌肉松弛，促进尿失禁的康复。

（5）其他指导　老年人的卧室设置在靠近卫生间的位置；夜间应有适宜的照明灯；卫生间应设有与阿尔茨海默病、认知障碍相关的标识；必要时指导老年人按医嘱使用药物。

## 四、便秘

便秘，指排便困难或排便次数减少，且粪便干结，便后无舒畅感。老年人便秘属于慢性便秘，常使用罗马Ⅱ标准来诊断。罗马Ⅱ标准，即在不用泻剂的情况下，过去12个月中至少12周连续或间断出现以下2个及其以上症状，即称为便秘。

便秘

具体来说，评价便秘主要有6个指标：①大于1/4的时间排便费力；②大于1/4的时间粪便是团块或硬结；③大于1/4的时间有排便不尽感；④大于1/4的时间有排便时肛门阻塞感或肛门梗阻；⑤大于1/4的时间排便需用手协助；⑥大于1/4的时间每周排便少于3次。

老年人的便秘发生率为5%～30%，长期卧床老年人的便秘发生率可高达80%，严重影响老年人的生命质量。

### （一）老年人便秘的评估

1. 健康史

（1）一般资料　老年人便秘的评估主要收集老年人年龄、性别、饮食习惯、生活方式及文化背景等信息。

（2）既往史　了解便秘相关疾病史、用药史、家族史等。

（3）便秘原因　引起老年人便秘的原因很多，需从生理因素、不良饮食习惯、生活方式、心理因素及是否有并发症等方面评估。

一是生理因素。随着年龄增加，老年人的饮食量和体力活动明显减少，胃肠道分泌的消化液减少，加之肠管张力和蠕动减弱、腹腔及盆底肌肉乏力、肛门内外括约肌减弱，胃肠反射减弱，肠道敏感性下降，则使食物在肠内停留过久，水分被过度吸收从而引起便秘。

二是不良饮食习惯。①膳食纤维摄入不足：日常生活中动物性食物多，谷类食物、膳食纤维摄入量减少，使得肠道蠕动缓慢、排便不畅而造成便秘。②饮水不足：老年人口渴感觉迟钝，对体内高渗状态调节能力下降，易出现轻度脱水，增加便秘的危险。③不良饮食行为：如饮酒、喜食辛辣食物、饮水过少、偏食或挑食等不良饮食行为。

三是活动减少。老年人，特别是慢性疾病或长期卧床不能自理的老年人，缺乏体力活动，肠内容物长时间停留在肠腔，水分被过度吸收而造成粪质（即粪便）干结，排便困难。

四是药物作用。抗胆碱能药、阿片类镇痛药、非甾体类药物、利尿药、抗抑郁药、抗帕金森病药物，可抑制肠道运动；含铝和钙离子的制酸药、铋剂，可致肠内容物水分过度吸收而引起便秘。

五是神经系统疾病和心理障碍。中枢和末梢神经病变可导致便秘，如帕金森病、糖尿病自主神经病变。此外，抑郁、焦虑等问题及阿尔茨海默病患者，主动排便能力下降。

2. 了解便秘的状况

便秘情况；便秘的伴随症状和并发症状（如粪便嵌塞、粪瘤与粪石、粪性溃疡、大便失禁、直肠脱垂等）。

3. 辅助检查

结肠镜、直肠镜、钡剂灌肠、直肠肛门压力测定等。

4. 心理-社会状况

精神紧张和压力大失眠者，与无此症状老年人相比，便秘发生的危险性增加30%～45%；便秘老年人需评估其心理-社会压力等情况。

（二）老年人便秘的护理

1. 排便护理

（1）指导老年人养成良好的排便习惯　定时排便，早餐后或临睡前按时蹲厕，培养便意，有便意则立即排便；排便时取坐位，勿用力过猛；注意力集中，避免排便时看书看报；勿长期服用泻药，防止药物依赖性发生；保证良好的排便环境，便器应清洁而温暖。

（2）指导使用辅助器　为体质虚弱老年人提供便器椅或在老年人面前放置椅背，提供排便坐姿的依托，减轻排便不适感，确保安全。

（3）人工取便法　老年便秘者易发生粪便嵌顿无法自行排出时，需采取人工取便法。向老年人解释清楚，取左侧卧位，戴手套，用涂上皂液的食指伸入肛门，慢慢将粪便掏出，取便完成后清洁肛门。

（4）注意事项　指导老年人勿忽视任何一次便意，尽量不留宿便；注意排便技巧，如身体前倾、心情放松、先深呼吸、后闭住声门、向肛门部位用力等。

（5）生物反馈疗法　该疗法成功率为75%～90%。它将特制的肛门直肠测压器插入肛门内，通过可观察显示器获得许多信息，包括肛门括约肌压力、直肠顺应性、肛门直肠处的敏感性，使老年人能感觉到何时可有排便反应，然后再次尝试这种反应，启发排便感觉，达到排便目的。

2. 一般护理

（1）调整饮食结构　饮食调整是治疗便秘的基础。①多饮水：如无限制饮水疾病，应保证每天饮水量在2000～2500mL。清晨空腹饮一杯温开水，以刺激肠蠕动。②摄取足够的膳食纤维：指导老年人根据自身情况添加粗制面粉、玉米粉、豆制品、芹菜及韭菜等，适当多吃带馅面食，如水饺、馄饨、包子等，有利于保证更全面的营养，又可预防便秘。③增加润滑肠道食物：对体重正常、血脂不高、无糖尿病的患者，可清晨空腹饮一杯蜂蜜水等。④少饮浓茶或含咖啡因的饮料，禁食生冷、辛辣及煎炸刺激性食物。

（2）调整生活方式　改变静坐的生活方式，每天保持30～60min活动时间；卧床或坐轮椅的老年人可通过转动身体、挥动手臂等方式进行锻炼。同时，养成在固定时间（早晨或饭后）排便的习惯。

（3）满足老年人私人空间需求　房间内居住两人以上者，可在床单位间设置屏风或窗帘，满足老年人的排泄等需要。照顾老年人排泄时，只协助其完成无力完成部分，不要一直在旁守候，以免老年人紧张而影响排便；更不要催促，以免令老年人精神紧张、不愿麻烦照护者而憋便。

3. 用药护理

（1）口服泻药　指导老年人勿长期服用泻药，防止药物依赖性的发生。①宜用液状石蜡、麻仁丸等作用温和的药物，不易引起剧烈腹泻，适用于年老体弱、高血压、心力衰竭、动脉瘤、痔、疝等老人。②必要时根据医嘱使用刺激性泻药，如大黄、番泻叶、乳果糖等，并在使用过程中注意观察。由于此类药作用强，易引起剧烈腹泻，尽量少用，并在使用过程中注意观察。

（2）外用简易通便剂　使用老年人常用的简易通便剂，如开塞露、甘油栓、肥皂栓等，经肛门插入使用，通过刺激肠蠕动，软化粪便，达到通便效果。此方法简单有效，容易教会老年人及家属掌握。

（3）灌肠　严重便秘的老年人必要时给予灌肠。

4. 心理调适

耐心听取老年人的倾诉，取得老年人的信任，反复强调便秘的可治性，增加老年人的信心；及时发现解决问题，增加治疗信心；讲解便秘发生的原因，调节老年人情绪，使其精神放松，避免因精神紧张刺激而引发便秘；鼓励老年人参加集体活动，提高老年人的家庭支持和社会支持水平。

5. 健康指导

（1）适当运动和锻炼

①参加一般运动：老年人根据自身情况参加运动，若身体条件允许可适当参加体育锻炼，如散步、慢跑、太极拳等。

②避免久坐久卧：避免长期卧床或坐轮椅等，如果不能自行活动，可借助辅助器械，帮助其站立或进行被动活动。

③腹部按摩：可做腹部按摩，取仰卧位，用手掌从右下腹开始沿顺时针向上、向左、再向下至左下腹；按摩至左下腹时应加强力度，每天2～3次，每次5～15圈，站立时也可

进行此项活动。

④收腹运动和肛提肌运动：收缩腹部与肛门肌肉10s后放松，重复训练数次，以提高排便辅助肌的收缩力，增强排便能力。

⑤卧床锻炼方法：躺在床上，将一条腿屈膝抬高到胸前，每条腿练习10～20次，每天3～4次；从一侧翻身到另一侧（10～20次），每天4～10次。

（2）建立健康生活方式

①培养良好的排便行为，指导老年人在晨起或早餐前排便，即使无便意，也要坚持蹲厕3～5min或用餐后1h如厕。

②改变不良饮食习惯，多食粗纤维含量高的食物，多饮水。

③患高血压、冠心病、脑血管疾病的老年人最好采用坐便形式，避免用力排便；若排便困难，要及时告知医务人员，采取相应措施，以免发生意外。

（3）正确使用通便药物

①容积性泻药服用的同时需饮水250mL；②润滑性泻药不宜长期服用，以免影响脂溶性维生素的吸收；③温和的口服泻药多在服后6～10h发挥作用，宜在睡前1h服用；④复方聚乙二醇电解质散是一种新型的等渗性全肠灌洗液，通常4h内导致腹泻，大量应用虽对水电解质平衡无明显影响，但因由1000mL液体配制，会产生腹胀、恶心等不适；⑤简易通便剂的使用方法：老年人取左侧卧位，放松肛门括约肌，将通便剂挤入肛门，保留5～10min后进行排便。

---

**思政引领**

### 全国人大代表：90后"养老人"李楠楠

"有楠楠，无难事"。在江苏省南通市常青乐龄老年护理院，总能看到一位步履匆匆的"90后"护理人员。她就是全国人大代表李楠楠。

在当选全国人大代表之初，她就提出了关于加大养老护理人员队伍建设、恢复护理员资格证的建议，希望能够提高从业人员的技能水平、增加社会关注度，推进养老行业高质量发展。

作为连任代表，李楠楠今年围绕医养结合养老机构人才队伍建设方面提出建议，重点聚焦养老护理员薪酬待遇、岗位津补贴发放、提升职业荣誉感等内容。她说："希望更多优秀的年轻人进入养老护理行业后，能够看得到广阔的职业前景，通过建立良好的职业发展机制，让他们愿意扎根下来"。

李楠楠的感人事迹请通过扫码阅读文本资源。

文本资源

[ 学习思考 ]

1. 作为照护人员如何为老年人布置良好的睡眠环境?

2. 照护人员每天都要接触很多老年人, 手部卫生对于减少老年人感染非常重要, 如何正确实施手卫生清洁步骤?

3. 如何预防尿失禁老年人发生压疮?

4. 帮助老年人如厕过程中, 如何避免安全问题发生?

[ 实操展示 ]

应急照护《老年人跌倒应急处理》

动画 老年人
跌倒应急处理

[ 学习评价 ]

| 姓名:_____ | 学号:_____ | 专业:_____ | 班级:_____ | | |
| --- | --- | --- | --- | --- | --- |
| 评价内容 | | | | 自评 | 师评 |
| 素质目标<br>（30%） | 1. 培养学生对老年人的尊重和关爱, 弘扬中华民族尊老爱老的传统美德。<br>2. 树立正确的健康观念, 从老年人常见健康问题中认识到老年人日常生活照护的重要性。 | | | | |
| 知识目标<br>（40%） | 1. 掌握老年人日常生活护理的内容、措施及注意事项。<br>2. 掌握老年人常见问题的评估及护理。 | | | | |
| 能力目标<br>（30%） | 1. 能够正确实施老年人日常照护。<br>2. 能够对老年人常见问题实施正确处理及照护。 | | | | |
| 学习反思 | | | | | |
| 综合评价 | | | | | |

# 老年人
# 心理健康管理

项目七　内容简介

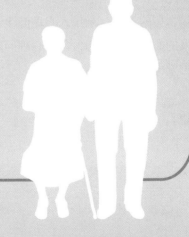

1. 素质目标

①培养学生对老年人的关爱之情，增强对老年服务工作的社会责任感；②深刻认识老年人心理健康对促进健康老龄化的重要意义，帮助老年人树立正确的健康观。

2. 知识目标

①掌握老年人心理健康的概念和特点；②掌握老年人常见的心理健康问题，以及产生心理问题的原因；③熟悉特殊群体老年人的心理表现及应对策略；④掌握老年人心理健康管理的主要内容和基本策略。

3. 能力目标

①具备辨别和处理老年人心理健康问题，并提供相应的心理健康指导和关爱帮扶的能力；②掌握促进老年人心理健康的方法和技巧。

**案例**

张奶奶是一个退休多年的老人，她一直过着平静而规律的生活。然而，最近她的家人开始注意到她的情绪波动较大，并且常常感到消沉和孤独。她不再对家庭和兴趣爱好表现出以往的热情，而是变得沉默寡言。张奶奶的家人非常担心她的心理健康状况，并决定寻求专业的帮助。

问题：张奶奶出现了什么心理问题？如何对张奶奶进行心理健康指导和关爱帮扶？

老年人心理健康直接影响着老年人的生活质量和健康水平，关注、理解老年人的心理变化，正确评估老年人的心理健康状况，满足他们合理的心理需求，是老年健康管理者必须掌握的技能。老年人心理健康管理是全面健康管理的重要组成部分，其目的是提高老年人的心理健康状态，预防心理问题与疾病发生，对促进积极老龄观和健康老龄化具有十分重要的意义。

## 任务一

# 老年人心理健康管理概述

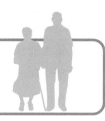

## 一、老年人心理健康的概念

老年人心理健康是指老年人在社会、心理和情感层面的健康状态。随着年龄的增长，老年人面临各种生活变化和挑战，可能会经历多种心理健康问题。尤其是在现代社会，快节奏的生活、社会变革和人际关系的改变都可能会对老年人的心理健康带来了影响。

早在2017年，国务院就在印发的《"十三五"国家老龄事业发展和养老体系建设规划》中明确指出："要依托专业精神卫生机构和社会工作服务机构、专业心理工作者和社会工作者开展老年心理健康服务试点，为老年人提供心理关怀和精神关爱。"由此可见，党和国家对老年人心理健康问题的高度重视。

## 二、老年人的心理特点和心理需求

老年人的心理特点和
心理需求

### （一）老年人的心理特点

随着年龄的增长，老年人的心理会发生很大的变化。一般老年人心理承受能力会出现不同程度的降低，例如在遇到困难或挫折时，情绪反应会发生变化，对身心健康的影响也更为明显。具体来说，老年人的心理特点如下。

#### 1. 角色转变与适应社会

老年人在退休和子女成家后，不再扮演职业身份和照顾家庭的角色，需要适应新的生活状态，尤其是他们既有的生活和工作经验已跟不上信息化社会的发展步伐。这时，一些老年人会因为角色的转变以及时代的变化而感到失落和迷茫，缺乏自我认同感。

#### 2. 孤独失落与抑郁风险

虽然不是所有的老年人都会经历抑郁或孤独感，但这些问题在老年人群体中比较常见。生活变化、社交圈子缩小、亲友离世等因素可能导致老年人感到孤独和失落。有时，生理变化和慢性疾病也会增加老年人的抑郁风险。

#### 3. 自我肯定与寻求尊重

老年人需要对自己的自我价值和肯定感进行重新评估，他们在回顾自己的人生、评估自己的成就和贡献这个过程中，一般会寻求尊重、认可和支持，以维持对自己的积极评价。反之，如果老人不能够自我肯定，就会陷入自我怀疑，甚至焦虑、抑郁之中。

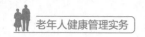 

### 4. 心理成熟与老有所为

老年人通常具有丰富的生活经验和智慧，他们更成熟、更冷静，并能从过去的经验中汲取智慧。同时，也有自我实现的需求，聆听内心的声音，追求自我价值，尤其是自身在老年时光的价值。

### （二）老年人的心理需求

#### 1. 健康需求

这是老年人普遍存在的一种心理状态，也是最基础的需求。人到老年，随着身体机能的下降，各类疾病也随之而来，加之身边的亲友逐渐离世，许多老年人常会有恐老、怕病、惧死的心理，希望自身的健康能有所保障。

#### 2. 亲情需求

亲情需求是老年人较为强烈的需求之一。老年人都希望有一个和睦的家庭和温馨融洽的晚年生活，无论家庭经济条件如何，只要子女尊敬和孝顺老人、家庭和睦，老年人就会感到温暖和幸福。同时，来自老伴的关爱、照顾和陪伴也是子女无法取代的。

#### 3. 尊重需求

有些老年人离开工作领导岗位可能会情绪低落或产生自卑感以及"人走茶凉"的悲观情绪，甚至不愿出门，不愿到单位去，不愿参加社会活动，甚至引起抑郁情绪。此外，社会地位下降、经济收入减少、疾病频发等因素，也会导致老年人失去自尊和自信。这时，他们最需要寻求尊重。

#### 4. 社交需求

随着年龄的增长，老年人的社交圈往往会缩小，导致他们感到孤独、失落和抑郁。所以老年人希望通过与其他人交流、互动和分享的机会，增强他们的社交能力和自我价值感，从而改善他们的心理健康和提升幸福感。

## 三、老年人心理健康的重要性

研究发现，人类65%~90%的疾病都与心理上的压抑感有关。而老年人中约85%存在着不同程度的心理问题。对老年人而言，情绪是形成心理压抑的一个重要方面。因此，保持老年人心理健康具有非常重要的意义。

### （一）增强幸福指数，提高生活质量

心理健康是增强幸福指数和提高生活质量的关键因素。良好的心理健康状态可以让老年人更好地享受晚年生活，并体验到满足感和幸福感。心理健康中的抑郁、焦虑和孤独等问题，会对老年人的幸福感和生活满意度产生负面影响。

## （二）提高免疫力，促进身体健康

心理健康与身体健康密切相关。心理问题对身体会产生不良影响，导致免疫功能下降、慢性疾病风险增加等。而良好的心理状态和情绪能够提高老年人的免疫力，改善身体健康状况。

## （三）促进人际交往，建立支持网络

心理健康时刻影响着老年人的人际交往。良好的心理健康状态可以提高人际交往的效果，使老年人更好地与家人、朋友和社区成员相处，并建立支持网络，从而提供情感支持、认同感和归属感。

## （四）保持乐观自信，应对日常挑战

心理健康有助于老年人保持乐观自信的心态。良好的心理健康状态可以增强老年人的自尊心和自信心，使他们能够自主决策和应对日常生活中的挑战。心理健康问题会导致老年人对自己的处事和决策能力产生怀疑，从而限制他们正常参与社会活动。

## （五）增强心理韧性，适应新的环境

老年人面临各种生活变化和人生挑战。良好的心理健康状态可以增强老年人的心理韧性和适应能力，理智应对各种压力和变化，适应新的生活环境。心理健康问题会削弱老年人的应变能力，使他们难以适应环境变化和应对挑战。

# 四、如何促进老年人心理健康

促进老年人心理健康，可以从老年人自身、他人关怀和专业服务等三个角度出发。

## （一）从老年人自身角度

### 1. 健康生活方式

饮食均衡、适度运动和充足休息等健康生活方式，对老年人的心理健康至关重要。他们应该保持适度的身体活动，如散步、太极拳等，以促进血液循环和增强身体机能。此外，遵循健康的饮食习惯，保持足够的睡眠，也有助于维持身心的平衡和健康。

### 2. 有效社交互动

老年人应该积极参与社交活动，与家人、朋友和社区成员保持联系。社交互动可以提供情感支持、认同感和归属感，帮助预防孤独和抑郁感的产生。老年人可以通过加入兴趣小组、参加社区活动、志愿服务等方式，与其他人建立联系和分享共同的兴趣。

### 3. 积极寻求心理支持

老年人可能面临各种生活转变和挑战，他们需要得到心理支持和关怀。他们可以通过与

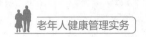 

家人、朋友、社会工作者、心理健康专业人士等进行交流，分享内心的感受和困扰。心理支持可以帮助老年人更好地应对压力问题、情绪问题和心理困扰，增强心理韧性和适应能力。

### 4. 培养兴趣爱好

老年人可以培养新的兴趣爱好，如绘画、音乐、读书、园艺等，让自己保持健康的心态。兴趣爱好可以获得心理满足感，丰富自己的老年生活，扩展社交圈子，进而增加自我认同感和成就感。

### 5. 参加认知益智活动

老年人可以通过参与一些认知和记忆训练，如记忆游戏、珠算、阅读等认知益智活动，保持大脑的活跃和认知功能；还可以通过学习放松和应变技巧，转变思维模式，有效管理压力、焦虑和抑郁情绪。

## （二）从他人关怀角度

### 1. 建立密切联系

与老年人建立密切的联系，表达关心和关怀。尽量走进老年人的日常生活，了解他们的兴趣、需求和困难；通过与他们的互动，让老年人感受到来自他人的重视和尊重。

### 2. 专注倾听交流

倾听老年人的故事，关注他们的情感需求，给予老年人充分的时间和空间表达自己的想法和感受，为他们提供一个愿意倾听的耳朵，并建立开放、支持的交流平台。

### 3. 鼓励参与社交

鼓励老年人参与社交活动，并与他人建立联系。在此，可以通过组织社交聚会、俱乐部活动或定期的社区活动，为老年人提供相互交流和互相支持的机会。

### 4. 给予情感支持

老年人一般都会面临孤独、焦虑、悲伤等情绪困扰。健康管理者要做老年人的情感支持者，并通过倾听、鼓励和安慰减轻他们的心理负担，尽量理解和共情他们的感受，为他们提供心理安慰和支持。

### 5. 组织认知活动

帮助老年人保持认知活跃，可以组织记忆游戏、珠算、阅读等认知益智活动，激发他们的大脑活力。这些活动有助于提高老年人的自尊心和自信心。

### 6. 获取信息资源

帮助老年人获取与心理健康相关的信息资源，提供有关心理健康的宣传资料和指导手册，推荐专业机构和支持组织，确保老年人知晓他们可以寻求专业帮助，并获取相应的信息资源。

### 7. 尊重老年人差异

每个老年人都是独特的，他们的需求和喜好也各不相同。健康管理者要尊重老年人的差异，并根据他们的需求提供个性化的支持；尝试了解他们的文化、价值观和喜好，并在支持中给予适当关注。

### （三）从专业服务角度

可以积极开展老年人群体的心理咨询和心理治疗服务，做好老年人心理健康管理。尤其是已经患有老年心理危机的老人，最好定期为老年人寻找专业的心理咨询师进行心理疏导。

---

**知识链接**

#### 我国第一份老年人心理健康白皮书

2017年5月25日，我国第一份老年人心理健康白皮书由心理专业服务机构"或或心理"在北京大学发布，填补了我国心理健康调查这一领域的空白。白皮书的研发团队核心——"或或心理"的宋成锐博士表示，从结果上看，老年人的心理健康状况和经济状况、身体机能、文化程度都存在正相关性，而与年龄、是居家养老还是在养老院关系不大。保持良好的生活质量和身体健康水平、丰富而有意义的高质量生命，是保持心理健康的关键。同等条件下，心理健康状况更好的老年人也会更加有幸福感、更加长寿。

---

## 任务二

# 老年人常见心理健康问题管理

老年人常见的心理健康主要包括离退休综合征、空巢综合征、老年精神障碍等。老年人心理健康问题的出现不仅影响他们个人的生活质量和幸福感，还会对家庭和社会造成负面影响。因此，老年人心理健康管理显得尤为重要。

## 一、离退休综合征

### （一）概念

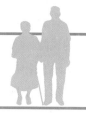

离退休综合征

离退休综合征是指老年人在退休后经历的一系列心理和生理上的适应问题，它是一种

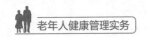 

常见的老年人心理健康问题。当老年人从工作角色转变为退休状态时，他们可能面临一系列挑战和调整，进而导致离退休综合征的出现。

（二）主要表现

离退休综合征是一种复杂的心理异常反应，主要源于老年人离退休后不能适应新的社会角色、生活环境和生活方式的变化。其主要表现如下。

1. 抑郁和焦虑

老年人出现情绪低落、悲伤、失去兴趣和愉悦感的症状，甚至感到焦虑、不安和无力应对退休后的生活。

2. 社交障碍和孤独感

老年人感到与社交圈脱节，失去了与同事和朋友的日常联系，常常经历社交孤立和孤独感，缺乏支持和理解。

3. 缺乏自我认同

老年人对自己的身份和生命意义感产生困惑和怀疑，缺乏对自我价值的肯定，陷入自我贬低的状态。

4. 睡眠质量和睡眠障碍

老年人遭遇睡眠困扰，包括入睡困难、夜间醒来、提前醒来或睡眠质量下降，这与心理压力和忧虑有关。

5. 生理不适和健康问题

离退休综合征会导致生理上的一系列变化，如身体疲劳、缺乏活力、食欲不振、消化不良、头痛和肌肉紧张等。长期的精神压力和心理负担影响免疫系统的功能，增加患慢性疾病的风险。

6. 决策困难和迷茫感

老年人在日常生活中面临决策的困难，包括简单事务和重要选择。由于缺乏明确的角色和目标，老年人感到迷茫和缺乏生活方向感。

（三）产生原因

老年人离退休综合征的原因有很多，主要的体现在以下几个方面。

1. 角色转变和身份认同

离退休后，老年人从一个有明确角色和身份的工作状态中脱离出来，需要适应新的生活状态。这种角色转变导致对自己身份认同产生困惑和质疑，进而引发离退休综合征。

2. 社交圈子和支持系统改变

离开工作环境后，老年人失去了与同事和朋友的日常接触，社交圈子发生改变。这种改变导致老年人感到孤独、疏离和缺乏支持。

3. 活动减少和缺乏人生目标

离退休后，老年人没有了工作任务和活动，导致日常生活变得单调乏味，他们感到失去人生目标和意义，缺乏驱动力和满足感。

4. 健康问题和身体素质下降

随着年龄增长，老年人面临健康问题和身体素质下降的挑战。这些身体方面的变化限制了老年人的活动能力，导致情绪和心理状态的不稳定，进而影响到离退休过渡的适应性。

5. 心理调适和应对能力不足

老年人心理调适和应对能力是能否面对离退休转变的关键因素。一些人缺乏应对变化的适应性和心理弹性，易受离退休综合征的影响。

（四）应对策略

1. 接受角色转变和重新定义身份

离退休后，接受新的角色转变，重新定义自己的身份至关重要。可以通过尝试探索新的兴趣爱好，参与志愿活动、社区组织或兴趣小组等方式，寻找新的身份和使命感。

2. 建立社交网络和支持系统

努力扩大社交圈子，与新朋友交流和互动。可以通过参加社区活动、俱乐部、兴趣爱好组织等方式，与相同兴趣的人建立联系，分享生活经验和情感支持。

3. 制定和实现新的人生目标

为了保持积极的健康心态和生命意义感，制定并实现新的人生目标非常重要。可以通过学习新技能、参与志愿服务、旅行探索等方式，找到新的人生目标和兴趣，充实自己的老年生活。

4. 保持健康积极的生活方式

保持健康积极的生活方式对于应对离退休综合征十分重要。如定期进行身体检查，保持适度运动、养成良好的饮食习惯、保证充足的睡眠等；参与有益于身心健康的活动，如插花艺术、手工剪纸、书法等。

5. 寻求专业心理咨询和支持

如果感到困惑、焦虑或抑郁，寻求专业心理咨询和支持非常重要。心理专家可以提供情绪和心理调适技巧，帮助处理离退休带来的精神压力和情绪困扰。

## 二、空巢综合征

空巢综合征

（一）概念

空巢综合征是指当成年子女离开家庭，父母面临独自生活的情况下所产生的一种心理和情感反应，这是一种常见的心理现象。子女离开家庭后，父母感到失去了照顾孩子的角

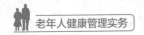

色，家庭的日常活动和亲密关系也相应发生了变化。这种改变可能导致他们感到孤独、失落、无用或无目标，甚至产生担心和忧虑，质疑自己的身份和存在意义。

（二）主要表现

子女离家后的阶段，通常指的是子女结婚、进入职场，或独立生活后离开父母的家庭。空巢综合征与孤独、失落、焦虑、抑郁等负面情绪相关联，其主要表现如下。

1. 强烈的孤独感

当父母突然意识到与子女的日常互动和陪伴减少时，他们会体验到一种深刻的孤独感。常常感觉家中缺少了往日的热闹和温馨，与子女的亲密关系似乎变得疏离，缺乏应有的陪伴和支持。

2. 失落感和无目标感

子女离家后，父母会体验到一种失落感，因为他们不再承担日常照顾和教育子女的责任。这种变化让他们感到缺乏目标和方向，不知如何填补因子女离家而留下的空白时间，他们的生活可能会变得缺乏动力和意义。

3. 担忧和焦虑症

子女离家后，父母担心子女的安全和幸福，特别是子女远离家乡或在外求学或在外工作。他们变得过度保护或担心子女的状况，常常思念和牵挂着子女。

4. 自我认同的转变

子女离家后，父母需要重新定义自己的身份角色。他们已经习惯作为子女的父母身份，子女的离开导致身份认同的变化和困惑。

5. 心理和情绪问题

空巢综合征引起父母情绪不稳定，包括抑郁、焦虑、情绪低落、失眠等问题，难以适应新的生活方式和情感状态。

6. 社交圈子改变

随着子女的离家，父母的社交圈子发生变化。他们失去了与其他家长的互动，感到与社区和同伴的联系减少，增加了社交孤立感。

（三）产生原因

1. 角色转变和身份变化

空巢综合征与父母从照顾子女的角色转变为独自生活的阶段有关。父母从多年来扮演的角色中找到自己的身份和意义，子女离家后，他们需要重新定义自己的身份。

2. 独处和孤独感

随着子女的离家，父母体会到突然而来的空虚和孤独。他们已经习惯有子女在家的生活，现在特别需要适应在家独处的时光。

### 3. 心里空虚和失落感

子女离家后，家庭中的日常活动和亲密关系发生了变化，父母感到心里空虚，缺乏生活意义和目标，他们感到失去了与子女的互动和照顾责任，导致失落感出现。

### 4. 老年阶段身体和精力下降

空巢综合征在父母进入中年和老年阶段时更为常见。当父母的身体和精力开始下降，他们会感到更加脆弱和寂寞，增加了患空巢综合征的风险。

### 5. 担忧和焦虑症

父母对子女的离家感到担忧和焦虑，他们担心子女的安全、幸福和未来，特别是在子女远离家乡生活或工作的情况下，这种担忧和焦虑便成为空巢综合征的一部分。

### 6. 社交圈子和支持系统改变

子女离家后，父母的社交圈子和支持系统发生变化，失去了与其他家长的互动，感到与社区和同伴的联系逐渐减少，越来越感到孤独，进而导致空巢综合征的发生。

## （四）应对策略

### 1. 建立和维持社交支持系统

积极与朋友和家人保持联系，经常参加社交活动，加入有共同兴趣的团体或组织。通过社交活动，扩大交往圈子，降低孤独感，并与他人分享生活经验和情感支持。

### 2. 发展个人兴趣和爱好

探索自己的兴趣爱好，找到自己热爱的事业，并主动投入其中；学习新技能、新工艺，参加艺术、运动或志愿活动；这些都可以帮助老年人充实日常生活，提高个人满足感和成就感。

### 3. 关注个人身体健康

个人身体健康是应对空巢综合征的重要方面。保持适度的运动、均衡的饮食和充足的睡眠，有助于提升身体和心理健康状态；定期进行身体检查，养成良好的健康习惯。

### 4. 寻求专业心理咨询或治疗

如果感到沮丧、焦虑或情绪低落，寻求专业心理咨询或治疗很有帮助。心理专家可以提供心理支持，指导和运用相关心理技巧，帮助老年人应对心理变化和情绪困扰。

### 5. 整理和调整家庭环境

子女离家后，可以重新布置和调整家居环境，创造适合自己生活方式的舒适和温馨空间；充分利用空出的时间和空间，发展个人兴趣和爱好，营造积极的生活氛围。

### 6. 接受变化和调整期望

理解子女离家是正常的生命周期，主动接受并适应这个变化，重新调整对家庭生活的期望和目标，与伴侣共同制定新的计划和目标，创造充实而有意义的"空巢生活"。

## 三、老年精神障碍

### （一）概念

老年精神障碍，也称为老年性精神障碍或老年性精神病，是指在60岁及以上人群中出现的一种以认知功能减退和情绪行为异常为特征的综合征。这种精神障碍通常由多种因素导致的大脑结构和功能逐渐衰退所引起，如神经递质失衡、大脑皮层萎缩等。

这里的老年精神障碍与生活中狭义的"精神病"不是同一个概念。本部分主要以老年人精神障碍中最常见的抑郁症、焦虑症等展开。

### （二）主要表现

抑郁症、焦虑症是常见的老年性精神障碍类型。典型表现为情绪低落、思维迟缓、意志活动减退等方面。

#### 1. 情感低落

情感低落是抑郁症的核心症状。主要表现为持久的情绪低落，常常闷闷不乐、郁郁寡欢、度日如年；既往兴趣爱好也变得没意思，觉得生活变得枯燥乏味；提不起精神，高兴不起来，甚至会感到绝望；失望、无助与无用感明显等。

#### 2. 思维迟缓

思维迟缓主要表现在思维联想缓慢，反应迟钝，感觉脑子比以前明显的不好使了。老年人大多存在一定程度的认知功能障碍，比较明显的是记忆力下降，但与阿尔茨海默病又有明显区别。阿尔茨海默病大多不可逆，但后者则可随着情感症状的改善而有所改善，心理干预效果较好。

#### 3. 意志活动减退

意志活动减退主要表现在行动缓慢，生活懒散，不想说话（如言语少、语调低、语速慢等），不想做事，不愿与周围人交往；总是感到精力不够，全身乏力，甚至日常生活都不能自理；既往生活热情、兴趣减退或丧失，越来越不愿意参加社交活动，甚至闭门独居、疏远亲友等。

### （三）应对策略

在很多老年人身上存在着焦虑、抑郁等症状，但人们往往忽略这种心理疾病，在此应该引起重视，并适时干预。

#### 1. 药物治疗

根据抑郁、焦虑的严重程度，可以在医生的帮助下采用合适的药物治疗，如抗抑郁类药、中药等。药物治疗能够有效缓解焦虑、抑郁带来的失眠、食欲不振等状态，保证了身体机能的基本健康。

### 2. 心理治疗

心理治疗非常重要，可改善预后，有助于预防复发。专业的心理治疗和介入是对老年人精神障碍深层次原因的探究和解析，能够从根源上找到并解决问题的办法，常用的有认知疗法、放松疗法、行为疗法、音乐疗法等。

总的来说，针对精神障碍类老年人的应对策略，相对而言会更有难度，需要更科学、更有效、更专业的方式和手段，药物的治疗必须严格按照医生的医嘱服药，还需要医生随时评估用药后的成效；心理治疗的治疗策略也需要专业的心理咨询师或社会工作者来实施。

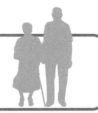

## 任务三
# 特殊群体老年人心理健康管理

## 一、特殊群体老年人的界定范围

除了老年人常见心理健康问题外，还有一些特殊群体老年人的心理健康问题值得关注。所谓特殊群体老年人，其"特殊"主要体现在两个方面：一是数量上相较于普通老年人来说要少，即较小众；二是这类群体对心理健康管理存在一定需求。基于这两点，特以"失独"和"丁克"两类特殊群体老年人为例，探讨其心理健康问题的管理。

## 二、失独老人心理健康管理

### （一）失独老人的概念

失独老人

"独"指独生子女，"失独老人"指的是家中独生的孩子离世，因自身原因不能再生育或领养的老年人，这样的家庭被称为"失独家庭"。根据中国致公党发布的调查报告，中国15～30岁的独生子女总人数约1.9亿，这一年龄段的年死亡率为万分之四，中国每年约新增"失独家庭"7.6万个。按此统计，中国的失独家庭至少已超百万人，由此可见失独老人数量庞大。

由于独生子女家庭结构呈三角形，本来支点就过于集中，一旦缺少一个，就会失去平衡，很难再重新稳定。据调查发现，大部分失独老人失去孩子后精神恍惚，难以正常生活，处于心理亚健康状态。因此，失独老人的心理健康管理任重而道远。

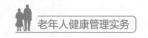

（二）失独老人的心理表现

"失独"对于家庭的打击无比沉痛，有的家庭因为年龄或身体原因无法继续生育，而有的家庭则是沉浸在失独的悲痛中而选择不再生育。有的父母一生都不愿意相信子女离开的事实。其心理表现如下。

1. 生活孤苦困顿

孩子患白血病、癌症、尿毒症等疾病去世，家里筹资治病，花费动辄数十万元，最终却人财两空，甚至欠下巨额债务。失去子女后，很多人心灰意冷，丧失了工作热情和能力，仅靠扶助金勉强度日。精神重创之下，不少老年人疾病缠身，如高血压、心脏病、瘫痪、癌症、抑郁等疾病，医药费成为家庭的又一个沉重负担。

2. 平日孤立无援

因为没有子女，失独老人在生活中诸多事情都面临困境：进养老院、上手术台，没有儿女签字；办理信用卡、贷款，因无人担保而遭到拒绝；老人生病，120救护车来了没人帮忙抬到楼下；到医院看病，没有子女排队挂号拿药，没人陪床等。

3. 产生精神黑洞

"失独"对父母精神上的打击往往是毁灭性的。一些人认为，孩子离世与自己有很大的关系，长年不能原谅自己；一些老年人还认为，自己不祥、晦气、被别人歧视，遭受自我和社会双重精神重压。长期难以走出心灵阴影，精神状态严重恶化，甚至停止与社会交往；一些人过度悲痛，还会选择自杀甚至多次自杀来"一了百了"。

（三）应对策略

失独家庭是一个特殊群体，更需要获得社会的关心和帮助。国家和社会对该群体的权益保障高度关心和重视。

1. 给予生活照顾

关于失独老人的帮扶问题。2001年，国家颁布的《人口与计划生育法》第四章第二十七条指出："独生子女发生意外伤残、死亡，其父母不再生育和收养子女的，地方人民政府应当给予必要的帮助"。

关于失独老人的养老问题。2012年9月，民政部作出承诺："针对失独老人的养老问题，可以参照三无老人的标准，由政府来供养"。

有调查发现，失独老人不愿意入住普通养老机构，他们喜欢抱团取暖，渴望同类共居，期待社会能为他们建立专门的养老院。

2. 提供心理救助

第一是心理热线帮助。心理热线具有平等尊重、专业科学和隐匿性等特点，已成为宣传心理健康和提供心理支持的窗口，能够帮助失独老人输出心理郁结，及时发现心理问题并采取干预措施，给予失独老人倾听、陪伴、接纳和包容等方面的关怀，大大减少悲剧的发生。

第二是寻求朋辈帮助。同伴教育是一种新型健康教育模式，指具有相同或相似经历、具有共同语言的个体，以社会支持的形式共同分享信息、观念或行为技能。它是支持身处困境之人的有效手段，在对失独老人的心理抚慰中起着重要作用。同时，失独老人在相互进行心理抚慰的过程中，可以发现自我和挖掘自身优势。这样，既帮助了别人，又使自己从中获益，从而达到促进心理健康的目的。

第三是建立兴趣小组。社会学理论认为，人类是天生的社会性动物，与他人接触是一个人最基本的需求。人类形成群体是基于两类需要：一是工具性需要；二是表意需要。其中，表意需要是群体通过提供情感支持和自我表达的机会，帮助其成员实现情感需求。

如成都某社工中心成立了各类兴趣工作坊，并通过这个活动窗口，帮助失独老人挖掘潜力，通过交流把平日积累的压抑情绪释放出来。兴趣工作坊促进了同辈之间的相互支持，其活动让失独老人之间的话题增多，精神状态和情绪也越来越好。

总之，失独老人作为一个特殊的社会群体，曾为我国人口政策和国家可持续发展作出了巨大贡献。面对现实困难，不应让失独老人成为社会的孤舟独自漂流，而应为失独老人搭建起一盏照亮他们心理前程的明灯，帮助他们尽快走出孤独和悲伤，在全社会的关爱中找到精神慰藉和现实帮助，安度晚年。

## 三、丁克老人心理健康管理

随着社会的进步和人们思想观念的改变，丁克家庭的数量逐渐增加，丁克老人群体也越发受到社会的关注。

丁克老人

### 知识链接

#### 中国首批丁克家庭已步入晚年

转眼间，中国的首批"丁克家族"已步入晚年，他们当中有人对生活现状很满意，但也有一些却感到不尽如人意。

中国受"养儿防老"和"不孝有三，无后为大"的思想影响已久，大多数家庭相对传统，男女结婚后会生孩子。丁克家族不一样，他们是只结婚不生孩子。20世纪80年代，丁克第一次传入中国，就受到一些人的追捧。他们不想有孩子束缚自己的生活，尤其是年轻女子不想经历生育的痛苦，就选择成为丁克家庭。当时，他们不被人们所支持。如今40多年过去了，这批丁克家庭已步入晚年生活。有些人攒下的钱，足以让他们在晚年享受美好生活，而不是为年轻一代劳碌一辈子。

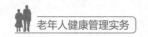

（一）丁克老人的概念

丁克（dual income no kids，DINK）是其英文缩写的译音，即双重收入，没有小孩。我国著名社会学家李银河提出，丁克的社会学正规术语就是"自愿不育"，重点在于"自愿"。丁克群体可能因为个人信仰、生活方式、职业规划或其他原因做出了这一决定。

自从这一概念于20世纪80年代传入我国后，逐渐发生了本土化转变，已经不限于已婚群体。当李银河早在20世纪90年代初对北京地区自愿不育群体进行社会调查时，就将未婚人士纳入调查范围。据不完全统计，中国在2021年已有逾60万丁克家庭，而2022年丁克人口进一步增长，已占总人口的14%左右。那些在三四十年前选择不生育的初代丁克，如今都已迈入老年。

（二）丁克老人的心理表现

丁克老人，作为选择不生育子女的中老年人群，他们在心理层面展现出一些特定的表现和情绪状态。其心理表现如下。

1. 生活孤独感

丁克老人在晚年阶段，尤其是当身边的亲友逐渐离世或忙于自己的家庭时，会感到深深的孤独。他们缺乏与子女的互动，这种情感上的空白难以被其他关系所填补。因此，他们会重新思考自己存在的意义、生活的价值等问题，从而产生孤独和焦虑。

同时，在社交场合，丁克老人会感到自己与其他有子女的老人不同，担心自己的话题和经历无法引起共鸣，甚至会感到自己"与众不同"，从而回避参与社交活动，进一步加剧孤独感。

2. 养老焦虑症

丁克老人在面临养老问题时，会担心自己的经济来源、健康状况以及生活照护等方面的问题。他们会思考如何在老年阶段保持生活的质量和尊严，以及如何应对可能出现的突发事件。

这种养老焦虑症会对他们的日常生活产生负面影响，如失眠、食欲不振等。同时，他们还会感到焦虑不安，甚至产生抑郁情绪。

3. 寻找精神寄托

为了填补生活中出现的空白和寻找精神寄托，丁克老人会选择多种方式来丰富自己的内心世界，如参与旅行探险、艺术创作等，以寻求精神上的满足和安宁。

这些精神寄托不仅可以帮助他们缓解孤独感和焦虑情绪，还可以提升其生活质量和幸福感。然而，不同的丁克老人可能会有不同的精神寄托需求和方式，因此需要个性化的支持和关注。

4. 内心强大与脆弱并存

丁克老人在长期面对社会的不同声音和选择带来的压力时，通常会磨炼出一种内心强大的品质。他们能够独立思考、自主决策，并勇敢地面对生活中的各种挑战。

然而，在这种内心强大的背后也存在着脆弱的一面。尤其是在面对一些特定的情境或事件时（如亲友离世、健康问题等），他们会感到无助和沮丧。这时，特别需要他人的支持和帮助。

（三）应对策略

丁克老人的心理健康管理需要家庭、社会和个人的共同努力。具体来说，主要有以下几个方面。

1. 培养积极的生活方式和乐观心态

鼓励丁克老人培养积极健康的生活方式，如运动、阅读、旅游、绘画等，以丰富自己的精神生活，提高生活质量。通过参与各种活动和兴趣小组，让丁克老人感受到生活的乐趣，增强自我价值感。同时，帮助丁克老人建立积极的人生态度，以豁达乐观的心态去面对生活。

2. 寻求专业的心理疏导和个性服务

当丁克老人出现严重心理问题或困扰时，应及时寻求专业心理咨询师或心理医生的帮助。专业人士可以为他们提供个性化的心理评估、咨询和治疗服务，帮助他们应对各种心理挑战。

3. 关注个体的身心健康和能力提升

鼓励丁克老人自我关爱和获得成长，时刻关注自己的身心健康和内心需求。通过学习新知识、探索新领域、挑战自我等方式，不断提升自己的能力感、价值感和安全感，增强自信心，提高幸福感。

4. 制订合理的养老计划和财务规划

鼓励丁克老人提前制订养老计划和财务规划，确保在老年阶段能够维持较好的生活质量和经济安全。通过规划养老基金、选择合适的养老方式等，可以减轻他们的养老焦虑和经济压力。

总之，丁克老人作为一个特殊的社会群体，其生活方式是个体的"自愿选择"，但也需要得到更多人的包容与理解，并通过心理健康管理，帮助丁克老人更好地应对生活中出现的各种挑战和困难，保持身体健康和心情舒畅，愉快地度过幸福的晚年生活。

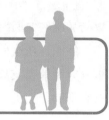

任务四

# 老年人心理健康管理的基本策略

## 一、老年人心理健康管理的评估

针对老年人的心理健康管理评估，我们可以采用一些简单量表、问卷等对老年人心理健康状况进行初步评估。当然这部分评估是评估老人与环境之间的相处能力，并非为精神病学的评估结果，评估时应以老人当时的表现为准。

**知识链接**

### 老年人心理状况评估问卷

老年人心理状况评估问卷，主要内容包括外表与行为、言谈与思维、感觉与知觉、认知功能、情绪与行为、昏乱症指征、伤人或自伤的风险评估七个方面。

具体内容请通过扫码阅读文本资源。

文本资源

## 二、老年人心理健康管理的主要内容

根据心理健康的概念和维度，对老年人的心理健康管理包含以下几个方面。

主要内容

### 1. 认知效能

老年人能保持基本的日常认知功能，如注意、学习、记忆、思维等，才能生活自理，完成日常任务，这是保证生活质量的重要环节。老年人还能在学习新事物中发挥智力潜能，不断提高认知效能。

### 2. 情绪体验

老年人要有良好的情绪调适能力，才能使情绪稳定，保持积极的情绪状态，尤其是在面临生活变动、身份变化等方面的影响时，保持一个良好的心态是非常重要的，好的心态会影响认知，从而获得较好的情绪体验。

### 3. 自我认识

老年人要凭借自己丰富的阅历，不断认识自我，才能正确了解和评价自己，有自知之明，展示完美的自我，这需要老人在晚年回顾和梳理自己的一生时，要能够发现自我存在的价值和意义，觉得"不枉此生"，对自我有一个好的认知。

4. 人际交往

老年人要有一定的交往能力，主动与他人联系，尤其要和家人沟通，理解他人，关爱和帮助他人；要参与社会活动，主动融入社会，获得社会支持，这是积极老龄观的重要体现。

5. 适应能力

老年人要在与人和环境的相互作用中不断调适自己，积极应对身体老化带来的各种困难和生活挑战，保持良好心态；有较强的心理承受能力，能耐受挫折。

## 三、老年人心理健康管理的基本策略

基本策略

### （一）提高老年人心理健康水平的途径

1. 识老、服老、不怕老

老年人常常因对衰老和终结生命的忧虑而滋生负面情绪，这种情绪对身心健康会造成不良影响。生老病死是每个人不可避免的生命历程，老年人应当正视自身步入暮年、身体功能逐渐衰退的现实。

同时，还要认识到心理上出现的一些变化，学会自我调适；要接受自己确实开始衰老，做符合自己角色、身份、力所能及的事情；要接受现实，认识到积极生活同样会使生活变得丰富多彩和有价值。

2. 加强锻炼，正视疾病，开心生活

因老年人衰老和体弱多病、行动不便等情况，有时不能参加正常的社交活动，这会加重其孤独感。为此，应鼓励老年人坚持身体锻炼，增强体魄，预防疾病，培养积极面对生活的态度并保持乐观情绪；面对疾病时，应选择合理的治疗方法，将疾病对生活的影响降到最低，即便有症状也应保持愉悦的心情。

3. 积极融入社会，寻求社会帮助

老年人不要自我封闭，要主动走出去，融入社会之中，积极参与社会活动，践行老有所为、老有所乐。

一方面可继续学习，提高自身价值，增加自信感；另一方面在社会活动和人际交往中摆脱空虚和孤独感，增进友谊，互帮互助，收获精神上的充实。

4. 宽容理解儿女，营造和睦家庭氛围

老年人要经常与儿女沟通情感，宣泄思念情绪，得到子女更多关爱；孤寡老人可选择再婚，重组家庭，重拾从前老伴对自己的支持、安慰、体贴和照顾，重新获得感情上的支持，构建幸福家园。

5. 培养兴趣爱好，自娱自乐，丰富生活

（1）培养兴趣爱好 培养如琴棋书画或种花、养鸟、钓鱼等兴趣爱好，充实生活，增加老年人对生活的热爱，从中体会人生的乐趣，陶冶情趣。

（2）参加文体活动　打太极拳、跳交谊舞、参加合唱团等文体活动，有益身心健康。

（3）活到老学到老　学习智能设备的使用、学做手工等，既可学习新知识，益智健脑，又可在娱乐中跟上时代的步伐。

同时，老年人应合理安排作息时间，做到劳逸结合；不做有损于身心健康的活动，如通宵打麻将、熬夜看电视剧等。

综上所述，老年人只有对自己的身体健康状况有更正面的评价，对心理健康有更足够的重视，晚年生活的幸福感才会相应提升，进而使生命焕发出更加绚烂的光彩。

### （二）老年人心理健康管理的常用方法

#### 1. 开导劝慰法

人的行为受个性、态度、信念等认知因素支配，所以要改变老年人群的不良行为，必须先引导其改变认知。

一方面，通过与老年人群的沟通交流，用显而易见的通俗道理，解释他们目前的身心状况，告知其"为"不分大小，都能体现人生价值，使生活充实，从而提高生活质量，也有益于身心健康。

另一方面，让老年人发泄心中的不满与委屈，理解自己目前的状态及自己所能尽到的努力，主动解除消极心理状态。

#### 2. 顺从意念法

顺从老年人的心理意愿，满足其合理的心身需求，以期改善不良的情感状态，纠正身心异常现状。

老年人大多有喜欢的物件放置身边，这些物件能安慰老年人身心。如果老年人急需某件物品或牵挂子女，若能经常看到，有益于其身心健康。不过，也要看老年人的需求是否合情合理，是否切实可行，是否适度，不能盲目满足。

#### 3. 暗示解惑法

通过巧妙而隐晦的方式，可以对老年人群的心理状态施加积极影响，引导他们无需过多理性思考，在潜移默化中接受积极的心理暗示，从而转移和缓解其负面情绪，迅速消解心中的疑虑和负担。

#### 4. 音乐疗养法

大部分老年人因为儿女经常不在身边，会感觉孤独，身边的环境很安静，常常需要转移老年人的注意力。

在此，可采用音乐疗养法，让老年人融入轻松的音乐环境之中，用美妙的音乐唤醒老年人快乐健康的心灵力量，获得积极愉悦的情感体验，从而让老年人的心理疾病在优美的音乐中得到疗愈。

5. 信念支持法

通过解释、安慰、疏导、保证、支持、鼓励等方法给老年人群，特别是那些患有心理疾病的老年人群以精神支持，增强他们的防御功能，减轻其焦虑不安，使其获得安全感，树立战胜疾病的信心，最终达到不断提升老年人生活质量和幸福感的目的。

**思政引领**

### 我国老年心理学的奠基人许淑莲

许淑莲（1921—2005年），浙江瑞安人，我国老年心理学事业的奠基人，主持编制了第一个适合我国国情的临床记忆量表。该项成果荣获中国科学院科技进步成果三等奖、中国老年学研究优秀成果一等奖。20世纪80年代初，已年过花甲的她以科学家敏锐的洞察力，意识到我国人口老龄化进程正在加速的趋势，而当时我国老年心理学研究尚一片空白。社会的需要促使许教授立即全身心地投入老年心理学研究，她始终坚持亲临科研第一线，深入实际，获取第一手资料。从记忆老化开始，逐步拓展到智力、思维、言语的老化研究，以及老年心理健康等方面，取得了大量宝贵的科学资料，为后人进一步深入研究打下了坚实基础。

[ 学习思考 ]

1. 简述老年人心理健康的概念和特点。
2. 老年人常见心理健康问题有哪些？
3. 简述空巢综合征的主要表现和产生原因。
4. 谈谈失独老人、丁克老人心理问题的主要表现。
5. 简述老年人心理健康管理的基本策略。

[ 实操展示 ]

牛刀小试《老年人心理健康评估》

实训《老年人心理健康评估》

[ **学习评价** ]

| | 评价内容 | 自评 | 师评 |
|---|---|---|---|
| 素质目标<br>（30%） | 1. 培养学生对老年人的关爱之情，增强对老年工作的社会责任感。<br>2. 深刻认识老年人心理健康对促进健康老龄化的重要意义，帮助老年人树立正确的健康观。 | | |
| 知识目标<br>（40%） | 1. 理解老年人心理健康的概念和特点。<br>2. 掌握老年人常见的心理健康问题，以及产生这些问题的原因。<br>3. 熟悉特殊群体老年人的心理表现及应对策略。<br>4. 掌握老年人心理健康管理的主要内容和基本策略。 | | |
| 能力目标<br>（30%） | 1. 具备辨别和处理老年人心理健康问题，并提供相应的心理健康指导和关爱帮扶的能力。<br>2. 掌握促进老年人心理健康的方法和技巧。 | | |
| 学习反思 | | | |
| 综合评价 | | | |

姓名:＿＿＿＿＿　学号:＿＿＿＿＿　专业:＿＿＿＿＿　班级:＿＿＿＿＿

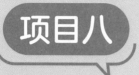

# 项目八

# 老年社会工作

项目八　内容简介

1. 素质目标

①弘扬中华优秀传统文化，树立爱老、敬老、助老的服务理念；②实施积极应对人口老龄化国家战略，解决社会突出问题，推动社会和谐发展，培养学生的奉献精神。

2. 知识目标

①掌握老年社会工作的概念和特点，理解老年社会工作的功能；②掌握老年社会工作的途径和具体方法；③理解我国老年社区的工作主要内容；④了解我国的老年社区服务工作现状；⑤掌握对特殊老年人开展社会服务的基本方法。

3. 能力目标

①掌握为老年人开展社会服务的实践能力；②了解国际国内老年人的相关政策法规；③增强解决老年人及其家庭问题和困境的能力。

**案例**

李奶奶今年已经82岁了，老伴因病去世多年。李奶奶共生有二子一女，均已成家立业。大儿子留学美国，一家人现在美国定居；二儿子在县城工作，娶妻生子，现在夫妻俩都被选拔在县政府当干部；小女儿从戏剧学院毕业当了演员，结婚后住在婆家，经常出外景拍戏。李奶奶的三个儿女都很少回来看望她，现在老房子里就李奶奶一人"留守"着。前几年李奶奶身体还算硬朗，这两年每况愈下，特别是老伴撒手人寰后，李奶奶总感觉到"下一个该轮到我了"。

问题：作为老年社会工作者，你将如何帮助李奶奶解决问题？

（资料来源：宋卉，蔡琳. 老年人健康管理实务［M］. 中国轻工业出版社，2017.）

老年社会工作是社会工作的传统领域。在社会工作专业发展较早的国家，老年社会工作对解决家庭问题有着不可或缺的作用。在我国，老年社会工作在满足老年人经济保障、卫生保健、社会服务、社会参与等方面发挥着独特的功效。老年社会工作作为现代社会工作和社会服务以及社会福利的重要方面，它以老年人为服务对象，从社会工作的角度，探讨如何为老年人提供专业的社会服务。

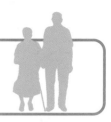

## 任务一

# 老年社会工作概述

## 一、老年社会工作的概念

老年社会工作的概念

### （一）老年人的界定

目前，对老年人的界定是以生理年龄作为标准。世界卫生组织把老年人定义为60周岁以上的人群，西方一些发达国家则认为65周岁是分界点，而大多数发展中国家把60周岁作为老年人的年龄界限。

我国《老年人权益保障法》第2条规定：老年人的年龄起点标准是60周岁，即凡年满60周岁的中华人民共和国公民都属于老年人。

### （二）老年社会工作的定义

老年社会工作就是针对老年人的问题与需要而提供的一种专业服务。学界对老年社会工作的定义有两种：一是指老年社会工作机构和老年社会工作者运用社会工作的理论、原则和专业服务方法，充分协助老年人解决在生活中遇到的困难，为老年人提供社会保障和社会服务；二是指社会上一切有利于增进老年人适宜生活的社会服务活动，又称老年服务或老年人福利。在我国大社会工作背景下，更多的学者认为老年社会工作应该具有以上两个方面的定义。

在我国，老年社会工作的领导和组织机构是各级老龄工作委员会及党组织中的老干部局。具体工作机构是政府、集体和私人兴办的老年服务单位，老龄协会、老人院、老人公寓、老年服务中心等。老年社会工作者包括老年社会工作专业人员和所有从事与老年人工作有关的人员。如老干部局的工作人员、老年人服务机构的从业人员以及义务工作人员等。

### （三）老年社会工作的对象

老年社会工作的对象为全体老年人及其家庭，既包括一般的健康老年人，也包括"有特殊需要、处境困难"的老年人。同时，还包括老年人周围的其他相关人员及其更宏观的系统。老年社会工作通过一系列的专业服务，如建立社会支持网络，整合社会资源，使老年人获得更好的社会支持，并积极与社会保持接触，充分发挥其社会功能，最终达成"老有所养、老有所医、老有所教、老有所学、老有所为、老有所乐"的老年社会工作目标。

## 二、老年社会工作的功能和目的

老年社会工作的
功能和目的

（一）老年社会工作的功能

老年社会工作的功能可以概括为两个方面：一是预防治疗的功能；二是发展的功能。

1. 预防治疗的功能

第一是恢复和维持老年人的功能。在走向老化的过程中，老年人会经历身心、社会功能的损害。如老年人因个人因素导致的社会隔离或心理失衡，社会工作者可以通过个案辅导、小组活动等方式，帮助老年人重建互动模式，修复社会关系，帮助他们恢复功能；老年人因生理老化所导致的功能缺陷难以修复，社会工作者可采取一定的措施，防止其快速恶化，尽可能将危害控制在最小限度。

第二是预防老年人社会功能的衰退。社会工作者应基于"人在情境中"的视角，强化老年人与他人、群体和社区间的互助。在工作中，应尽量避免因过分保护老年人而导致其社会功能衰退。如社区组建治安联防队时不让老年人参加，虽是敬老好意，却容易使老年人感到自己无能。这种做法实际上就损害了老年人的社会功能。

第三是为老年人提供所需要的资源。在预防治疗过程中，老年社会工作者应该发挥资源链接的作用，为老年人提供所需要的服务，帮助他们与社会资源取得联系，解决在生活中遇到的问题。同时，引导和鼓励老年人观察、体会自己可以使用的资源，从而在某种程度上达成"自助"目标，提升老年人的社会功能。

2. 发展的功能

（1）维护社会稳定 稳定是社会发展的前提与条件，开展老年社会工作是促进社会稳定的途径之一。首先，老年人曾经是社会的中坚力量，对社会发展有过巨大贡献。做好老年社会工作，让老年人享受经济社会发展的成果，既是对老年人过去贡献的补偿，又是体现社会公平的重要标志。其次，做好老年社会工作，有助于代际之间良性的互动。做好老年社会工作，既让老年人感受社会的温暖、减少老化带来的失落感，还有助于年轻人认识到老年人的价值，消除代际之间的冲突，从而做到尊老敬老。最后，做好老年社会工作，使老年人能够安度晚年。这对整个社会也是一种慰藉，有助于维护社会稳定。

（2）促进社会整合 社会整合是指促进社会内部人与人之间、人与群体之间、人与社会之间的相互联系与合作的和谐状态。步入老年之后，老年人会面临职业丧失、收入下降、社会活动减少、疾病缠身、配偶去世等情况，部分老年人因无法自我调适而变得孤独、猜疑、抑郁和沮丧。作为老年社会工作者，有责任协助老年人重新找回自信，制定有意义的生活目标，消除失落感。老年人重新投入社会，扮演起适当的社会角色，对于人际和谐与社会整合有着重要的作用和意义。

（3）助力社会管理　主要是指对社会事务和工作人员的管辖与治理，包括领导、组织、协调、处理等功能。作为一项重要的社会系统工程，老年社会工作离不开管理。首先，开展老年社会工作，必须有领导机构和人员。他们所从事的每一项工作，都是社会管理功能在实际工作中的体现。其次，开展老年社会工作，如设立老年人活动场所、组织老年人开展活动、为老年人提供各项服务等，都离不开组织和管理。再次，兴办养老机构，如敬老院、老年人公寓等，更需要科学、现代化的管理。由此可见，开展每一项老年社会工作都需要管理，社会管理是老年社会工作的一个重要功能。

### （二）老年社会工作的目的

社会工作以助人自助为目的，作为社会工作传统领域的老年社会工作也不例外。

具体而言，老年社会工作的目的主要体现在：①增强老年人及其家庭解决问题和应对困境的能力；②使老年服务更加有效和人性化；③为老年人提供资源、服务和机会；④参与制定与完善旨在增强个体在生命历程的各个阶段充分发挥自身功能的社会政策。

## 三、老年社会工作的类型

老年社会工作可以依据不同的标准划分为不同的类型。

老年社会工作的类型

### （一）按年龄划分

按照年龄可将老年社会工作分为：低龄老年人（60～69岁）社会工作、中龄老年人（70～79岁）社会工作和高龄老年人（80岁以上）社会工作等三种类型。

由于年龄段的不同，决定了老年社会工作的侧重点也有所不同。一般来说，对于低龄老年人来说，侧重点是解决其角色转换和再社会化的问题；对于中龄老年人来说，侧重点在于协助其处理日常生活、代际关系和社会交往问题；对于高龄老年人来说，侧重点应放在疾病护理、生活照顾和临终关怀等方面。

### （二）按工作方法划分

按工作方法可将老年社会工作分为老年个案社会工作、老年小组社会工作、老年社区工作等三种类型。

（1）老年个案社会工作　为老年人及其家庭提供服务，以解决老年人在日常生活中所遇到的困扰。

（2）老年小组社会工作　以团体的方式开展服务，借助团体的动力促进老年人的改变，增强其解决问题的能力。

（3）老年社区工作　通过挖掘社区资源满足老年人在家务处理、生活照料、卫生保健、文体娱乐等方面的需求。

（三）按工作关系划分

按工作关系可将老年社会工作分为直接性老年社会工作和间接性老年社会工作等两种类型。

（1）直接性老年社会工作　通常是指微观层面的为老服务。其运用的手法主要是个案工作与小组工作。

（2）间接性老年社会工作　通常旨在改善老年人所处的环境。其常用方式有老年社区工作与老年社会工作行政、老年社会工作督导和研究等。

## 任务二
# 老年社会工作的内容与原则

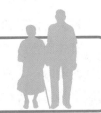

**案例**

在某大学家属住宅小区内，60岁左右的老居民占了相当大比例，他们大多数已经退休的某体育学院教职工，身体状况普遍较好，有的还具备一定的体育运动特长。他们退休以后，有的人在其他岗位上继续从事不同的工作，有一部分人则无所事事，或流连于棋牌室，或扎堆聊天带孩子，还有的人则经受着各种生理和精神疾病的困扰。由于该住宅小区属于单位管辖，小区内设立了家属委员会行使居民自治管理职能，但因职能设置和人员配备不全，工作开展不到位，给小区内部服务和管理造成了一定的混乱。

问题：在上述案例中，该小区目前面临的主要困境有哪些？作为老年社区工作者应该采取什么样的策略介入？

（资料来源：宋卉，蔡琳. 老年人健康管理实务［M］. 中国轻工业出版社，2017.）

## 一、老年社会工作的内容

学界现有研究认为，凡是协助老年人解决生活困难或问题、满足其需要并促进其发展的相关服务都可以纳入老年社会工作的范畴。总的看来，主要包括宏观和微观层面的内容。

老年社会工作的内容

## （一）宏观层面

老年社会工作的内容从宏观层面来讲，主要表现在推动老年立法、老年福利政策的制定和实施上。老年社会工作者可以作为政策影响人，推动老年福利政策的建立、完善和发展，推动政府在老年人权益保护方面的立法。在开展老年社会工作服务的过程中，老年社会工作者可以利用自己的工作特点和专业优势，将在服务实施过程中积累的工作经验反馈给政策制定者，使政策制定者可以在总结社会工作发展经验的基础上，适时地调整相关行政工作安排和政策导向，如落实和宣传有关政策法规，努力做好沟通和疏导工作；为合法权益受到侵犯的老年人提供行动建议；开展社会行动，营造维护老年人合法权益的氛围；鼓励老年人更新观念、积极维权；为经济困难老年人寻找维权资源等。

## （二）微观层面

首先，保障老年人的经济权益。老年人的经济保障直接关系到他们的生存和生活质量，是维护老年人生存权的必然要求，是老年社会工作极其重要的内容。

在老年社会工作中，对老年人的经济保障权益介入主要包括5个方面：①反映老年人的经济情况，以便对政策制定产生影响；②倡导家人及其他非正式资源对老年人予以经济支持；③向老年人介绍有关社会政策，并提供行动建议；④协调有关方面为符合条件的老年人做政策落实工作；⑤鼓励并支持老年人自养等。总之，老年社会工作者必须关注老年人的经济需求，并通过各种途径为其链接社会资源，使他们在衣、食、住、行、用等方面的基本需求能够得到满足。

其次，保障老年人的医疗条件。根据老年人的需要，老年社会工作对医疗保障可以广泛介入，如落实国家有关医疗卫生政策；加强对医疗服务机构的管理；有计划地改善老年人的就医条件；对老年医疗保障进行评估等。同时，立足社区开展家庭病床、社区干预、建立老年人健康档案；帮助老年人与有关医疗服务机构之间建立联系；开展"义诊"活动等。还可以举办老年健康讲座，普及老年保健知识；开展针对疾痛的危机干预和心理辅导；组建病友小组，分享治疗及保健经验；开展临终关怀服务等。

最后，保障老年人的生活质量。生活质量是一个多维度的概念，在客观上与生活水平有关，在主观上与满意度、幸福感相关，提升老年人的生活质量是社会工作的职责和使命。

老年人的生活质量保障主要包括五个方面：①开展生活服务，满足老年人在家务料理、饮食、购物、出行等方面的需求；②协助老年人改善社会关系，通过个案、小组等方法促进人与人之间的深入理解，以达成对老年人及其所处环境的改变；③发展面向老年人的文化教育事业，为"老有所教、老有所学、老有所乐"创造条件；④开展个案辅导，协助老年人进行心理调适，缓解心理压力，保持健康心态；⑤促进老年人参与、融入社会。社会工作者要支持有意愿、有能力的老年人参与社会活动，发挥余热，践行老有所为。

## 二、老年社会工作的原则

老年社会工作
的原则

开展老年服务时，除了奉行个别化、非批判、保密等社会工作的一般原则外，还应根据老年人及老年期的特点，坚持以下实务原则。

### （一）尊重和接纳老年人

从价值观念上正确辨识涉及老年人的价值和偏见，并解决相关问题；尊重服务对象的自我决定权；站在老年人的立场上，根据伦理原则对决定能力有限的老年人给予建议；尊重服务对象、老年人家庭以及不同专业工作人员所存在的差异性，如不同职业阶层、民族、性别等方面的差异；妥善处理涉及文化、精神信仰和伦理价值方面的问题等。

### （二）热情鼓励老年人进步

社会工作者应充分了解老年人的需要，考虑老年人的生理和心理特点，给予老年人细致周到的照顾。在活动中，对老年人取得的任何进步和改变都应及时给予赞赏，促使他们建立起良好的自信心。

### （三）协助老年人自立自决

遵循案主自决的原则，不代替老年人作出任何行动和决策。老年社会工作者应当相信老年人自身的能力，并通过增强老年人的自立自决能力，提高老年人的自信心，积极鼓励他们在可能的情况下自行做出正确的选择和决定。

### （四）与老年人建立专业关系

老年社会工作者应与老年人建立专业关系，并有效地开展助人活动。在这个过程中，助人的专业关系是一种融情感性和工具性于一体的混合关系，专业关系的建立有其目的，要始终以解决问题为中心，切忌陷入情感泥沼而无法自拔，进而影响老年社会工作的实效。

### （五）尊重老年人的个体差异

每个人都是独特的个体，世界上也找不出完全相同的两个人，人与人之间存在个别差异性。但人的独特性并不排斥人与人之间具有共同性。因此，在为老年人提供服务时，既要关注到老年人的群体特征，又要针对每个老年人的个体差异提供有针对性的服务。

## 三、老年社会工作的具体方法

经过社会工作专业的多年发展，老年社会工作已经形成了一套系统的工作方法，包括个案社会工作、小组社会工作和社区社会工作三大方法。

老年社会工作
的具体方法

（一）个案社会工作

老年个案社会工作是指社会工作者在专业的价值观指导下，运用专业知识和技巧为老年人及其家庭提供物质或情感帮助和支持，以使老年人降低压力、解决问题和达到良好福利状态的服务活动。这是"一对一"的工作方法。

1. 老年个案社会工作的内容

老年个案社会工作的内容主要有①协助老年人认识和接受年龄增长；②帮助老年人重新整合过去生活的意义，从而对人生产生完美积极的正面感受；③改善老年人与家人的关系和相处之道；④支持老年人积极参与社区活动，充实晚年生活；⑤为老年人争取权益和链接各种社会资源；⑥帮助老年人建立科学、健康的晚年生活方式以及心理准备，积极应对晚年期出现的各种"生活事件"，如丧偶、重病、空巢等；⑦辅导老年人正确认识死亡、接受死亡的来临，减少愤怒及恐惧的消极情绪等。

2. 老年个案社会工作的性质

（1）老年个案社会工作的提供者是受过一定专业训练的人员，区别于一般的社会公益活动和志愿服务。

（2）老年个案社会工作的服务对象是需要帮助的老年人及家庭。

（3）老年个案社会工作的终极目标是增进老年人与社会的福利，最终实现"助人自助"。

（4）老年个案社会工作在实现"助人自助"的终极目标时，面临着更大的挑战。

社会、家庭和老年人自身对老年的认识存在误区，老年个案社会工作的职责是帮助人们澄清认识上的误区，并通过组织、宣传等方式改变社会对老年人的片面看法，助力老有所为、老有所乐。

3. 老年个案社会工作的实务技巧

关于老年个案社会工作的实务技巧，很多研究者从不同的路径作了探讨，目前运用较多的两种方法是怀旧疗法和生命回顾。

（1）怀旧疗法　老年人通过回顾过去生活中最重要、最难忘的事件或时刻，重新体验快乐、成就、尊严等多种有利身心健康的情绪，帮助老年人找回自尊和荣耀，用阳光心态迎接绚丽晚年。

（2）生命回顾　主要是指通过缅怀过去一生成功和失败的经历，让老年人重建完整的自我。鼓励老年人将整个人生的经历尽可能详尽地倾诉出来，以达到内省的目的。生命回顾与怀旧不同的是，它是对整个人生的回顾，而不只是回顾生命中最重要的时刻和事件。因此，它更系统详细，也更能让老年人面对自己的人生境遇，体味人生的价值和意义。

生命回顾的方法已被成功地运用于治疗老年病，特别是那些患有抑郁症的老年人。在当今世界上最流行的三种晚年精神病中，抑郁症的发病率最高。抑郁症最典型的症状之一，就是对生活失去兴趣并伴有轻生念头。通过生命回顾，许多老年人减轻了自责内疚的焦虑心理，重塑自我，找回了生命的意义。生命回顾和抗抑郁药物的配合治疗，被临床证明对老年抑郁症疗效明显。

### （二）小组社会工作

#### 1. 老年小组社会工作的含义

老年小组社会工作是指在社会工作者的协助和指导下，通过互助小组的形式，使老年人可以在小组中学习他人的经验，改变自己的行为，恢复自身社会功能和促进自己成长的专业服务活动。

#### 2. 老年小组社会工作的原则

（1）拒绝主观假设　不要先行假设有些老年人喜欢参加小组活动，有些老年人不爱参加小组活动。事实上绝大多数老年人都有被人关注、与人交往的愿望。

（2）保持良好态度　工作人员一定要有耐心、细致、周到的工作态度，要尽可能考虑到每个老年人的特殊需要。

（3）合理选择组员　小组组员的合理安排，是使老年人能够继续参加活动的重要因素。一般来说，适宜把教育水平大致相当、身体活动能力基本无差别的老年人组成一个小组。

（4）尊重老年人选择　社会工作者尽可能调动所有老年人参加小组活动的积极性，但对个别不愿意参加活动的老年人应尊重其选择。

#### 3. 老年小组社会工作的实务技巧

（1）社会工作者在小组活动之前，要做好充足的准备工作　尤其是第一次小组活动，事先要有周密的考虑，包括语言的运用、游戏类型的选择、组员互相认识的方式等都应有充分的考虑。第一次活动要使组员感到轻松自然、愉快开心、活动有趣。为此，可让组员轮流作自我介绍，以增进相互之间的了解，为小组活动开好头。

（2）小组活动或游戏应规则简明、易学易会，便于操作　游戏要具有趣味性，不要太难，否则会让老年人丧失参与活动的信心。社会工作者应以缓慢、清晰、大声的语言讲解规则，确保组员听明白。

（3）社会工作者要不失时机地赞赏组员的能力　同时，对于个别以自我为中心的特别组员，社会工作者要加以引导和帮助，不要让他们的行为影响小组工作的目标完成。

（4）社会工作者要关注每个组员对活动的真实感受　如果发现一些组员对活动反应冷淡，要适当调整活动程序，以避免冷场。如果发现小组成员自发形成"小山头"，社会工作者要巧妙地运用随机抽样的方法组织小组活动，自然令其拆散，达到所有组员互动的目的。

（5）在小组活动行程过半时，社会工作者应协助组员真实表述对小组活动的感受，从中发现问题，总结经验，以便为下一次开展类似小组活动提供更好的经验借鉴。

（6）小组活动即将结束时，社会工作者应评价小组活动的成败以及每个组员的成长进步，并予以肯定。

### （三）社区社会工作

老年社区社会工作是指老年社会工作者以社区为单位，充分利用社区资源，为社区内的老年人提供全方位服务的过程。主要是通过动员社区内的人力和物力资源，满足社区内老年人的各种实际需要，改善和提高他们的生活质量。

1. 老年社区社会工作的内容

（1）老年人包户服务 这是城市社区中开展最早、最广泛的老年服务项目，也是比较成熟的项目。一般做法是由居委会和参加服务的单位、个人签订包户协议，规定服务人员、服务项目、服务时间和服务要求。

（2）社区养老托老服务 一般由街道和居委会兴办的老年公寓和托老所承担。这类老年公寓和托老所一般规模较小，通常设在社区中，大多数利用旧房改造而成。

老年公寓和托老所主要收养对象是"三无老人"，并实行无偿服务。近年来，一些退休孤老、身边无子女照料的老年人，也有这方面的需求。通过适当收费满足其社会化养老的需求，老年人可以根据自身情况选择服务项目。老年公寓既负责老年人衣食住行等问题，也经常开展健身、娱乐、兴趣活动，满足老年人多方面的需求。

（3）老年人互助服务 老年人是一个差异性很强的群体，同一社区的老年人在身体素质、文化程度上存在很大差异。近年来，一些地方推出了"时间储蓄"的服务方式，非常值得肯定，这可以视为推动老年人互助、挖掘志愿资源的长效机制。

所谓"时间储蓄"，即由低龄老年人照顾高龄老年人，或者发动其他志愿者提供社区服务，其所付出的劳动以时间或工时的方式记入个人账户，等到服务者本人有需要时，可以从其他服务者那里得到同样时间的免费照料。这种方式既发扬了老年人之间互助的人道主义精神，也有利于老年人发挥余热，实现其社会价值。

（4）老年人生活服务 老年人生活服务的项目很多，除了物质生活上的便利服务外，城市社区还致力于丰富老年人的精神文化生活。依托于老年人活动中心、老人之家、老年茶社、游艺室、阅览室、棋牌室、健身房等社区场所，举办书画展、老年舞会、茶艺比赛、象棋大赛等满足老年人的精神文化生活需求。

（5）老年人庇护服务 老年人庇护服务由有关社会保护组织依据法律法规，为那些人身和基本生活权利受到侵害的老年人提供服务。在西方国家，老年人的庇护服务往往由专门性的非政府组织承担。在我国，承担这种职能的主要是一些官方组织和群众组织，如工会、老干部局等。在一些城市社区，老年庇护所就设在托老所中，实现一所两用。

**2.老年社区社会工作的原则**

（1）树立正面形象　找出老年人的优点和长处，肯定他们在社会上的价值和地位，相信老年人有潜力去发展。对老年人要有耐心，促进其发展，主动协调和引导老年人积极参与社区社会工作。

（2）不要过分保护　不要过分保护老年人，多给予他们亲身参与的机会。同时，不要只带动老年人的社区参与，而忽略老年人的基本需求和兴趣，如休闲性活动的提供等。

（3）建立工作关系　与老年人建立一个相互支持、信任平等的工作关系，共同拓展更多的社区关系，发掘更多的社区资源。

**3.老年社区社会工作的实务技巧**

（1）了解老年人的心理需求　老年人渴望关爱和陪伴，自尊心较强，害怕孤独。社会工作者应鼓励他们多参加社区活动，广交朋友，充实晚年生活。

（2）关注老年人的身体健康　定期组织老年人进行体检，关心他们的饮食起居，鼓励适量运动，以增强体质，预防老年疾病。

（3）提高老年人的生活技能　教会老年人使用智能手机，提高他们的基本生活技能，开展兴趣培训，丰富老年人的精神文化生活。

（4）优化老年人的生活环境　改善居住条件，增设无障碍设施，创建友好型社区，保障老年人交通安全。

（5）关注老年人的心理健康　开展心理健康讲座，建立心理咨询热线，关注老年人的精神慰藉，鼓励子女、亲友多关爱老年人。

（6）搭建老年人的社会支持网络　社会工作者要充分发挥链接资源的作用。帮助老年人建立起社会支持网络，在政策支持下，协调各方，发挥作用，为老年人提供多样化服务。

总之，老年社区社会工作的实务技巧涵盖了从了解老年人的心理需求到优化他们的生活环境，以及搭建社会支持网络等多个方面，旨在提高老年人的生活质量和社会适应能力。

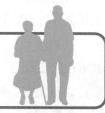

## 任务三

# 特殊老年人的社会服务

## 一、阿尔茨海默病患者及其社会服务

阿尔茨海默病（Alzheimer's disease，AD）是老年期最常见的慢性疾病之一。流行病学调查显示，阿尔茨海默病在65岁以上的老年人群中的

阿尔茨海默病患者

患病率在发达国家为4%～8%，我国为3%～7%，女性患病率高于男性。目前，我国有600万～800万名AD患者。

（一）阿尔茨海默病概述

1. 阿尔茨海默病的概念

阿尔茨海默病是指老年人因生理、心理功能衰老，由神经细胞本身的原发性变形或萎缩等引起的缓慢发展的认知能力缺陷症，是人体脑功能失调的表现，是以脑组织的退行性变化和智力衰退缺损为特征的一种高级神经活动功能障碍。

研究显示，随着年龄增加，阿尔茨海默病患病率逐渐上升，年龄平均每增加6.1岁，其患病率升高1倍。至85岁以后，患病率可高达20%～30%。

2. 阿尔茨海默病的主要表现

阿尔茨海默病的症状主要表现在记忆丧失、定向障碍、情绪改变以及思维能力下降等几个方面。

具体表现：①记忆力日渐衰退，影响日常起居活动；②处理熟悉的事情出现困难；③语言表达出现困难；④对时间、地点及人物日渐感到混淆；⑤判断力日渐减退；⑥理解力或合理安排事务的能力下降；⑦常把东西乱放在不适当的地方；⑧情绪表现不稳及行为较之前显得异常；⑨性格转变，如变得多疑、淡漠、焦虑或粗暴等；⑩失去做事的主动性。

3. 正常老化与AD患者的区别

一是正常老年人的健忘，是一时想不起来，可以通过提示或暗示回想起来；阿尔茨海默病患者的记忆力丧失，是因为新的信息没有储存在大脑的"信息库"里，所以即使提醒也记不起来。

二是正常老年人有自知力，很少会出现语言、空间感问题；而阿尔茨海默病患者因对周围环境丧失了判断能力，会出现语言障碍、在熟悉的环境中迷路等问题。

（二）阿尔茨海默病患者的社会服务

阿尔茨海默病是一种以进行性认知功能障碍和行为损害为特征的中枢神经系统退行性病变，多发生在老年和老年前期，其病症发展缓慢且不明显。由于患者家人或照顾者不了解这种疾病，往往缺乏处理患者行为的知识和方法。这不仅不能很好地照顾患者，还会感到压力很大，进而产生孤立无援甚至衍生出生理或心理问题。因此，需要社会力量尤其是专业的社会工作者参与对患者的照顾和服务。

1. 社区服务

（1）日间照料中心　日间照料中心为60岁或以上体弱老年人在日间提供个别起居照顾，以及有限度的护理服务和群体生活。服务内容有记忆训练、运动治疗、缅怀活动、游戏活动、音乐治疗等。目的在于缓解家庭成员在长期照顾患者过程中产生的压力，且有益于患者的身心健康。

（2）家务助理　家务助理服务是社区支援服务的一种，主要为缺乏自我照顾能力和不能维持家庭正常功能的个人及家庭提供协助和支援，使他们在社区内得到照顾和关怀。

2. 院舍服务

（1）护理安老宿位　护理安老宿位专门为一些因体弱不能独立生活的老年人，如为患有阿尔茨海默病的老年人提供个别起居照顾和有限度的护理服务。

（2）短暂住院服务　短暂住院服务是社区支援服务的一种，专门为老年人提供短暂的住院照顾，以分担家人长期照顾的责任，其分布于老人院舍内。

（3）医疗护理服务

①日间托管服务：主要是为不需要住院的老年人提供暂时托管服务及记忆力训练。

②专家外展服务：医疗专家为65岁及以上的老年人提供因心理和社交问题或精神病而需要进行的专业性评估、治疗及康复服务。

③症状评估服务：为疑似患有阿尔茨海默病的老年人做症状评估。

④专科住院服务：专门为患有阿尔茨海默病的老年人提供专科住院服务。

3. 为照顾者提供服务

（1）教育性专题讲座　以增加参与者对阿尔茨海默病以及社区资源的认识和处理问题的技巧为重点。

（2）支援小组　在专业社会工作者的引导和协助下，支援小组运用团体活动的形式将照顾者组织起来，为他们提供一个互相分享、互相扶持和互通信息的机会，以获得情感上的支持并扩大支持网络。

（3）辅导服务　协助有需要的照顾者解决他们个人、家庭或照顾阿尔茨海默病患者的问题。

（4）日间照顾服务　主要协助社区内阿尔茨海默病患者的家属，为他们提供短暂的患者照顾服务。

## 二、空巢老人及其社会服务

随着社会经济的快速发展，人口老龄化程度的加剧，城市化进程的加快，城市流动人口的不断涌入，我国的空巢家庭呈现出增多之势，农村和城市空巢现象均十分突出。无论是在经济和精神，还是生活照料方面，老年人在家庭得到的帮助越来越少，特别是心理慰藉的需求更是无法满足，这就给空巢老人的社会服务提出了全新要求。

空巢老人

张阿姨，一位78岁的空巢老人，半年前老伴因病去世，子女常年外出务工，只有年底回家居住半个月。张阿姨一家是2018年通过易地扶贫搬迁政策迁往县城居住的，尽管居住时间较长，张阿姨却很难融入社区，导致社交圈子狭窄，深感孤独。随着年龄的增长，她的健康状况逐渐衰退，引发了她的焦虑和担忧。此外，张阿姨老伴的离世加上子女不在身边，使她无法得到足够的关心和照料，进一步加剧了她的孤独感和无助感。现在性格也变得孤僻，不善沟通，整日无精打采，不爱与他人交流，态度冷淡，对事物表现一种淡漠的心态。

问题：作为一名老年社会工作者，你如何帮助张阿姨走出困境？

（资料来源：宋卉，蔡琳. 老年人健康管理实务［M］. 中国轻工业出版社，2017.）

## （一）空巢家庭概述

### 1. 空巢家庭的定义

空巢家庭是指无子女或虽有子女，但子女长大成人后离开老人另立门户，剩下老人独自居住的老年家庭。在家庭生命周期理论中，空巢期一般被看作是家庭生命周期发展的最后一个阶段。那些没有子女在身边共同生活的老年人被称为空巢老人。

### 2. 空巢家庭的类型

（1）纯空巢家庭　指单身独居的空巢家庭和配偶共居的空巢家庭。

（2）空巢家庭　指子女不在身边，但其他亲属在身边的空巢家庭。

（3）短期空巢家庭　这是根据两代人相处的时间进行分类，如子女上学或上班时，老年父母孤身在家，家庭实际上就处在一种短期的空巢状态。

（4）年轻空巢家庭　相对于传统老年空巢家庭（父母到了老年时子女离开家庭）而言，在现代独生子女家庭中，不少孩子少小离家外出求学，造成了家庭空巢期的提前到来并使空巢期延长。

## （二）空巢家庭的产生

### 1. 产生背景

随着社会老龄化程度的加深，空巢老人越来越多，已经成为一个不容忽视的社会问题。《2023年度国家老龄事业发展公报》发布：全国60周岁及以上老年人口超2.96亿，占总人口的21.1%，较2013年14.9%逐年递增。

据全国老龄办数据统计，2020年空巢老人达到1.18亿人，预计至2030年空巢老人将超过2亿人。

**2. 产生原因**

空巢老人的出现作为一个社会问题，其产生有多方面的原因。

（1）随着社会经济的进步和居住条件的改善，经济的快速增长、科技的进步、医疗条件的改善和生活水平的提高，人口寿命大大延长。

（2）家庭结构小型化（如独生子女家庭），家庭成员减少，"丁克"家庭越来越多。

（3）社会养老体系有待完善，社区养老和机构养老还有待进一步发展。

（4）子女"远游"导致"空巢"，这是造成许多老年人留守家中的主要原因。

（5）老少"代沟"导致"空巢"，许多老年人喜欢过独居、清静的生活等。

（6）家庭结构模式小型化、核心化，导致随着子女年龄的增长，父母越来越多地关注子女的教育，而对老年人的关照有所疏忽。

（7）受传统观念的影响，许多老年人只愿意选择居家养老，尤其农村更为普遍。

**（三）空巢老人面临的问题**

空巢家庭的大量出现，给社会、家庭及老年人带来了很多问题，具体而言，主要包括经济问题、生活照料和精神慰藉等三个方面。

**1. 经济问题**

目前，由于我国社会保障机制还不健全，空巢老人的经济收入普遍不高，农村空巢老人的经济收入更是偏低，主要靠自己的劳动所得和子女补贴。而老年人劳动所得很有限，子女补贴又缺乏稳定性，补贴标准低，没有有效约束机制。与城市空巢老人相比，农村空巢老人由于经济水平低下，因而更具有脆弱性。

在人口老龄化和社会转型的双重背景下，农村空巢老人面临的经济供养问题日益凸现。绝大部分农村留守老人的经济来源主要靠种地，辛苦劳作一年后，来自土地的收益扣除成本后收入甚微，而且还承担着照料留守儿童的任务，经济负担自然很重。此外，他们由于收入低，有的连基本生活都难以维持，有病得不到及时治疗，"看病难"成为这部分人的最大心病。

总的来说，老年人的经济保障普遍存在很大的不确定性，而且收入偏低，一旦出现额外支出，如医疗费，而医疗费又占大多数老年人生活开支的绝大部分，这种矛盾就造成了老年人的各种心理和生理问题。所以，部分空巢老人需要更多的社会经济支持，尤其是在医疗费用的支付上。

**2. 生活照料**

关于我国空巢老人身体状况的调查显示，90%以上的老年人都患有各种疾病，其中超过一半的老年人至少患有一种慢性疾病。人到了老年，健康状况会有所下降，经常受到疾病的侵袭，尤其是高龄空巢老人。空巢老人在身体状况好时生活可以自理，但随着年龄的增长和精力的衰退，总有一天会难以照料自己的衣食住行，而我国大多数老年人一直是由家庭提供养老保障，子女在老年人生活照料上的缺位，使其生活面临诸多困难。空巢老人常面临三大"无助"困境：一是急病突发无人知晓；二是慢性疾病无人照料；三是医疗费用过高无法承担。与城市老年人相比，农村空巢老人面临的用电、用火安全和自然灾害等方面的安全问题更多。

### 3. 精神慰藉

精神慰藉是老年人照顾中不可忽略的一部分，老年人生活质量的高低不仅表现在物质上，还表现在精神上。愉快的心情是保持老年人身心健康的重要条件。空巢老人普遍存在孤独感，还会有思念、自怜和无助等复杂情感，这些都会导致老年人出现心情抑郁、惆怅孤寂、行为退缩等问题。空巢老人的生活一般都比较单调，城镇空巢老人的娱乐活动主要是打扑克、玩麻将牌和跳广场舞等；而农村空巢老人则因居住分散或条件有限，休闲娱乐的场所更加单一。

总之，不管是城市或农村老年人，他们最怕的是孤独和空虚，他们生活在"出门一把锁，进门一盏灯"的状态下，大部分老年人存在心情抑郁、惆怅孤寂、行为退缩等问题。

### （四）空巢老人的社会服务

空巢家庭的出现，给社会带来了一定的挑战，如何为空巢老人提供有效服务，并建立一套完善的照顾体系，是老年社会工作者一项重要的任务。其具体服务内容如下。

### 1. 老年人生活保障和照料服务

政府和社区联合建立养老院、敬老院、托老所、老年公寓、老年福利院、老人新村、老年日间服务站等社会福利机构，为老年人安度晚年提供保障。通过为老年人提供饮食、起居、出行等方面的照料和服务，体现出对老年人的关爱。还可以实行家政上门服务，老年人向社区照料服务中心雇佣服务人员，在固定的时间到老年人家里做饭、打扫卫生、整理房间等方式，达到老年人生活保障和照料服务的目的。

### 2. 老年人档案建立服务

社区为老年人建立基本的身体健康、心理健康档案，以便及时了解老年人曾经出现过的心理问题和身体疾病，更好地开展对老年人的治疗和帮助；为老年人建立社会关系档案，了解老年人的亲属、朋友，以便更好地与老年人的亲属沟通，进一步确保老年服务质量。

### 3. 老年人生理和心理健康服务

老年人由于生理功能衰弱，容易出现各系统方面的疾病，社区内应该建立起卫生服务站和老年康复中心，为老年人提供定期卫生健康服务。通过开展老年门诊、家庭病床、保健服务等，为行动不便的老年人提供上门医疗服务。还可以举办健康讲座，邀请医学专家为老年人讲授健康保健知识。针对老年人害怕孤独，社区工作者可以通过为老年人提供陪聊服务，排除寂寞。社区还可以建立老年人情绪辅导中心和心理咨询中心，为有需要的老

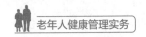
年人提供心理健康服务。

**4. 老年人文化娱乐服务**

为丰富老年人文娱活动，社区可以通过组织合唱队、舞蹈队等，满足不同兴趣老年人的需求，让他们老有所为、老有所乐。同时，还可以组织老年人参与各种文娱比赛，为老年人创造展现自己兴趣爱好的机会和平台。政府和社区还可以联合创办老年大学、老年图书馆和老年阅览室，为老年人提供接受文化教育的平台，丰富老年人的业余生活。

**5. 志愿者服务**

志愿者主要包括青年志愿者和老年志愿者。社区可以建立大学生创新实践基地，为老年人提供生活照顾、陪同聊天、购物、协助就医等服务，帮助老年人之间形成互助组，让低龄或行动方便的老年人为高龄或行动不便的老年人提供力所能及的服务；志愿者还可以为有活动能力和奉献精神的老年人提供平台，让他们积极参与社区建设和服务。

**思政引领**

### 全国劳动模范和先进工作者靳芳

2020年全国劳动模范和先进工作者表彰大会11月24日上午在北京人民大会堂隆重举行。西宁市城西区虎台社区卫生服务中心全科护师靳芳获"全国先进工作者"荣誉称号。

靳芳，女，汉族，1979年11月出生，中共党员，大专学历，西宁市城西区虎台社区卫生服务中心全科护师。自护校毕业后，经历了20个寒暑，她如今已成长为基层卫生服务的行家里手。她植根基层服务群众，践行着南丁格尔精神；她热爱基层卫生工作，与最初的梦想并肩而行；她钻研业务，技术精湛，成为群众认可的健康"守门人"。她2017年荣获西宁市城西区"最美女性"荣誉称号，2017年获"全国卫生计生系统先进工作者"称号。

[**学习思考**]

1. 简述老年社会工作的概念。

2. 老年社会工作的模式有哪些？

3. 老年社会工作具有哪些特点？应秉承哪些原则？

4. 如何为阿尔茨海默病患者提供社会服务？

5. 结合实际事例，谈谈空巢老人的常见问题。

[ **实操展示** ]

实务技巧《老年小组社会工作活动策划》

实训　老年小组
社会工作活动策划

[ **学习评价** ]

| 姓名:＿＿＿＿ 学号:＿＿＿＿ 专业:＿＿＿＿ 班级:＿＿＿＿ | | | |
|---|---|---|---|
| 评价内容 | | 自评 | 师评 |
| 素质目标（30%） | 1. 弘扬中华优秀传统文化，树立爱老、敬老、助老的服务理念；<br>2. 实施积极应对人口老龄化国家战略，解决社会突出问题，推动社会和谐发展，培养学生奉献精神。 | | |
| 知识目标（40%） | 1. 掌握老年社会工作的概念和特点，理解老年社会工作的功能；<br>2. 掌握老年社会工作的途径和具体方法；<br>3. 理解我国老年社区工作的主要内容；<br>4. 了解我国的老年社区服务工作现状；<br>5. 掌握对特殊老年开展社会服务的基本方法。 | | |
| 能力目标（30%） | 1. 掌握为老年开展社会服务的实践能力；<br>2. 了解国际国内老年人的相关政策法规；<br>3. 增强解决老年人及其家庭问题和困境的能力。 | | |
| 学习反思 | | | |
| 综合评价 | | | |

# 智慧养老服务管理

项目九　内容简介

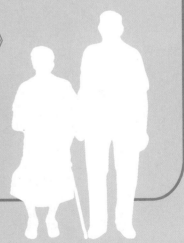

1. 素质目标

①积极应对人口老龄化国家战略，树立智慧养老服务理念，助力健康老龄化发展；②培养学生关爱、尊重老人的情感和职业道德。

2. 知识目标

①掌握智慧养老的概念和特征；②熟悉智慧养老的系统分类；③掌握智慧养老的模式和服务内容；④了解智慧养老存在的问题及应对策略。

3. 能力目标

①主动参与智慧养老服务的实践能力；②学会智慧养老服务的技术技能；③具有与老年人进行有效交流的沟通技巧。

**案例**

一位70多岁的老爷爷去医院看病，挂号窗口很多人排队，工作人员提示老爷爷到自助机挂号，爷爷来到自助机前，拿着医保卡却不知道如何操作自助机，虽然旁边的工作人员在耐心地指导老爷爷操作机器，但老爷爷还是说了一句："还是去窗口挂号好。"

问题：老爷爷在自助机前可能遇到了什么问题？你可以通过哪些措施更好地解决老年人在医院使用智能设备的问题？

（资料来源：沈军. 老年人健康管理实务［M］. 北京：科学出版社，2023.）

智慧系统及设备的出现极大地提高了老年人健康管理的效率，实现了资源优化分配并降低了养老成本。然而，目前中国智慧养老服务覆盖率偏低，信息孤岛和数字鸿沟等问题影响养老机构、社区、家庭老年人对智慧科技产品的接受度和满意度。因此，认识智慧健康养老信息化技术，并将其优势融入养老模式中，有助于实现信息技术对老年人健康管理的服务。

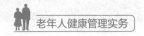

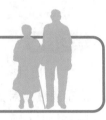

任务一
# 智慧养老概述

## 一、智慧养老的概念及发展

### （一）智慧养老的概念

"智慧养老"的前身即"智能居家养老"（smart home care），最早由英国生命信托基金会提出，当时称为"全智能化老年系统"，即老年人在日常生活中可以不受时间和地理环境的限制，在自己家中过上高质量、高享受的生活。2011年，中国人民大学智慧养老研究所所长左美云教授的研究团队提出的"智慧养老"（smart senior care，SSC）概念，是指利用信息技术等现代科学技术（如互联网、社交网、物联网、移动计算、大数据、云计算、人工智能、区块链等），围绕老年人的生活起居、安全保障、医疗卫生、保健康复、娱乐休闲、学习分享等各个方面支持老年人的生活服务和管理，对涉老信息进行自动监测、预警甚至主动处置，实现这些技术与老年人的友好型、自主式、个性化智能交互。这样，既可以提升老年人的生活质量，还能利用老年人的经验和智慧，使智慧科技和智慧老人相得益彰，其最终目的是使老年人过得更幸福、更有尊严、更有价值。智慧养老的含义包括三个方面，即智慧助老、智慧用老和智慧孝老。

### （二）智慧养老的发展

2008年11月，IBM公司在纽约召开的外国关系理事会上提出了建设"智慧地球"这一理念。2010年，IBM公司正式提出"智慧城市（Smart City）"愿景，希望为世界城市的发展贡献自己的力量。在智慧城市的大旗下，"智慧"系列应运而生，如"智慧交通""智慧社区"等。在此背景下，很自然地在"智能化养老"或"智能养老"的基础上发展出了"智慧养老"的概念。

2011年，国务院发布的《中国老龄事业发展"十二五"规划》提出加快居家养老服务信息系统建设，做好居家养老服务信息平台试点工作，并逐步扩大试点范围。2013年，全国老龄工作委员会专门成立了全国智能化养老专家委员会，为我国智能化养老服务事业和产业发展提供政策建议和科学方案。2015年，国务院办公厅发布的《全国医疗卫生服务体系规划纲要（2015—2020年）》指出，要积极应用移动互联网、物联网、云计算、可穿戴设备等新技术，推动惠及全民的健康信息服务和智慧医疗服务，推动健康大数据的应用，逐步转变服务模式，提高服务能力和管理水平。

2017年，工业和信息化部、民政部、国家卫生和计划生育委员会联合印发《智慧健康养老产业发展行动计划（2017—2020年）》，明确提出"到2020年，基本形成覆盖全生命周期的智慧健康养老产业体系，建立100个以上智慧健康养老应用示范基地，培育100家以上具有示范引领作用的行业领军企业，打造一批智慧健康养老服务品牌"的目标。

2021年，工业和信息化部、民政部、国家卫生健康委员会联合印发《智慧健康养老产业发展行动计划（2021—2025年）》，再次提出"到2025年，智慧健康养老产业科技支撑能力显著增强，产品及服务供给能力明显提升，试点示范建设成效日益凸显，产业生态不断优化完善，老年'数字鸿沟'逐步缩小，人民群众在健康及养老方面的幸福感、获得感、安全感稳步提升"的目标。

2022年，工业和信息化部、民政部、国家卫生健康委员会组织开展2022年智慧健康养老产品及服务推广目录申报工作，大力推动智慧健康养老相关产业发展，工业和信息化部等五个部门发布的《数字化助力消费品工业"三品"行动方案（2022—2025年）》，明确围绕健康、医疗、养老等大力发展"互联网+消费品"。截至2022年11月，我国共有1800余家智慧健康养老相关企业。

智慧养老已成为中国政府的重点发展方向，尽管政府在政策、资金、建设等方面给予了大力支持，但我国智慧养老产业的发展仍处于起步阶段，建设推进中还有一些地方有待完善。

## 二、智慧养老的特征

智慧养老产业是"供给侧结构性改革"背景下的产物，是解决我国养老产业结构失衡的良方。虽然"智慧养老"的概念出现时间不长，但将信息技术嵌入养老模式是未来的主要趋势，也是区别于传统养老的优势所在。智慧养老的特征表现在以下3个方面。

智慧养老的特征

### （一）满足老年人需求

老年人的需求大致可分为两大类：对抗衰老和丰富生活。智慧养老产品的设计要满足老年人各种不同的生理、心理、兴趣和生活习惯需求，提供个性化服务，主要满足以下几个需求。

1. 反馈生活数据

智慧养老产品应具备收集和分析老年人日常生活数据的能力，包括活动水平、健康指标、饮食习惯等。这些数据的反馈能帮助老年人保持健康，监测潜在健康问题，并调整生活方式。

2. 体现个人价值

智慧养老产品应能鼓励老年人参与各种活动，分享他们的知识和经验，同时让他们感

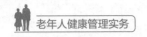

受到自身的价值与尊严，促进与他人的互动交流。

**3. 陪伴与交流**

老年人往往需要情感支持和社交互动。智慧养老产品可以通过虚拟助手、语音交流、视频通话等方式，为老年人提供陪伴交流，减少孤独感，提升心理健康水平。

**4. 获取资源信息**

老年人可能需要各种服务和资源，如医疗保健、社区活动、志愿服务等。智慧养老产品应能够及时提供这些信息，并帮助老年人非常方便地获取相关服务和资源。

**5. 保护个人隐私**

在收集和使用老年人数据的过程中，隐私和数据安全保护至关重要。智慧养老产品必须确保用户数据得到妥善保护，并采取措施防止未经授权的访问。

**（二）实现人机互动**

智慧养老产品的运用，需要充分发挥老年人的自主性，实现激发大脑活力、对抗衰老的作用，主要满足以下几个特征。

**1. 注重操作过程交流互动**

产品设计应考虑到老年人的社交需求，操作过程应设有易于理解的界面，并且能够支持语音交流、文字聊天等功能，让老年人能够与家人、朋友或其他用户进行交流和互动，增强社交网络和心理健康。

**2. 内置生物学感控措施和技术**

产品应内置生物学感控措施，如肌力感知、眼动追踪、触觉测试等。同时，还应内置生物学感控技术，如通过肌肉力量感知、眼动追踪、触觉测试等方式，让老年人能够以更自然、更直观的方式与产品进行交互，提高使用体验感和操作便捷性。

**3. 体现人文关怀**

产品设计应考虑到老年人对于人文关怀的需求，采用温暖、亲切的色彩和图像风格，以及易于理解的语言表达，让老年人感受到被关怀和尊重，增强他们与产品的情感连接。

**4. 强调拟人科学**

产品设计应注重拟人科学，通过设计具有人性化特征的交互界面和虚拟助手，如友好的表情、声音和动作，让老年人更容易建立起与产品的情感联系，增强其对产品的认同感和使用欲望。

**5. 提供沉浸式体验**

产品应提供沉浸式的体验，通过引入虚拟现实（VR）、增强现实（AR）等技术，让老年人可以身临其境地参与各种活动和体验，激发大脑活力，提高认知能力，从而对抗衰老，同时也为老年人带来乐趣。

### （三）操作简单易懂

智慧养老产品要考虑老年人生理系统的衰老对使用产品的阻碍，保留产品核心功能，让老年人一目了然是产品设计的基本要求即可，主要满足以下几个特征。

#### 1. 操作流程清晰

产品的操作流程应当清晰易懂，避免复杂的操作步骤和混乱的界面布局。采用直观的导航和提示，以简单的方式引导老年人完成各项任务，确保他们能够轻松地使用产品。

#### 2. 内置功能简单

产品内置的功能应当简单易用，避免过多复杂的功能选项和设置，保留核心功能，并确保这些功能的设计符合老年人的使用习惯和认知水平，降低学习成本。

#### 3. 字体、颜色和按钮适宜

产品设计应考虑到老年人的视力和认知特点，选择清晰易读的字体，适宜的颜色搭配，以及大而明显的按钮和控件，确保老年人能够轻松识别和操作，降低操作失误的可能性。

#### 4. 信息输入输出方式多样化

产品应提供多种信息输入输出方式，包括语音、图片、文字、视频等，以满足老年人不同的沟通和信息获取需求。同时，除了文字输入外，还可以支持语音输入，以及图像和视频展示，以便让老年人能够更直观地理解和交流。

## 三、智慧养老的系统分类

智慧养老服务中最常用到的是物理连接，也就是将老年人在生活中产生的健康相关数据与所在养老机构数据中心之间建立网络线路。智慧养老系统主要包括五个方面：健康检测系统、远程医疗系统、康复训练系统、疾病预防系统和应急响应系统。

智慧养老的
系统分类

### （一）健康检测系统

#### 1. 医疗数据采集

通过将电子血压计、血糖仪、体重计、血氧仪、体温计等生理指标检测器与信息平台对接，可自动上传老年人的各项生理指标数据。这种自动化采集方式减轻了老年人手动记录数据的负担，同时也减少了数据录入的错误和漏失，为医护人员提供了更准确的健康监测基础。

#### 2. 生活数据采集

通过在家庭家具中置入监测传感器、利用智能手表、计步器等可穿戴设备，及时监测和收集老年人的健康数据。这些数据的及时收集和监测有助于了解老年人的生活习惯和活动水平，为健康管理和疾病预防提供更为全面的信息。

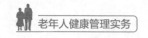

3. 数据的共享

通过移动终端或者平台，数据可以同时被老年人及其子女或健康管理人员共享，不仅如此，不同机构的健康管理人员可以在获得老年人允许后，读取其健康信息档案。这种数据共享的方式有助于提高老年人的医疗服务质量和效率，同时也能够让其家人或监护人更及时地了解其健康状况，从而做出更为合适的关怀和干预措施。

（二）远程医疗系统

1. 应用场景

远程医疗系统主要用于家庭、社区和医院等应用场景。

（1）家庭场景　老年人或慢性病患者可以在家中通过远程医疗系统进行健康监测和咨询，无需频繁前往医院就诊，便捷省时。

（2）社区场景　社区卫生服务中心可以利用远程医疗系统为居民提供在线健康服务，提高社区医疗资源的利用效率，促进健康管理和预防保健工作。

（3）医院场景　医院可以通过远程医疗系统实现医患间的远程会诊、远程影像诊断，解决医疗资源分配不均衡的问题，提升医院服务水平和效率。

2. 应用功能

远程医疗系统具有在线健康咨询、远程挂号、疾病诊断、健康评估、慢性疾病管理、用药提醒等应用功能。

（1）健康咨询　患者可以通过系统与医生进行在线交流，获取专业的医疗建议和健康咨询，解决日常健康问题。

（2）远程挂号　患者可以通过系统预约医生的门诊或专家的远程会诊，避免排队等待，提高就医效率。

（3）疾病诊断　医生可以通过系统获取患者的病历、检查报告等信息，进行远程诊断，提供诊疗方案。

（4）健康评估　系统可以根据患者的健康数据和生活习惯，进行健康评估，为患者提供个性化的健康管理建议。

（5）慢性疾病管理　针对慢性病患者，系统可以定期监测患者的生理指标、用药情况等，提供个性化的健康管理方案。

（6）用药提醒　系统可以根据患者的用药情况和医嘱，提供用药提醒服务，防止漏服或重复用药，提高用药安全性。

（三）康复训练系统

1. 智能健身设备

智能健身设备主要有智能跑步机、智能自行车、智能运动毯、手部运动器、智能手杖等智能健身设备。

### 2. 智能治疗设备

智能治疗设备主要有颈椎腰椎治疗仪、牵引椅、助听器、智能监测腰带等智能治疗设备。

### 3. 智能康复设备

智能康复设备主要有镇痛治疗仪、功能床、轮椅、制氧机、呼吸机、防护用品、睡眠仪等智能康复设备。

### （四）疾病预防系统

疾病预防系统针对老年人的自身特点，通过智能算法和个性化推荐，为他们提供全面的健康管理服务。

### 1. 量身定制健康知识

系统会根据老年人的年龄、性别、健康状况等因素，量身定制健康知识，涵盖常见疾病预防、生活方式调整、运动锻炼等方面，以帮助他们更好地了解健康的相关信息，并采取预防措施。

### 2. 推荐营养食谱和营养食品

系统还会根据老年人的个人口味、饮食习惯和营养需求，推荐符合其健康需求的营养食谱和营养食品，确保他们膳食均衡，并摄入足够的营养物质，提高身体抵抗力和免疫力。

### 3. 推荐老年智能健康设备

系统还会推荐一些老年智能健康设备，如智能手环、血压计、血糖仪等，帮助老年人监测健康数据，及时发现异常情况，并提供定期健康报告和提醒，引导他们进行健康管理和采取预防措施。

通过以上个性化推荐和服务，疾病预防系统能够有效提升老年人的健康意识和健康管理水平，降低患病风险，提高生活质量。

### （五）应急响应系统

### 1. 发挥物联网定位和传感功能

应急响应系统通过物联网定位和传感功能，实现老年人与周围社区、家人、邻居以及医院的健康管理人员的即时联系。一旦系统检测到老年人处于危险场景，如跌倒、突发疾病等情况，系统将立即触发警报，并通过手机应用、智能手表或紧急呼叫装置通知相关人员。这些相关人员可能包括老年人的家人、邻居或社区卫生服务人员，甚至是专业医护人员等。

### 2. 发送定位信息和健康数据

除了发出警报外，系统还会将老年人的定位信息和健康数据发送给相关人员，以便他们迅速作出反应。如家人可以立即前往老年人所在地点提供帮助，社区卫生服务人员可以实施远程指导或紧急救援，医院的健康管理人员可以通过远程监测系统评估老年人的健康状况并提供专业医疗建议。

3. 提供一键求助功能

应急响应系统还可以提供一键求助功能，让老年人在遇到紧急情况时能够快速呼叫帮助，并且系统还会记录老年人的健康问题和应急响应过程，为后续健康管理和应对措施提供参考依据。

总之，应急响应系统通过及时发现危险情况、快速报警、有效联络相关人员，并提供定位信息和健康数据，能够确保老年人在紧急情况下得到及时帮助和治疗，最大程度地保障老年人的安全和健康。

## 任务二
# 智慧养老的模式

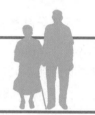

近年来，以物联网、信息技术、大数据、云计算为特征的第四次科技革命极大地推动了养老服务业的发展。许多新兴技术，如信息交互、资源共享、与医疗机构互通的电子病历、远程诊疗等被用于促进就地养老的发展。智慧养老致力于以低成本提供满足老年人安全、独立、健康、协助等需求的各种服务，在机构-社区-居家各种场景中得到广泛应用。

## 一、机构型智慧养老服务

机构型智慧养老服务模式是"平台一站式，集医疗、护理、休闲为一体的养老机构"。服务人群集中，照护服务内容多；机构对入住老年人进行详细个性化评估后提供与其身体和心理意愿相匹配的服务，并根据老年人的身体变化过程随时重新评估，制订新的护理计划。

机构型智慧
养老服务

（一）硬件特点

房间内配备多个智能设备，通过智能养老服务平台，自动采集和管理老年人的日常生理生活数据，并根据数据分析技术，实现精准的疾病观察、康复护理、预防并发症护理等医疗护理服务。

除了智能设备的配备外，机构型智慧养老服务还包括智能安全监测系统，如智能摄像头、门禁系统和紧急呼叫装置等。这些系统可以实时监测老年人的活动动态，及时发现异常或紧急情况，并向相关人员发送警报，以便快速采取行动，确保老年人的人身安全。

此外，一些机构还可以提供智能药盒、智能穿戴设备（如健康手环或智能衣服）等辅助设备，帮助老年人管理药物、监测健康状况，并提供及时的健康提醒和预警服务。这些智能设备的配备可以提高老年人的生活质量，降低医疗风险，同时减轻照护人员的负担。

### （二）软件特点

以数字化系统为基础，整合了智能家居系统和远程护理系统，全方位满足老年人的护理、医疗和休闲需求。

在数字化系统的基础上，机构型智慧养老服务还可以整合人工智能（artificial intelligence，AI）技术，如语音识别、情感识别和行为分析等功能，以便更好地了解老年人的健康需求和行为模式，并提供个性化的护理和服务。通过AI技术的应用，系统可以自动学习和优化服务方案，不断提升服务质量和效率。

同时，一些系统还可以提供远程医疗服务，包括远程会诊、远程监护和远程医疗指导等功能，使老年人在家中就能享受到专业的医疗服务。这种服务模式不仅方便老年人就医，还能减少医疗资源的浪费，提高医疗效率。

## 二、社区型智慧养老服务

社区型智慧养老服务，是在智能技术的赋能下，实现养老服务站与社区服务站的有机结合，服务人群流动，且休闲娱乐内容多。社区应用了大量的智能设备，包括智能手环、起床感应器、跌倒感应器、尿液湿度感应器、踢脚感应器、电子围栏等，通过平台进行点单式服务，为老年人和护理人员提供各种智能提醒服务，以满足老年人的个性化护理需求。

社区型智慧养老服务

### （一）生活服务

为社区内老年人建立个人信息健康档案，包括基本个人信息、健康状况、患病史、家族史等；根据老年人信息和需求，匹配相应服务人员；为老年人制订营养餐食计划；通过手机软件（App）、短信、微信等提供日常护理和生活提示服务。

除了提供日常护理和生活提示服务外，社区型智慧养老服务还可以通过平台为老年人提供便利的家政服务预约和社区活动信息发布服务，帮助老年人更好地融入社区生活，促进社交互动。

### （二）健康监测服务

使用智能移动设备对老年人进行实时监测，并将监测数据上传至系统平台，根据上传数据分析老年人身体及生活环境状况，通过App、短信、微信、电话等方式，将相关信息告知老年人及其家属。

在实时监测老年人身体状况的同时，还可以通过系统分析数据，为老年人提供个性化的健康管理建议，包括饮食、运动和药物管理等方面的指导，帮助老年人更好地保持健康。

### （三）医疗卫生服务

信息平台提醒老年人用药、检测等时间；记录老年人的基本医疗活动；游戏化模式陪同、督导老年人进行康复训练；实施数据分析，及时发现老年人突发事件，提供就近医疗设备定位及相关人员通知。

除了提供用药、检测等方面的提醒服务外，还可以为老年人提供专业的医疗咨询和健康评估服务，帮助老年人及时发现健康问题并采取有效措施。

### （四）心理慰藉服务

信息平台为老年人提供娱乐游戏、家人问候、社交活动、心连心交友等服务，健康服务人员通过平台可以为老年人提供线上心理疏导、健康咨询，还可以通过短信、电话等方式为独居老人、空巢老人、残疾老人等特殊群体提供生活、医疗信息服务。

除了提供娱乐游戏和社交活动外，还可以通过平台为老年人提供心理健康评估及疏导服务，帮助他们缓解心理压力，保持良好的心态。

### （五）健康教育服务

社区服务人员通过采集的数据，分析了解社区每位老年人的性格、爱好及心理状况，制订适合老年人的个性化健康培训课程；老年人通过平台对社区服务人员进行工作质量评价。

除了制订个性化健康培训课程外，还可以通过平台为老年人提供健康知识和保健指导，提高他们对健康的认知水平，促进健康行为的养成。

## 三、居家型智慧养老服务

居家型智慧养老服务是以家庭为养老单位，将健康管理延伸到家庭的模式，服务人群分散，需要应用智能产品及智慧平台提供集生活、护理、医疗、康复等为一体的服务。

居家型智慧
养老服务

### （一）健康物联网技术养老模式

专业团队对老年人线上提出的医疗需求进行分析，有针对性地为老年人提供上门照顾和服务；服务范围包含生活照护、健康咨询、专业性护理、康复护理和社会服务。

该模式利用健康物联网技术，通过智能设备实时监测老年人的健康状况，如血压、心率、血糖等，同时也可以监测老年人的生活环境，如温度、湿度等，以便及时发现异常情况并采取相应措施。专业团队可以根据监测数据分析老年人的健康状况，提供个性化的健康管理和护理服务，包括定制营养餐食计划、康复护理方案等，从而有效提高老年人的生活质量和健康水平。

### （二）大数据分析和服务推荐养老模式

该模式针对老年人及其照顾者设计App类应用平台，任何满足养老服务条件的人员都可以在该平台通过注册成为一名健康管理人员；平台本身不提供医疗线下场所和健康管理人员，而是通过匹配健康管理人员和老年人或其子女在线上提交的订单，来完成养老服务需求；服务范围包含陪伴、配餐、卫生护理、用药提醒、上门照护、简单家务、陪同锻炼、辅助出行等。这种模式不仅能够提供多样化的服务，还可以有效解决服务人员与老年人之间的匹配问题，提高服务的质量和效率。

### （三）人工智能看护养老模式

该模式通过人工智能技术开发出的看护机器人，可以为老年人提供全天候的监护和照顾。这些机器人可以执行简单的生活照料任务，如提醒老年人吃药、测量生命体征、清洁家居等，还可以通过语音交互和智能学习功能与老年人进行沟通和互动，给予他们情感上的支持和陪伴。这种模式不仅可以减轻照护人员的负担，还可以提供更安全、更便捷的照护服务，特别是在传染病防控等特殊情况下具有重要意义。

## 任务三
# 智慧养老存在的问题及应对策略

智慧养老利用现代技术弥补了老年人身体和社会功能的欠缺，实现了老年人与子女、健康管理人员、服务机构之间的信息交流，有效保障了老年人的健康和安全，但在实际运用中还存在许多亟待解决的问题。

## 一、智慧养老存在的问题

面对我国加速进入老龄化社会，传统养老方式效能不足的问题日益凸

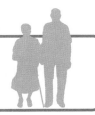

存在的问题

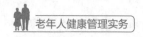 

显。随着互联网、物联网和云计算等技术的不断发展,"智慧养老"作为一种新型的养老模式应运而生,成为了解决当前养老难题的有效途径,但智慧养老也面临着以下亟需解决的问题。

### (一)数字化鸿沟尚存

难以接受新事物、学习能力差、经济水平受限等导致老年人在掌握和使用数字化产品时存在困难。

### (二)数据安全风险堪忧

智能终端设备获取的老年人日常生活和身体状况的信息中有老年人的隐私数据,存在隐私泄露风险;智能设备若被恶意攻击和非法入侵,存在数据丢失和安全风险。

### (三)人文精神关怀欠缺

当前智能机器智慧性低、互动性差,无法在精神层面满足老年人多样化的需求,老年人需要精神关怀。老年人需要更多的关注和陪伴,这是目前智慧养老模式所欠缺的。

### (四)关键技术支持滞后

智慧养老需要依赖于一系列关键技术,包括芯片技术、高端材料技术、人工智能技术和机器学习技术等。然而,目前这些关键技术在我国还处于发展阶段,需要进一步的研究和推广才能够满足智慧养老的需求。

### (五)复合型人才匮乏

养老服务领域主要缺乏精通医学、信息学、计算机科学、物理材料学、经营管理学等领域的复合型人才。目前,养老服务领域人员流动性大,不利于专业人才队伍的建设,这就导致了智慧养老领域专业人才的匮乏。

### (六)社会支持不足

尽管智慧养老的概念不断扩展,但在社会大众中的认知度仍然有限。因此,需要加强对智慧养老理念的宣传和推广,促进社会各界对智慧养老的认知和支持。

## 二、智慧养老存在问题的应对策略

针对智慧养老存在的上述问题,将采取以下措施加以解决。

应对策略

## （一）弥合数字化鸿沟

（1）开发操作简便、符合老年人使用习惯的互联网产品；同时加强对老年人信息技术的培训，提高他们的数字素养。

（2）采取更加具体的措施，如设计大字体、简洁界面、语音提示等功能，以适应老年人的视力和操作习惯。

（3）组织定期的技术培训和教育活动，针对老年人开展上网、使用智能设备等方面的培训，提高他们应用新技术的能力。

## （二）严格数据安全监管

（1）通过加强行政监管、建立数据规范、提升技术研发、扩宽培训渠道等方式保障数据安全。

（2）加强智能设备的安全防护机制，包括加密技术、权限管理、安全认证等措施，以确保老年人的个人隐私和数据安全。

（3）建立完善的投诉和维权机制，让老年人能够及时反映和处理数据泄露或滥用等问题。

## （三）提升人文关怀温度

（1）充分了解老年人交流和娱乐的需求，定制研发智能服务，提升产品温度。

（2）引入人性化设计和情感化交互，使智能设备更加贴近老年人的情感需求。

（3）开发陪伴型智能机器人、虚拟健康管家等产品，通过陪伴、倾听和互动等形式，给老年人带来更多的关爱和温暖。

## （四）加快技术研发应用

（1）通过政策倾斜引导、财政补贴支持、地方定向扶持等方式加大科技研发力度。

（2）促进产学研合作，鼓励企业加大对智慧养老领域的投资和研发。

（3）通过建立智慧养老科技创新基地、设立专项科技项目资金等方式，为科研机构和企业提供更多的支持和资源，加快智慧养老技术的研发和应用。

## （五）积极培养复合人才

（1）通过完善人才培养机制，设立相关学科课程，提升薪酬保障等方式，以及自主培养和引进人才相结合的方法，提升智慧养老健康管理人才队伍的专业化水平。

（2）加强产学研用结合，推动人才培养与产业需求的对接。

（3）建立智慧养老人才培养基地、开展产学合作项目、设立专项人才奖励等，吸引更多的人才投身智慧养老事业，提升人才队伍的专业化水平和服务质量。

### （六）倡导社会各界支持

（1）政府、媒体和社会组织可以通过广播、电视、网络、社区活动等各种渠道，开展针对老年人和公众的宣传教育活动，增强对养老问题和智慧养老的认知理解，促进社会各界对智慧养老的支持参与。

（2）政府应加大对智慧养老等新型养老模式的政策支持力度，包括出台相关法律法规、政策文件，为智慧养老发展提供政策保障和支持，鼓励和引导企业、社会组织和个人参与智慧养老服务的建设和运营。

（3）倡导建立老年人互助组织或社区共享平台，通过志愿服务、邻里互助等形式，促进老年人之间的相互支持和帮助，增强老年人的社会归属感和融入感。

**思政引领**

#### 北斗卫星导航系统

北斗卫星导航系统是中国着眼于国家安全和经济社会发展需要，自主建设、独立运行的卫星导航系统，是为全球用户提供全天候、全天时、高精度的定位、导航和授时服务的国家重要空间基础设施。在智慧养老领域，基于北斗卫星导航系统、无线通信技术、家庭物联网技术、射频识别技术，采用北斗兼容型模块，结合老年人对亲情服务、紧急救助、健康检测、居家养老服务等多方面的需求，可以把养老运营机构、养老服务商、救援机构、医疗机构等整合在一起，为老年人打造一套现代养老整体服务解决方案。

[学习思考]

1. 简述智慧养老的概念和特征。
2. 谈谈智慧养老的系统分类。
3. 智慧养老的模式和服务内容有哪些？
4. 简述智慧养老存在的问题及应对策略。

[实操展示]

智慧助老《老年人智能手机使用科普》

动画 老年人智能手机使用科普

**［学习评价］**

| 姓名：_____ 学号：_____ 专业：_____ 班级：_____ | | | |
|---|---|---|---|
| 评价内容 | | 自评 | 师评 |
| 素质目标（30%） | 1. 积极应对人口老龄化国家战略，树立智慧养老服务理念，助力健康老龄化发展。<br>2. 培养学生关爱、尊重老人的情感和职业道德。 | | |
| 知识目标（40%） | 1. 掌握智慧养老的概念和特征。<br>2. 熟悉智慧养老的系统分类。<br>3. 掌握智慧养老的模式和服务内容。<br>4. 了解智慧养老存在的问题及应对策略。 | | |
| 能力目标（30%） | 1. 主动参与智慧养老服务的实践能力。<br>2. 学会智慧养老服务的技术技能。<br>3. 具有与老年人进行有效交流的沟通技巧。 | | |
| 学习反思 | | | |
| 综合评价 | | | |

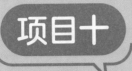

项目十

# 健康管理师考证

项目十　内容简介

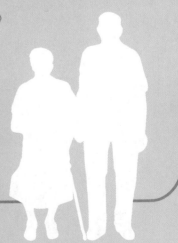

1. 素质目标

①具备健康管理师的专业素养；②树立积极老龄观和健康老龄化理念，助力健康中国建设。

2. 知识目标

①掌握健康管理师的定义和工作内容；②掌握健康管理师必备的基础知识和技能；③了解职业道德的特点和基本行为规范；④熟悉健康管理师的基本职业守则。

3. 能力目标

①学会健康管理师必备的健康监测、健康风险评估和分析、健康指导和健康危险因素干预等技能；②持证上岗、独立开展老年人健康管理服务的实践能力。

**案例**

今年张先生50岁，在一家大型企业从事行政管理工作，平时工作比较紧张，应酬也多。这几年体检发现体重、血压、血脂等健康指标逐年升高，但没有引起重视。今年2月再去进行体检，机构采用冠心病和脑卒中综合危险度评估方法对他进行疾病风险评估，其结果为：张先生的缺血性心血管病的患病风险是7.6%，比一般人群高2.8倍。医生告诉张先生，尽管他的检查项目没有明显异常，但并不能代表健康没有问题。

问题：你是健康管理师，如何对张先生的健康指标进行评估？

（资料来源：沈军. 老年人健康管理实务［M］. 北京：科学出版社，2023.）

健康评估被视为一种增进健康意识、促进行为改变的工具，旨在通过研究健康危险暴露水平与疾病以及死亡之间的因果关系，识别潜在的健康危险因素，确定健康危险因素对健康的危害程度，对个体或群体进行健康风险评估，从而进行有效的健康干预。当下，这项工作任务主要由健康管理师来完成，因为健康管理师是从事个体或群体健康的监测、分析、评估以及健康咨询、指导和健康风险因素干预等工作的专业人员。

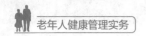
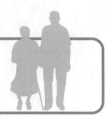

## 任务一

# 健康管理师概述

　　健康管理师是2005年10月劳动和社会保障部第四批正式发布的11个新职业之一，可以从事社区健康管理、健康监测、健康评估、健康维护等相关工作。随着"大健康"理念不断深入人心，未来5~10年，健康管理师的需求量将会大大增加，从业人员可以通过考试持证上岗。

## 一、什么是健康管理师

健康管理师

### （一）职业定义

　　健康管理师是从事个体或群体健康的监测、分析、评估以及健康咨询、指导和健康风险因素干预等工作的专业人员。

### （二）工作内容

　　健康管理师的工作内容包括：①采集和管理个人或群体的健康信息；②评估个人或群体的健康和疾病危险性；③进行个人或群体的健康咨询与指导；④制定个人或群体的健康促进计划；⑤对个人或群体进行健康维护；⑥对个人或群体进行健康教育和推广；⑦进行健康管理技术的研究与开发；⑧进行健康管理技术应用的成效评估等。

### （三）职业等级

　　本职业共设三个等级，分别为三级健康管理师、二级健康管理师、一级健康管理师。

　　目前，健康管理师统一由国家人力资源和社会保障部备案的职业技能鉴定所统一组织进行考试，证书颁发后可以直接登录职业技能等级证书全国联网查询系统查询，全国通用，无需年检。

### （四）就业方向

　　健康管理师有三大就业方向，即传统机构、新兴行业、自主创业。

　　（1）**传统机构**　各级社区医院，疾控中心；街道、乡村行政管理部门；企业、学校及事业单位卫生医疗机构；老年人服务机构；健康教育所及有关机构；保险公司等。

（2）新兴行业　健康管理公司；医院体检中心；健康咨询中心；康体中心；健康俱乐部；健康养生会所等。

（3）自主创业　私人健康顾问、私人保健医生、私人健康管理师；社区健康管理工作室等。

## 二、怎样报考健康管理师

报考健康管理师

### （一）报考条件

健康管理师考试分为三个等级，在此以三级为例。报考三级健康管理师必须具备以下条件之一。

（1）具有医药卫生专业大学专科以上学历证书。

（2）具有非医药卫生专业大学专科以上学历证书，连续从事本职业或相关职业工作2年以上，经三级健康管理师正规培训达规定标准学时数，并取得结业证书。

（3）具有医药卫生专业中等专科以上学历证书，连续从事本职业或相关职业工作3年以上，经三级健康管理师正规培训达规定标准学时数，并取得结业证书。

报考二级、一级健康管理师的条件，请参阅《健康管理师国家职业标准（试行）》（2020年7月3日公布版本）中的相关内容。

### （二）报考方式

目前，健康管理师考试由各地区自行组织，部分地区允许考生单独报考；还有部分地区由第三方社会机构或者培训学校组织报名。

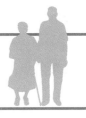

## 任务二

# 健康管理师考试

健康管理师考试分为理论知识和操作技能两个科目。大部分地区采用机考形式，即理论知识和操作技能均为人机对话形式，考生需操作电脑作答。但由于目前健康管理师考试均由各省市自行组织，因而考试形式并不统一，具体情况还需咨询当地考试中心。

理论知识和操作技能考试均实行百分制，成绩皆达60分及以上者为合格。题目均为选择题，考试时间均为120min。二级健康管理师和一级健康管理师还须进行综合评审。

基础知识

## 一、基础知识

基础知识考试包括健康管理基本知识、医学基础知识、其他相关知识、健康管理相关法律法规知识四个部分。

### （一）健康管理基本知识

#### 1. 健康管理概论

主要考点：①健康管理概述；②健康管理的基本策略；③健康管理的发展趋势；④基本卫生保健。

#### 2. 健康保险与健康管理

主要考点：①健康保险概述；②健康管理在健康保险中的应用。

#### 3. 健康管理服务营销

主要考点：①健康管理服务概述；②健康管理服务消费行为分析；③健康管理服务营销；④健康管理相关产品；⑤健康管理服务案例。

### （二）医学基础知识

#### 1. 临床医学

主要考点：①临床医学概述；②现代医学主要诊断方法和技术；③现代医学主要治疗方法；④临床医学在健康管理中的应用。

#### 2. 预防医学

主要考点：①预防医学概述；②临床预防服务；③社区公共卫生服务。

#### 3. 常见慢性疾病

主要考点：①慢性疾病的概述；②恶性肿瘤；③高血压；④2型糖尿病；⑤冠状动脉粥样硬化性心脏病；⑥脑卒中；⑦慢性阻塞性肺疾病；⑧其他常见慢性疾病。

#### 4. 中医养生学

主要考点：①中医养生学概述；②常用养生保健方法。

#### 5. 康复医学

主要考点：①现代康复医学的兴起与发展；②康复医学的基本概念；③康复医学的基本内容；④康复治疗技术。

### （三）其他相关知识

#### 1. 流行病学和医学统计学基本知识

主要考点：①流行病学基本知识；②医学统计学基本知识。

2. 健康教育学

主要考点：①健康教育与健康促进概述；②健康相关行为改变的理论；③健康传播；④健康教育计划的设计、实施与评价。

3. 营养与食品安全

主要考点：①营养学基础；②平衡膳食；③保健食品；④食品安全。

4. 身体活动基本知识

主要考点：①身体活动及其健康益处；②现有身体活动指南要点；③慢性疾病与身体活动。

5. 心理健康

主要考点：①心理健康与心理卫生；②心理健康与心理发展；③常见心理行为问题；④常见心理障碍；⑤心理健康的维护与促进。

6. 医学信息学

主要考点：①信息学概述；②健康信息的收集、分析与利用；③居民健康档案概述；④健康大数据和互联网移动医疗。

7. 医学伦理与职业道德

主要考点：①医学伦理与健康管理伦理的定义和基本原则；②健康管理伦理规范及权利、义务；③健康管理师职业道德。

### （四）健康管理相关法律法规知识

主要考点：①《中华人民共和国劳动合同法》；②《中华人民共和国消费者权益保护法》；③《中华人民共和国执业医师法》；④《中华人民共和国食品安全法》；⑤《中华人民共和国中医药法》。

## 二、技能知识

健康管理师操作技能考试分两部分：一是共用题干单项选择题；二是案例分析题（不定项选择题）。

技能知识

### （一）健康监测

主要考点：①信息采集；②信息管理。

### （二）健康风险评估和分析

主要考点：①健康风险识别；②健康风险分析。

### （三）健康指导

主要考点：①健康教育；②跟踪随访。

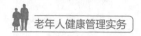

### （四）健康危险因素干预

主要考点：①干预方案的实施；②干预效果监测。

### （五）实习——健康管理案例：高血压健康管理

主要考点：①信息采集与健康监测；②建立健康档案；③健康评估；④生活方式干预；⑤高血压患者的分类管理。

---

**知识链接**

#### 健康管理师考试模拟题

目前，三级健康管理师考试分为《基础知识》与《操作技能》两科。考试模拟题具体内容请通过扫码阅读文本资源。

基础知识模拟题　　　　　　技能知识模拟题

---

## 任务三

# 健康管理师的职业道德

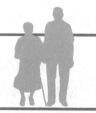

职业道德有广义和狭义之分。广义的职业道德是指从业人员在职业活动中应该遵循的行为准则，涵盖了从业人员与服务对象、职业与职工、职业与职业之间的关系。狭义的职业道德是指在一定职业活动中应遵循的、体现一定职业特征、调整一定职业关系的职业行为准则和规范。

## 一、职业道德的特点

职业道德是用来调整职业个人、职业主体和社会成员之间关系的行为准则和行为规范，起着促进职业行为规范化的作用，其具有以下特点。

### 1. 职业性

职业性反映着特定职业活动对从业人员行为的道德要求。每一种职业道德都只能规范本行业从业人员的职业行为，在特定的职业范围内发挥作用。

### 2. 实践性

职业行为过程就是职业实践过程，职业道德的作用是调整职业关系，对从业人员职业活动的具体行为进行规范，解决现实生活中的具体道德冲突。

### 3. 继承性

在长期实践过程中，同一种职业因服务对象、服务手段、职业利益、职业责任和义务相对稳定，职业行为道德要求的核心内容将被继承和发扬，从而形成被不同社会发展阶段普遍认同的职业道德规范。

### 4. 发展性

职业道德是生产发展和社会分工的产物。随着科学技术的不断进步，社会分工越来越细，新的职业不断出现，各种职业为了维护职业利益和信誉，适应社会发展的需要，逐渐形成了新的职业道德，旧的职业道德也随之消失。

### 5. 多样性

不同的行业和职业，有不同的职业道德标准，体现了职业道德的多样性。

## 二、职业道德基本行为规范

基本行为规范

### （一）职业道德基本规范

《新时代公民道德建设实施纲要》明确指出，要大力倡导以爱岗敬业、诚实守信、办事公道、服务群众、奉献社会为主要内容的职业道德，这就是现阶段各行各业普遍适用的职业道德基本规范。

### 1. 爱岗敬业

即常说的"干一行爱一行"，这是人类社会所有职业道德的核心规范。它要求从业者既要热爱自己所从事的职业，又要以恭敬的态度对待自己的工作岗位。爱岗敬业是职责，是成才的内在要求；爱岗敬业是职业道德的基础，更是社会主义职业道德所倡导的首要规范。

### 2. 诚实守信

诚实，就是实事求是地待人做事，不弄虚作假；守信，即讲信誉、重信誉、守诺言。诚实守信要求每一名从业者在工作中严格遵守国家的法律、法规，在本职工作中要做到诚信无欺、言而有信、信守承诺，认真履行自己应承担的义务。

### 3. 办事公道

办事公道，是指从业人员在从事职业活动、行使职业权利时，要站在客观公正的立场上，按照同一标准和同一原则公平合理地做事和处理问题。简单地说，就是要公平、公正、合理、秉公办事，主持正义。由此可见，办事公道是处理职业内外关系的行为准则。

### 4. 服务群众

服务群众，是指听取群众意见，了解群众需要，为群众着想，端正服务态度，改进服务措施，提高服务质量，为群众办实事。在我国，人人都是为他人服务的主体，人人又都是被他人服务的对象。服务群众是职业行为的本质，是每个职业劳动者的责任和义务。

### 5. 奉献社会

奉献社会，是社会主义职业道德的最高境界和最终目的，奉献社会是职业道德的出发点和归宿，奉献社会就是要积极自觉地为国家和社会做贡献。当社会利益与局部利益、个人利益发生冲突时，要求每一个从业人员把国家和社会利益放在首位。否则，就不是奉献社会。

## （二）职业道德行为规范

职业道德行为规范，是指从业人员在职业活动中必须遵守的符合人民根本利益的职业行为准则。它包含职业道德基本行为规范和职业道德特殊行为规范，具体内容如下。

职业道德基本行为规范的内容包括：①爱岗敬业、忠于职守；②诚实守信、宽厚待人；③办事公道、服务群众；④以身作则、奉献社会；⑤勤奋学习、开拓创新；⑥精通业务、技艺精湛；⑦讲究质量、注重信誉；⑧遵纪守法、文明安全；⑨团结协作、互帮互助；⑩艰苦奋斗、勤俭节约10个方面。职业道德基本行为规范是对"爱岗敬业、诚实守信、办事公道、服务群众、奉献社会"职业道德规范的细化，并形成了一个比较具体的职业道德基本行为规范体系。

职业道德特殊行为规范，是指具有从业人员自身职业特点的职业道德行为准则，如医生"人道主义、救死扶伤"的特殊行为规范。

## 三、健康管理师的基本职业守则

健康管理师是从事健康的监测、分析、评估以及健康咨询、指导和健康干预等工作的专业人员。2020年7月3日，国家人力资源和社会保障部公布的《健康管理师国家职业标准》（以下简称《标准》）对健康管理师的基本职业守则要求如下。

健康管理师的基本职业守则

（1）健康管理师不得在性别、年龄、身体状况、职业、民族、国籍、宗教信仰、价值观等方面歧视被服务的个体或群体。

（2）健康管理师首先应该让被服务的个体或群体了解健康管理工作的性质、特点以及个体或群体自身的权利和义务。

（3）健康管理师在对个体或群体进行健康管理工作时，应与个体或群体对工作的重点进行讨论并达成一致意见，必要时（如采用某些干预措施时）应与个体或群体签订书面协议。

（4）健康管理师应始终严格遵守保密原则。具体措施如下。

①健康管理师有责任向个人或群体说明健康管理工作的相关保密原则和规定。

②在健康管理工作中，一旦发现个人或群体有危害自身或他人的情况，必须采取必要的措施，防止意外事件发生（必要时应通知亲属或有关部门）。

③健康管理工作中的有关信息，包括个案记录、检查资料、信件、录音、录像和其他资料，均属专业信息，应在严格保密的情况下妥善保存，不得泄露。

④健康管理师只有在个体同意的情况下才能对工作或危险因素干预过程进行录音、录像。在因专业需要进行案例讨论或采用案例进行教学、科研、写作等工作时，应隐去可能会据此辨认出个体的有关信息。

---

**思政引领**

### 《健康管理师国家职业标准（试行）》

文本资源

根据《中华人民共和国劳动法》的有关规定，为了进一步完善国家职业标准体系，为职业教育、职业培训和职业技能鉴定提供科学、规范的依据，国家人力资源和社会保障部组织有关专家制定了《健康管理师国家职业标准（试行）》（以下简称《标准》），并于2020年7月3日予以公布。

《标准》具体内容请通过扫码阅读文本资源。

---

[学习思考]

1. 简述健康管理师的定义和工作内容。
2. 谈谈怎样报考健康管理师？
3. 简述健康管理师考试的科目和内容。
4. 健康管理师要掌握哪些职业技能？
5. 简述职业道德的特点和基本行为规范。
6. 健康管理师的基本职业守则有哪些？

---

[实操展示]

健康教育《健康管理师的责任和使命》

健康管理师的
责任和使命

## [ 学习评价 ]

| 姓名:_____  学号:_____  专业:_____  班级:_____ | | |
|---|---|---|
| 评价内容 | 自评 | 师评 |
| 素质目标（30%）<br>1. 具备健康管理师的专业素养；<br>2. 树立积极老龄观和健康老龄化理念，助力健康中国建设。 | | |
| 知识目标（40%）<br>1. 掌握健康管理师的定义和工作内容；<br>2. 掌握健康管理师必备的基础知识和技能；<br>3. 了解职业道德的特点和基本行为规范；<br>4. 熟悉健康管理师的基本职业守则。 | | |
| 能力目标（30%）<br>1. 学会健康管理师必备的健康监测、健康风险评估和分析、健康指导和健康危险因素干预等技能；<br>2. 持证上岗、独立开展老年人健康管理服务的实践能力。 | | |
| 学习反思 | | |
| 综合评价 | | |

# 参考文献

［1］孙超. 老年人综合能力评估［M］. 北京：科学出版社，2024.

［2］沈军. 老年人健康管理实务［M］. 北京：科学出版社，2023.

［3］卜国凤. 老年社会工作方法与实务（第2版）［M］. 北京：北京师范大学，2023.

［4］朱霖. 老年人健康管理实务［M］. 北京：人民卫生出版社，2022.

［5］罗锐. 老年学概论［M］. 北京：清华大学出版社，2022.

［6］王永军. 乐在银龄：老年人心理健康与调适［M］. 山东：山东科学技术出版社，2022.

［7］于海静，初晓艺，林彬. 老年健康管理实务［M］. 北京：化学工业出版社，2022.

［8］陈大方. 精准健康管理［M］. 北京：北京大学医学出版社，2020.

［9］郭姣. 健康管理学［M］. 北京：人民卫生出版社，2020.

［10］梅挺. 健康信息管理［M］. 北京：人民卫生出版社，2020.

［11］曾强，陈垦. 老年健康服务与管理［M］. 北京：人民卫生出版社，2020.

［12］李浴峰，马海燕. 健康教育与健康促进［M］. 北京：人民卫生出版社，2020.

［13］宋卉，蔡琳. 老年健康管理实务［M］. 北京：中国轻工业出版社，2020.

［14］刘燕华，卜力. 老年人心理健康［M］. 北京：华凌出版社，2020.

［15］国家基层糖尿病防治管理办公室，中华医学会糖尿病学分会. 中国糖尿病健康管理规范［M］. 北京：人民卫生出版社，2020.

［16］王燕，韩杰坤. 老年社会工作方法与实务（第2版）［M］. 北京：中国财富出版社，2020.

［17］王陇德. 健康管理师：国家职业资格三级（第2版）［M］. 北京：人民卫生出版社，2019.

［18］王陇德. 健康管理师基础知识［M］. 北京：人民卫生出版社，2019.

［19］武留信. 健康管理师：社区管理分册［M］. 北京：人民卫生出版社，2019.

［20］中国营养学会. 中国老年人膳食指南［M］. 北京：人民卫生出版社，2019.

［21］潘孝富. 社区老年人心理健康服务体系构建研究［M］. 北京：知识产权出版社，2019.

［22］王正珍. 运动处方［M］. 2版. 北京：高等教育出版社，2018.

［23］葛均波，徐勇健，王辰. 内科学（第9版）［M］. 北京：人民卫生出版社，2018.

［24］张晓天. 健康管理［M］. 北京：人民卫生出版社，2018.

［25］郑洁姣. 老年康复学［M］. 北京：人民卫生出版社，2018.

［26］陈瑜. 老年心理健康［M］. 北京：中国医药科技出版社，2018.

［27］齐素萍. 康复治疗技术.［M］. 北京：中国中医药出版社，2017.

［28］杜庆．老年膳食与营养配餐［M］．北京：机械工业出版社，2017．

［29］王家骥，徐国平．全科医学概论：英汉双语［M］．北京：人民卫生出版社，2017．

［30］李鲁．社会医学［M］．北京：人民卫生出版社，2017．

［31］孙建萍．老年护理学（第3版）［M］．北京：人民卫生出版社，2014．

［32］郭清，王大辉．健康管理学案例与实训教程［M］．杭州：浙江大学出版社，2016．

［33］邓树勋，王健，乔德才，等．运动生理学［M］．北京：高等教育出版社，2015，4．

［34］孙建萍．老年护理学（第3版）［M］．北京：人民卫生出版社，2014．

［35］吴婧．老年人心理健康［M］．北京：华龄出版社，2011．

［36］王旭东．中医养身康复学［M］．北京：中国中医药出版社，2004．

［37］于亮，周越，赵丽等．《运动生理学》课程思政：意义、设计与实践［J］．北京体育大学学报，2022，45（6）：48-59．

［38］佟欣，周越，周时锋，等．老年群体酒精依赖发病机制及心理干预研究［J］．中国公共卫生管理，2020，36（2）：197-200．

［39］中国老年医学学会高血压分会，国家老年疾病临床医学研究中心中国老年心血管病防治联盟．中国七年高血压管理指南2019［J］．中华老年多器官疾病杂志，2019，18（2）：81-106．

［40］嵇艳．养老机构老年人心理健康评估工具的分析与研究进展［J］．全科护理，2019，17（32）：4017-4020．

［41］崔佳彬，那龙，孙宁，等．酒精依赖综合征及戒酒措施［J］．中国医学前沿杂志（电子版），2019，11（6）：19-23．

［42］孙宁玲．《中国高血压防治指南（2018年修订版）》的重要修改及点评［J］．中华心血管病杂志（网络版），2019，2（1）：5．

［43］彭扬帆．社会支持视域下失独老人的心理健康援助［J］．中国老年学杂志，2018，38（22）：5594-5599．

［44］冯佩．社区健康教育老年人健康促进的探讨［J］．中国保健营养，2018，28（1）：371-372．

［45］白书忠．健康管理概念与学科体系的中国专家初步共识［C］．浙江省医学会健康管理学分会第二届学术年会论文集；中华医学会；中华医学会健康管理学分会；中国健康管理学杂志，2009，9（3）：5-13．